J. Brachmann ■ H. J. Medau ■ (Hrsg.)
Die koronare Herzkrankheit der Frau

J. Brachmann   H. J. Medau   (Hrsg.)

Die koronare Herzkrankheit der Frau

Mit 47 zweifarbigen Abbildungen
und 51 Tabellen

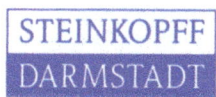

Prof. Dr. med. JOHANNES BRACHMANN
Prof. Dr. med. HANS JOCHEN MEDAU
Klinikum Coburg
II. Med. Klinik – Kardiologie
Ketschendorfer Str. 33
96450 Coburg

ISBN 978-3-7985-1311-2   ISBN 978-3-642-57534-1 (eBook)
DOI 10.1007/978-3-642-57534-1

Die Deutsche Bibliothek – CIP-Einheitsaufnahme
Ein Titeldatensatz für diese Publikation ist bei
Der Deutschen Bibliothek erhältlich

Dieses Werk ist urheberrechtlich geschützt. Die dadurch begründeten Rechte, insbesondere die der Übersetzung, des Nachdrucks, des Vortrags, der Entnahme von Abbildungen und Tabellen, der Funksendung, der Mikroverfilmung oder der Vervielfältigung auf anderen Wegen und der Speicherung in Datenverarbeitungsanlagen, bleiben, auch bei nur auszugsweiser Verwertung, vorbehalten. Eine Vervielfältigung dieses Werkes oder von Teilen dieses Werkes ist auch im Einzelfall nur in den Grenzen der gesetzlichen Bestimmungen des Urheberrechtsgesetzes der Bundesrepublik Deutschland vom 9. September 1965 in der jeweils geltenden Fassung zulässig. Sie ist grundsätzlich vergütungspflichtig. Zuwiderhandlungen unterliegen den Strafbestimmungen des Urheberrechtsgesetzes.

http://www.steinkopff.springer.de

© Springer-Verlag Berlin Heidelberg 2002
Ursprünglich erschienen bei Steinkopff-Verlag Darmstadt 2002

Die Wiedergabe von Gebrauchsnamen, Handelsnamen, Warenbezeichnungen usw. in diesem Werk berechtigt auch ohne besondere Kennzeichnung nicht zu der Annahme, dass solche Namen im Sinne der Warenzeichen- und Markenschutz-Gesetzgebung als frei zu betrachten wären und daher von jedermann benutzt werden dürften.

Produkthaftung: Für Angaben über Dosierungsanweisungen und Applikationsformen kann vom Verlag keine Gewähr übernommen werden. Derartige Angaben müssen vom jeweiligen Anwender im Einzelfall anhand anderer Literaturstellen auf ihre Richtigkeit überprüft werden.

Umschlaggestaltung: Erich Kirchner, Heidelberg
Redaktion: Sabine Ibkendanz   Herstellung: Klemens Schwind
Satz: K+V Fotosatz GmbH, Beerfelden

SPIN 10834621   85/7231-5 4 3 2 1 0 – Gedruckt auf säurefreiem Papier

Vorwort

Weltweit wächst die Erkenntnis unter den Medizinern, dass die koronare Herzkrankheit bei Frauen einen ganz speziellen Verlauf nimmt. Der Kliniker erkennt in seinem täglichen Handeln, dass sich nicht nur das Auftreten dieser Erkrankung bei der Frau später manifestiert, sondern in seiner Symptomatik, seinem Verlauf, den Komplikationen, der Behandlung und im klinischen Outcome different erscheint im Vergleich zu den Männern.

Ausgewiesene Experten äußern sich aus ihrer Sicht zu diesem aktuellen Problem. Das Buch soll dazu beitragen, dass in Zukunft dem besonderen Verlauf der koronaren Herzerkrankung bei Frauen größere Aufmerksamkeit zuteil wird, damit der Behandlungserfolg auch bei den Frauen zukünftig hinter dem der Männer nicht zurückstehen muss.

Dem Dr. Dietrich Steinkopff Verlag und in besonderer Weise Frau Sabine Ibkendanz danken wir für sehr viel Verständnis und Entgegenkommen bei der Drucklegung und der vorzüglichen Ausstattung dieses Buches.

Die Herausgeber hoffen, mit diesem Buch einen Anstoß für einen regelmäßigen wissenschaftlichen Austausch zu diesem Thema gegeben zu haben, um der Problematik der koronaren Herzerkrankung bei Frauen besser gerecht zu werden und das praktische Wissen um diese Andersartigkeit zu fördern.

Coburg, im Dezember 2001   JOHANNES BRACHMANN
HANS JOCHEN MEDAU

Inhalt

KAPITEL 1   **Die koronare Herzerkrankung der Frau –
            eine Einführung**   1
            H. J. MEDAU

KAPITEL 2   **Die Leistungsfähigkeit der Frau:
            biologische und leistungsphysiologische
            Aspekte**   7
            W. HOLLMANN, C. TAGARAKIS,
            P. PLATEN

KAPITEL 3   **Frauen und koronare Herzkrankheit:
            epidemiologische Besonderheiten
            im Vergleich zu Männern** 19
            H. LÖWEL, J. MÜLLER, M. HEIER,
            B. THORAND, CHR. MEISINGER,
            A. HÖRMANN

KAPITEL 4   **Aktueller Kenntnisstand der KHK bei
            Frauen: Defizite noch immer vorhanden?** 37
            A. BOSCHERI, R. H. STRASSER

KAPITEL 5   **Besonderheiten im atherogenen Risiko-
            profil der KHK bei Frauen** 47
            K. WINKLER, W. MÄRZ,
            M. W. BAUMSTARK, A. BERG

KAPITEL 6   **Gibt es Unterschiede in der Primär-
            und Sekundärprävention bei Frauen
            im Vergleich zu Männern?** 56
            H. GOHLKE

Kapitel 7	**Risikofaktoren der KHK und Möglichkeiten ihrer Reduzierung** .... A. von Eckardstein, H. Schulte, G. Assmann	67
Kapitel 8	**Der Einfluss psychosozialer Faktoren auf die KHK bei Frauen** .... T. Specht	93
Kapitel 9	**Besonderheiten der Endothelfunktion bei Frauen** .... H. Drexler	105
Kapitel 10	**Hormonsubstitution und hämostasiologisches Gleichgewicht bei Frauen** .... W. Lankes, D. C. Gulba	112
Kapitel 11	**Hormontherapie der KHK bei Frauen: Kardioprotektion oder Risiko?** .... Chr. Gohlke-Bärwolf	123
Kapitel 12	**Geschlechtsunterschiede im Aussagewert der Diagnostik der KHK** .... A. Arbogast, U. Sechtem	137
Kapitel 13	**Geschlechtsunterschiede bei der Spiroergometrie** .... A. Gitt, J. Senges	148
Kapitel 14	**Gibt es Unterschiede in der Behandlung des akuten Myokardinfarktes bei Frauen im Vergleich zu Männern?** .... T. K. Nordt, Chr. Bode	161
Kapitel 15	**Besonderheiten in der interventionellen Kardiologie bei Frauen** .... H. H. Tillmanns	165
Kapitel 16	**Besonderheiten der Koronarchirurgie bei Frauen** .... B. R. Osswald, S. Hagl	182

KAPITEL 17 **Besonderheiten der Herzinsuffizienz
bei Frauen**   192
K. STREHLOW, M. BÖHM, G. NICKENIG

KAPITEL 18 **Gibt es Besonderheiten der Rhythmusstörungen bei der KHK der Frauen?**   208
J. BRACHMANN

KAPITEL 19 **Die molekulare Kardiologie bei Frauen** .   216
V. REGITZ-ZAGROSEK, R. HETZER

Sachverzeichnis   231

Autorenverzeichnis

Dr. med. ANKE ARBOGAST
Abt. f. Kardiologie und Pulmologie
Robert-Bosch-Krankenhaus
Auerbachstr. 110
70376 Stuttgart

Prof. Dr. med. GERD ASSMANN
Institut für Klinische Chemie
Wilhelms-Universität Münster
Albert-Schweitzer-Straße 33
48149 Münster

Dr. rer. nat.
MANFRED W. BAUMSTARK
Abt. Prävention, Rehabilitation
und Sportmedizin
Universitätsklinikum Freiburg
Hugstetter Str. 55
79106 Freiburg

Prof. Dr. med. ALOYS BERG
Abt. Prävention, Rehabilitation
und Sportmedizin
Universitätsklinikum Freiburg
Hugstetter Str. 55
79106 Freiburg

Prof. Dr. med. MICHAEL BÖHM
Innere Medizin III, Kardiologie
Med. Klinik und Poliklinik
Universitätskliniken des Saarlandes
66421 Homburg/Saar

Prof. Dr. med. CHRISTOPH BODE
Innere Medizin III
Universitätsklinikum Freiburg
Hugstetter Str. 55
79106 Freiburg

Dr. med. ALEXANDRA BOSCHERI
Kardiologie
Med. Klinik und Poliklinik II
Technische Universität Dresden
Fetscherstr. 76
01307 Dresden

Prof. Dr. med.
JOHANNES BRACHMANN
II. Med. Klinik – Kardiologie
Klinikum Coburg gGmbH
Ketschendorfer Str. 33
96450 Coburg

Prof. Dr. med. HELMUT DREXLER
Abt. Kardiologie und Angiologie
Medizinische Hochschule
Hannover
Carl-Neuberg-Straße 1
30625 Hannover

Prof. Dr. med.
ARNOLD VON ECKARDSTEIN
Institut für Klinische Chemie
Universitätsspital Zürich
Rämistr. 100
8091 Zürich, Schweiz

Dr. med. ANSELM K. GITT
Medizinische Klinik B
Herzzentrum Ludwigshafen
Bremserstr. 79
67063 Ludwigshafen

Prof. Dr. med. HELMUT GOHLKE
Klinische Kardiologie II
Herzzentrum Bad Krozingen
Südring 15
79188 Bad Krozingen

Dr. med.
CHRISTA GOHLKE-BÄRWOLF
Herzzentrum Bad Krozingen
Südring 15
79188 Bad Krozingen

Dr. med. ERIKA GREMPELS
Abt. Innere Medizin – Kardiologie/
Angiologie
Med. Klinik und Poliklinik I
Universitätsklinikum Gießen
Klinikstr. 36
35385 Gießen

Prof. Dr. med. DIETRICH GULBA
Med. Klinik I
Krankenhaus Düren
Roonstr. 30
52351 Düren

Prof. Dr. med.
WERNER HABERBOSCH
Klinik Innere Medizin I
Zentralklinikum Südthüringen
98527 Suhl

Prof. Dr. med. SIEGFRIED HAGL
Abteilung für Herzchirurgie
Universitätsklinikum Heidelberg
Im Neuenheimer Feld
69120 Heidelberg

Dr. med. MARGIT HEIER
GSF-Forschungszentrum
Institut für Epidemiologie
Ingolstädter Landstr. 1
85764 Neuherberg

Prof. Dr. med. ROLAND HETZER
Klinik f. Herz-, Thorax-
und Gefäßchirurgie
Deutsches Herzzentrum Berlin
Augustenburger Platz 1
13353 Berlin

Dipl. phys. ALLMUT HÖRMANN
GSF-Forschungszentrum
Institut für Gesundheitsökonomie
und Management
im Gesundheitswesen
Postfach 1129
85758 Neuherberg

Univ.-Prof. mult. Dr. med. Dr. h.c.
WILDOR HOLLMANN
Institut für Kreislaufforschung
und Sportmedizin
Deutsche Sporthochschule Köln
Carl-Diem-Weg 6
50933 Köln

Dr. med. WOLFGANG LANKES
Med. Klinik I
Krankenhaus Düren
Roonstr. 30
52351 Düren

Dr. med. HANNELORE LÖWEL, MPH
GSF-Forschungszentrum
Institut für Epidemiologie
Ingolstädter Landstr. 1
85764 Neuherberg

Priv.-Doz. Dr. med.
WINFRIED MÄRZ
Abteilung für klinische Chemie
Universitätsklinikum Freiburg
Hugstetter Str. 55
79106 Freiburg

Prof. Dr. med.
HANS JOCHEN MEDAU
II. Med. Klinik – Kardiologie
Klinikum Coburg gGmbH
Ketschendorfer Str. 33
96450 Coburg

Dr. med. CHRISTA MEISINGER, MPH
Zentralklinikum Augsburg
KORA-Herzinfarktregister
Stenglinstr. 2
85156 Augsburg

Dr. med. JUDITH MÜLLER, MPH
GSF-Forschungszentrum
Institut für Epidemiologie
Ingolstädter Landstr. 1
85764 Neuherberg

Priv.-Doz. Dr. med.
GEORG NICKENIG
Innere Medizin III, Kardiologie
Med. Klinik und Poliklinik
Universitätskliniken des Saarlandes
66421 Homburg/Saar

Priv.-Doz. Dr. med.
THOMAS NORDT
Innere Medizin III
Universitätsklinikum Freiburg
Hugstetter Str. 55
79106 Freiburg

Dr. med. BRIGITTE R. OSSWALD
Abteilung für Herzchirurgie
Universitätsklinikum Heidelberg
Im Neuenheimer Feld
69120 Heidelberg

Priv.-Doz. Dr. med. PETRA PLATEN
Institut für Kreislaufforschung
und Sportmedizin
Deutsche Sporthochschule Köln
Carl-Diem-Weg 6
50933 Köln

Prof. Dr. med.
VERA REGITZ-ZAGROSEK
Klinik f. Herz-, Thorax-
und Gefäßchirurgie
Deutsches Herzzentrum Berlin
Augustenburger Platz 1
13353 Berlin

Dr. rer. medic. HELMUT SCHULTE
Institut für
Arterioskleroseforschung
Wilhelms-Universität Münster
Domagkstr. 3
48149 Münster

Prof. Dr. med. UDO SECHTEM
Abt. f. Kardiologie und Pulmologie
Robert-Bosch-Krankenhaus
Auerbachstr. 110
70376 Stuttgart

Prof. Dr. med. JOCHEN SENGES
Medizinische Klinik B
Herzzentrum Ludwigshafen
Bremserstr. 79
67063 Ludwigshafen

Dr. med. TIMO SPECHT
Med. Klinik II
Universitätsklinik Lübeck
Ratzeburger Allee 160
23538 Lübeck

Prof. Dr. med. RUTH H. STRASSER
Kardiologie
Med. Klinik und Poliklinik II
Technische Universität Dresden
Fetscherstr. 76
01307 Dresden

Dr. med. KERSTIN STREHLOW
Innere Medizin III, Kardiologie
Med. Klinik und Poliklinik
Universitätskliniken des Saarlandes
66421 Homburg/Saar

CHRISTOS V. M. TAGARAKIS
Institut für Kreislaufforschung
und Sportmedizin
Deutsche Sporthochschule Köln
Carl-Diem-Weg 6
50933 Köln

Dr. oec. troph.
BARBARA THORAND, MPH
GSF-Forschungszentrum
Institut für Epidemiologie
Ingolstädter Landstr. 1
85764 Neuherberg

Prof. Dr. med.
HARALD TILLMANNS
Abt. Innere Medizin –
Kardiologie/Angiologie
Med. Klinik und Poliklinik I
Universitätsklinikum Gießen
Klinikstr. 36
35385 Gießen

Prof. Dr. med. REINHARD VOSS
Abt. Innere Medizin –
Kardiologie/Angiologie
Med. Klinik und Poliklinik I
Universitätsklinikum Gießen
Klinikstr. 36
35385 Gießen

Dr. med. WOLFGANG WAAS
Abt. Innere Medizin –
Kardiologie/Angiologie
Med. Klinik und Poliklinik I
Universitätsklinikum Gießen
Klinikstr. 36
35385 Gießen

Priv.-Doz. Dr. med.
BERND WALDECKER
Abt. Innere Medizin –
Kardiologie/Angiologie
Med. Klinik und Poliklinik I
Universitätsklinikum Gießen
Klinikstr. 36
35385 Gießen

Dr. med. KARL WINKLER
Abteilung für klinische Chemie
Universitätsklinikum Freiburg
Hugstetter Str.55
79106 Freiburg

KAPITEL 1
Die koronare Herzerkrankung der Frau – eine Einführung

H. J. MEDAU

Obwohl Herzerkrankungen und insbesondere der Herzinfarkt keine ausschließliche Männererkrankung darstellen, wird die KHK bei Frauen klinisch noch immer unterschätzt. Die Erstdiagnose einer bedeutsamen Koronarstenose wird bei Frauen im Durchschnitt erst nach knapp 6 Jahren richtig gestellt, während diese Zeit bei Männern „nur" 9 Monate beträgt [1].

Obwohl Frauen mehr Risikofaktoren als Männer aufweisen, haben sie in vielen Fällen andere klinische Beschwerden.

Der viel zu früh verstorbene Kardiologe K. L. Neuhaus hat einmal den Satz geprägt: „Frau zu sein ist in Hinblick auf die KHK ein selbständiger Risikofaktor." Bereits 1986 erschien von H. Weidemann ein Buch zur gleichen Problematik „Die koronare Herzkrankheit der Frau", und dennoch werden Frauen in der Erkennung und Behandlung der KHK nicht in gleicher Weise versorgt wie Männer.

Amerikanische Zahlen zeigen auf, dass in normalen kardiologischen Kliniken ca. 44% der Patienten weiblichen Geschlechtes sind [8]. Dies dürfte in Deutschland in ähnlicher Größenordnung der Fall sein. Der Frauenanteil an interventionellen Maßnahmen dagegen betrug in einer an 163 000 Patienten durchgeführten ALKK-Studie nur 22,3% [19]. Bereits 1966 und 1967 erschienen die ersten Arbeiten zu dieser Problematik in der amerikanischen Literatur [13, 14].

Eine Erklärung für die Nichtwahrnehmung dieser besonderen die Frauen betreffenden Problematik ist wohl auch die bekannte Tatsache, dass Männer ca. 10–15 Jahre früher an dieser Erkrankung leiden (Tabelle 1.1).

Tabelle 1.1. Alter und Risikofaktoren der KHK bei Männern und Frauen

■ Alter	Männer	61 Jahre
	Frauen	**69 Jahre**
■ Hypertonie	Männer	28,8%
	Frauen	**39,9%**
■ Diabetes	Männer	20,4%
	Frauen	**24,4%**
■ Raucher	Männer	53,6%
	Frauen	**39,9%**

Die Zahl der kardiovaskulären Risikofaktoren beträgt bei der Frau im Mittel 3,1, beim Mann hingegen nur 2,5. Lediglich 32% der Frauen zeigen klinisch die klassisch beschriebenen Angina-pectoris-Zeichen, die sich bei 69% bei Männern finden [15], sodass auch bei völlig untypischen Symptomen, die den Blick eventuell eher auf eine abdominelle oder zahnärztliche Problematik lenken, an die koronare Herzerkrankung gedacht werden muss. Bei 79% der Frauen mit akuter Koronarsymptomatik findet sich das Symptom Erbrechen [11, 15].

In der Diagnostik der KHK hat die Belastungsuntersuchung in Form der Ergometrie einen hohen Stellenwert. Nur allzu wenig ist jedoch bekannt, dass bei Frauen das Belastungs-EKG in 30–70% eine falsch-positive Aussage ergibt (Tabelle 1.2). Die angenommenen Ursachen für dieses Verhalten sind letztlich noch nicht eindeutig geklärt. Von den empfohlenen weitergehenden Untersuchungen dürfte heutzutage das Stressechogramm von einem erfahrenen Untersucher als unbedingt zur Diagnostik zugehörig empfohlen werden. Der prädiktive Wert einer Belastungsuntersuchung beträgt bei Frauen nur 33%, wogegen er bei Männern mit 85% angegeben ist [15].

Frauen gehen nach der vorliegenden Literatur nicht nur später zum Arzt, sondern werden bei den Ärzten und im Krankenhaus auch in anderer Weise behandelt (Tabelle 1.3).

Tabelle 1.2. Belastungs-EKG bei Frauen

■ **Belastungs-EKG falsch-positiv:**	30–70%
■ **Ursachen:**	– Östrogene
	– Mitralklappenprolaps
	– Koronarspasmen
	– Vegetative Einflüsse?
■ **Empfohlene weitere Untersuchungen:**	– Nitro-Test
	– Thallium-Szintigramm
	– Langzeit-EKG mit ST-Analyse
	– Stressechogramm
	– Einschwemmkatheter-Untersuchung

Tabelle 1.3. Entscheidungs- und Behandlungszeiten der KHK bei Frauen und Männern

■ **Prähospitalzeit:**	Männer	120,0 min
	Frauen	**132,5 min**
■ **Door-to-needle-time:**	Männer	78,0 min
	Frauen	**90,0 min**
■ **Thrombolyse:**	Männer	75,3%
	Frauen	**71,1%**

Alle aufgeführten Zeiten, wie die „door to needle time" oder der Prozentsatz der interventionellen Therapien bzw. Thrombolyse weisen für Frauen auf eine verzögerte oder gar schlechtere Behandlung hin [16].

Der Krankheitsverlauf im Hinblick auf Infarktkomplikationen ist deutlich zu Ungunsten der Frauen verschoben (Tabelle 1.4). Einer der Gründe mag hier das höhere Alter und die damit verbundene Multimorbidität sein.

Aber auch die Behandlung der weiblichen KHK ist in- und außerhalb der Klinik unterschiedlich (Tabelle 1.5). Dementsprechend ist die Mortalität bei Frauen zu allen gemessenen Zeitpunkten erheblich höher (Tabelle 1.6).

In der Koronarangiographie zeigen Frauen in einem deutlich höheren Prozentsatz (48%) ein normales Angiogramm als Männer (32%). Der An-

Tabelle 1.4. Vergleich der Infarktkomplikationen bei Frauen und Männern

■ Kammerflimmern:	Männer	7,5%
	Frauen	**10,5%**
■ Herzinsuffizienz:	Männer	29,7%
	Frauen	**40,4%**
■ AV-Block III:	Männer	5,9%
	Frauen	**8,7%**
■ Krankenhaussterblichkeit:	Männer	10,6%
	Frauen	**20,8%**

Tabelle 1.5. Entlassungsmedikation nach Infarkt bei Frauen und Männern

■ Aspirin:	Männer	92,9%
	Frauen	**90,0%**
■ Betablocker:	Männer	44,9%
	Frauen	**31,6%**

Tabelle 1.6. Vergleich der Mortalität nach Infarkt bei Frauen und Männern

■ 4 Wochen nach Infarkt:	Frauen	**18,5%**
	Männer	8,3%
■ 6 Monate nach Infarkt:	Frauen	**25,8%**
	Männer	10,8%
■ 12 Monate nach Infarkt:	Frauen	**39–45%**
	Männer	10–31%

teil an Patientinnen mit Diabetes mellitus und Mikroangiopatien ist deutlich höher [15].

Eine weitere Ursache für die unterschiedliche Behandlung von Frauen gegenüber Männern bei der koronaren Herzerkrankung dürfte ihre Unterrepräsentanz in internationalen und nationalen Studien sein.

Erst im letzten Jahrzehnt konnte durch die häufigere Teilnahme von Frauen bei der Erstellung medizinischer Studien und verbesserter medizinischer Technik der Kenntnisstand der KHK bei Frauen verbessert werden. Noch immer jedoch ist diese Erkrankung die Todesursache Nummer 1 bei Frauen im Alter von über 50 Jahren, in Amerika versterben daran ca. 500 000 Frauen pro Jahr.

Bis in die 80er Jahre hinein waren Frauen in Studien entweder unterrepräsentiert oder gar nicht eingeschlossen, weil man der Meinung war, dass die Ergebnisse von Männern komplett auf Frauen übertragen werden können. In Amerika, aber wohl auch in Deutschland wurden unter dem Schock der Contagan-Tragödie der 50er und 60er Jahre fertile Frauen von Studien ausgeschlossen, aber auch Frauen, die von der Geburtenkontrolle Gebrauch machten, sowie sexuell inaktiv lebende Frauen und solche, deren Sexualpartner vasektomiert worden waren. Darüber hinaus wurden Frauen in den Wechseljahren ausgeschlossen, wenn sie hysterektomiert waren oder eine Hormonersatztherapie erhielten, weil die Wirksamkeit von Medikamenten dadurch beeinträchtigt sein könnte.

Viele Studien schlossen also Frauen nicht ein, andere berücksichtigten zwar in ihrer Studienpopulation Frauen, klammerten sie jedoch in ihren Daten- und Ergebnisberichten aus. Andere Studien nahmen Frauen erst auf, nachdem die Durchführung der Studien bereits seit einiger Zeit im Gange war [18].

1986 setzte in Amerika ein Wandel im Denken ein. Das National Institut of Health (NIH) legte fest, dass Forscher dazu verpflichtet sind, anzugeben, ob Frauen in eine Studie einbezogen wurden oder nicht. Falls dies nicht der Fall war, musste begründet werden, warum Frauen ausgeschlossen worden sind. Die Forderung, Frauen in Untersuchungen mit einzubeziehen, wurde jedoch erst ab 1993 realisiert. 1993 ermöglichte die FDA, dass Frauen im gebärfähigen Alter, die von einer Geburtenkontrolle Gebrauch machen, in klinische Tests einbezogen werden. Heute müssen in den Studien Ergebnisse der Unterschiede zwischen den beiden Geschlechtern aufgeführt werden.

Einer der wesentlichen Punkte des schlechteren Abschneidens von Frauen bei den Auswirkungen der KHK ist der bekannte hohe Prozentsatz an Diabetes-Kranken. Bei der Nurses-Health-Studie [17] hatten die Diabetikerinnen ein siebenfach erhöhtes kardiovaskuläres Risiko. Diabetikerinnen verlieren ihren durch Östrogen bedingten Schutz, den Frauen bis zur Menopause besitzen.

Rauchen stellt für Frauen ein größeres gesundheitliches Risiko dar als für Männer.

Das Problem der östrogenen Ersatztherapie bei Frauen ist auch heute noch nicht endgültig ausdiskutiert. Die wichtigste noch unbeantwortete

Frage ist, ob eine Östrogenlangzeitsubstitution ein erhöhtes Brustkrebsrisiko bedeutet.

Auch die psychische Verarbeitung eines Herzinfarktes als Endresultat der KHK ist bei Frauen und Männern unterschiedlich. Männer betrachten den Herzinfarkt als das Ergebnis intensiver Arbeit und besonderer Leistung. Frauen hingegen sehen ihn als persönliche Niederlage. Auch die Stellung der Frau in der Familie ist eine andere und wird als Grund dafür herangezogen, dass Frauen weniger häufig an Heilverfahren nach Herzinfarkten teilnehmen. Außerdem spricht die Art und Weise, wie diese Heilverfahren durchgeführt werden, Frauen nicht in gleicher Weise an wie Männer, und es sollte darüber nachgedacht werden, in welcher Form Heilverfahren für Frauen attraktiver gestaltet werden könnnen.

Die derzeit vorhandenen Daten belegen eindrucksvoll die Problematik der weiblichen KHK mit teilweise völlig anderen Beschwerden bei erschwerter Diagnostik und schlechterer Prognose. Die KHK bei Frauen wird derzeit erst nach mehrfachen kostenintensiveren Arztkonsultationen verzögert diagnostiziert. Vor dem Hintergrund unserer diagnostischen Unsicherheit und der hohen Anzahl von koronaren Herzerkrankungen bei immer älter werdenden Frauen sollte nach einem neuen Stellenwert alternativer und sensitiverer, nichtinvasiver Untersuchungsmethoden bei der Frau Ausschau gehalten werden.

Literatur

1. Barakat K, Wilkinson P, Suliman A, Ranjadayalan K, Timmis A (2000) Acute Myocardial Infarction in Women: Contribution of Treatment Variables to Adverse Outcome. Am Heart J 140:740-746
2. Bredow v R (2000) Das wahre Geschlecht. Der Spiegel 30:74-81 (24. 7. 2000)
3. Dagres N, Sack St, Erbel R (1995) Die Richtlinien der American Heart Association für die Durchführung von Belastungstests und für Übungstraining. Essener kardiologische kardiovaskuläre Nachrichten, Sonderdruck, Ausgabe 2/1995, S 7-11
4. Deutsches Ärzteblatt 94, Heft 93 - 24. Oktober, s. B-2285 (1997) Auswirkungen der Hormonsubstitution in der Postmenopause auf die Fibrinolyse
5. Herz/Kreislauf 25 Jhrg Nr 9 Sept 1993 (1993) Frauen und koronare Herzkrankheit (Kongressbericht: American College of Cardiology 42nd Annal Scientific Session; Anaheim: 14.-18. März 1993)
6. Herz/Kreislauf 32: VI (2000) Frauen und Herzinfarkt. Jenseits der Lebensmitte steigt das Risiko stark an
7. Hollmann W (1961) Sexualdifferenzen bei der Spiroergometrie. In: Bausenwein-Plank J (Hrsg) Jugendsport - Frauensport. Banaschemki, München Gräfelfing, S 207-2016
8. Kammerer S (1997) Frauen werden später und weniger intensiv behandelt. Pressekonferenz: 70th Scientific Sessions of the American Heart Association, Orlando, 12. 11.1997
9. Kudenchuck PJ, Cobb LA, Copass MK, Camming RO et al (1999) Amiodorone for resuscitation after out-of-hospital cardiac arrest due to ventricular fibrillation. N Engl J Med 341:871-878

10. Lippert TH, Mpck AO (1997) Brustkrebsrisiko bei postmenopausaler Östrogensubstitution. Dtsch med Wochenschr 122:908–911
11. Löwel H, Hörmann A, Engel S (1998) Frauen und Herzinfarkt - Besonderheiten im Vergleich zu Männern. Internist Prax 38:1–9
12. Medau HJ, Nowacki PE (1984) Die ergometrische Belastung von Frauen. Therapie Woche 34:3873–3875
13. Mulcahy R, Hickey NJ, Maurer BJ (1967) The aetiology of coronary heart disease in women. J Irish Med Ass 60:23–29
14. Parrish HM, Carr CA, Silberg SL, Goldner JC (1966) Increasing autopsy of coronary heart disease in women. Arch int Med 118:436–445
15. Schannwell CM, Schoebel FC, Lazica D, Marx R, Plehn G, Leschke M, Strauer BE (2000) Besonderheiten der koronaren Herzkrankheit in der klinischen Symptomatik und Erstdiagnostik bei Frauen. Dtsch med Wochenschr 125:1417, 1423
16. Schneider CA, Baer FM, Erdmann E (1999) Reperfusionsstrategien beim akuten Myocardinfarkt der Frau. Herz/Kreislauf 31:335–339
17. Stampfer MJ, Colditz GA, Wittett WC, Manson JE, Rosner B, Speizer FE, Hennekens CH (1991) Postmenopausal estrogen therapy and cardiovascular disease. Ten-Year follow-up from the nurses' healthy study. New Engl J Med 325:756–762
18. Thomas JL, Braus PA (1998) Coronary Artery Disease in Women. Arch int Med 158, Februar 23
19. Vogt A et al (1997) PTCA registry of German community hospitals. Eur Heart J 18:1110–1114
20. Weidemann H (Hrsg) (1986) Die koronare Herzkrankheit der Frau. Steinkopff, Darmstadt
21. Weidemann H, Attar H, Sauerbier J (1983) Kardiale Belastbarkeit und Trainingsbelastung von Frauen mit koronarer Herzkrankheit. Dtsch Med Wochenschr 188:407–413

KAPITEL 2 Die Leistungsfähigkeit der Frau: biologische und leistungsphysiologische Aspeke[1]

W. HOLLMANN, C. TAGARAKIS, P. PLATEN

2.1 Ein kurzer historischer Rückblick

Welch eine rasante Entwicklung: vom Verbot an sportlicher Beteiligung bis hin zur Eroberung fast aller Sportarten durch die Frau! Frauen bestreiten Marathon-, 100-km- und 100-Meilen-Läufe bis hin zum 10fach-Triathlon und lassen das Gros der Männer hinter sich. Ihre Wettkämpfe wie Tennis, Eiskunstlaufen und Wettkampfgymnastik locken ebenso viele Zuschauer wie die der Männer an. Unter ca. 26 Millionen Mitgliedern des Deutschen Sportbundes befinden sich fast 9 Millionen Frauen.

Dabei sind die Anfänge des Frauensports ein Raritätenkabinett von Absurditäten und Kuriositäten. So hieß es nach der Eröffnung des Turnens durch Jahn 1811 auf der Hasenheide bei Berlin: Frauen dürfen nur in knöchellangen, faltigen Gewändern die Geräte benutzen. Das Mieder ist durch Fischstäbchen zu verstärken. 1885 fand in Hamburg auf der Alster ein Damen-Schwimmfest statt. Die behördlich angeordneten Bedingungen lauteten: Die Damen müssen in weiten, faltigen Gewändern antreten; Rückenschwimmen ist nicht erlaubt. Die Männer sind mindestens 300 m vom Ufer entfernt zu halten.

Falsche medizinische Vorstellungen prägten das Bild: Durch Springen, Hüpfen, Beinspreizen oder ruckartige Drehbewegungen in den Hüften könnten die Sexualorgane aus ihrer Lage gebracht und in der späteren Gebärfunktion beeinträchtigt werden [4, 5].

Die erste offizielle Teilnahme an internationalen Sportwettkämpfen geschah 1908 in London anlässlich eines Eiskunstlaufwettbewerbs. 1912 durften sich Frauen bei den Olympischen Spielen in Stockholm zum ersten Mal an einigen Schwimmdisziplinen beteiligen. Die ersten Olympischen Spiele mit einem Marathonlauf für Frauen fanden 1984 in Los Angeles statt. Vorkämpfer zur Gleichberechtigung der Frau im Sport schlechthin, insbesondere in den Ausdauersportarten, war der deutsche praktische Arzt Dr. Ernst van Aaken [1].

---

[1] Mit Unterstützung der Krupp-von-Bohlen-und-Halbach-Stiftung Essen, des Bundesinstituts für Sportwissenschaft, Köln, der Oertel-Stiftung, Mülheim/Ruhr und der Eckloff-Winterstein-Stiftung, Bad Kissingen

2.2 Anthropometrische, leistungsbezogene Faktoren

Im Vergleich zum Mann ist die Frau charakterisiert durch ein geringeres Körpergewicht und eine geringere Körperlänge. Das bedeutet je nach betriebener Sportart Nachteile oder Vorteile für die Leistungsfähigkeit. Die Skelettmuskulatur des Mannes macht etwa 35–40% des Körpergewichts aus, bei der Frau sind dies ca. 25%. Dafür verfügt die Frau über eine größere Menge an Unterhautfettgewebe. Auch die pro cm^2 Muskelfaserquerschnitt zu entfaltende Kraft der Frau ist durchschnittlich um ca. 8,5% geringer als die des Mannes. Das Knochengerüst ist meistens schwächer entwickelt. Die Extremitäten der Frau sind im Durchschnitt ca. 10% kürzer als die des Mannes. Die physiologische X-Bein-Stellung der Frau als Kompensation der größeren Beckenbreite ergibt auch im Sport disziplinbezogen unterschiedliche Auswirkungen auf die Leistungsfähigkeit [20].

Dabei scheinen sportartspezifische Effekte im Hinblick auf das Körperwachstum zu bestehen. Theintz et al. [62] beobachteten bei vergleichenden Längsschnittuntersuchungen von Schwimmerinnen und Kunstturnerinnen ein Zurückbleiben letzterer im Körperwachstum im Zeitraum zwischen dem 12. und 14. Lebensjahr. Eine hypothalamisch-hypophysäre-gonadale Dämpfung bei den Kunstturnerinnen könnte hierfür verantwortlich sein. Die Zusammenhänge sind noch unbekannt.

2.3 Koordination

Im Kindes- und Jugendalter bestehen keine signifikanten geschlechtsbezogenen Unterschiede in der koordinativen Leistungsfähigkeit. Bei nicht spezifisch geübten Mädchen wird etwa mit dem 18., bei Jungen mit dem 20. Lebensjahr das Maximum erreicht [52]. Der Beginn mit sportartspezifischen Übungen im frühen Kindesalter lässt die maximale koordinative Leistungsfähigkeit schon gegebenenfalls präpuberal erreichen.

Generell besitzt die Frau eine im Durchschnitt um 5–8% höhere koordinative Qualität als der Mann [21]. Die Ursachen sind letztlich unbekannt, dürften aber unter Umständen mit soziokulturellen Gegebenheiten zusammenhängen. Bei finger- oder handbezogenen Bewegungsabläufen mag auch die Grazilität der weiblichen Hand eine Rolle spielen.

Frauen verfügen auch über eine größere Flexibilität als Männer und weisen die zugehörigen Maximalwerte früher auf [21].

2.4 Kraft

In der Kraftentwicklung bestehen intraindividuelle muskelspezifische Differenzen. So erreichen Mädchen seitens der Unterarmbeugemuskulatur schon mit dem 16. Lebensjahr Maximalwerte, was für Jungen erst mit dem 18.–20. Lebensjahr zutrifft. Bei Frauen gilt Gleiches für die Unterschenkelstreckmuskulatur, während hier auch bei Jungen schon mit dem 16. Lebensjahr Maximalwerte registriert werden können [21].

Die Maximalkraft der Männer liegt durchschnittlich 30–40% über der von Frauen [16, 17, 32, 44, 65]. Die Hauptursache für die geschlechtsbezogene Kraftdifferenz ist der geringere Muskelfaserquerschnitt bei Frauen. Gleichzeitig entwickeln sie eine geringere Explosivkraft und dynamische Kraft pro cm^2 Muskulatur, möglicherweise verursacht durch eine größere intramuskuläre Fettmenge [24, 26, 41].

Die Umrechnung der Maximalkraft auf kg Körpergewicht lässt die geschlechtsbezogenen Differenzen deutlich größer werden. Das gilt noch stärker bei Bezug der statischen Kraft auf die fettfreie Körpermasse. Die geschlechtsbezogenen Kraftdifferenzen fallen für die Beinmuskulatur weitaus geringer aus als für die Armmuskulatur [21, 53]. Während die größten Kraftdifferenzen in der Unterarmbeuge- und Streckmuskulatur gemessen werden, befinden sich die geringsten Differenzen in der Kaumuskulatur (46% gegenüber 22%). Die prozentuale Steigerung der statischen Muskelkraft durch Training fällt bei beiden Geschlechtern etwa gleich groß aus. Isokinetische Messungen im Gegensatz zu statischen lassen bei geringen Bewegungsgeschwindigkeiten (30°/s) größere Differenzen auftreten als bei hohen Geschwindigkeiten. Exzentrische Kraftbeanspruchungen verursachen die geringsten geschlechtsbezogenen Kraftdifferenzen [58]. Ursache dafür könnte die Deponierung einer größeren elastischen Energie in der gedehnten Muskulatur sein [3].

Die Verteilung der Muskelfaserzahl im Hinblick auf langsame und schnelle Fasern fällt bei beiden Geschlechtern ebenfalls nahezu gleich aus, wobei die Streubreite bei den männlichen Personen größer ist. Der Mittelwert befindet sich bei 50%. Vergleicht man Weltklassesportler und Weltklassesportlerinnen in den verschiedenen leichtathletischen Disziplinen, verfügen erwartungsgemäß die Schnellkraft- und Schnelligkeitsleister über einen weitaus höheren Prozentsatz an schnellen Muskelfasern, während das für die Langstreckenläuferinnen und -läufer für die langsamen Muskelfasern zutrifft [7].

Der trainingsbedingte Muskelfaserquerschnittszuwachs fällt pro Zeiteinheit bei weiblichen und männlichen Personen nicht signifikant different aus. Untersuchungen über das trainingsbedingte Verhalten der schweren Myosinkette bei Männern und Frauen im jungen und im Greisenalter ergaben trainingsbedingte Zunahmen innerhalb eines zweiwöchigen Gewichtheberprogrammes um ca. 100% bei den jüngeren und ca. 140% bei den älteren Probanden [14].

Entwicklung und Verhalten der Knochendichte sind eng mit der Stärke der zugehörigen Muskulatur verbunden. Das Maximum der Knochendichte wird bei beiden Geschlechtern um das 30. Lebensjahr erreicht, danach nimmt die Dichte wieder ab. Grundsätzlich weisen Männer vom Kindes- bis zum Greisenalter höhere Knochendichtewerte auf als Frauen. Das ist einer der Gründe für das häufigere Auftreten von Osteoporose bei Frauen als bei Männern im späteren Alter. Eine erhebliche Rolle spielt in diesem Zusammenhang das hormonelle System. Amenorrhoeische Frauen bauen weitaus weniger Knochendichte auf als eumenorrhoeische. Das gilt für die Dichte sowohl von Fußknochen als auch für die von Wirbelkörpern [47]. In sportartspezifischer Abhängigkeit weisen Frauen wie Männer unterschiedliche Größenordnungen der Knochendichte auf. Bei Kunstturnern sind sowohl bei Männern als auch bei Frauen die höchsten Knochendichtewerte festzustellen, bei Langstreckenläufern die niedrigsten. Das gilt auch noch 20–30 Jahre nach ehemaligen internationalen Spitzenerfolgen [48].

2.5 Ausdauer

Hier ist sowohl von der allgemeinen als auch von der lokalen aeroben dynamischen Ausdauer die Rede. Das Bruttokriterium für Erstere stellt die maximale Sauerstoffaufnahme/min dar. Sie erreicht in Deutschland bei Mädchen mit dem 16., bei jungen Männern mit dem 19. Lebensjahr die Maximalwerte. Bis etwa zum 30. Lebensjahr ergibt sich eine Leistungskonstanz, dann folgt eine alternsbedingte Abnahme. Die Differenz der kardiopulmonalen Leistungsfähigkeit beträgt im dritten Lebensjahrzehnt zwischen den Geschlechtern ca. 30% [2, 19, 30]. Mit zunehmendem Alter werden die geschlechtsbezogenen Unterschiede geringer. Mit dem 80. Lebensjahr sind kaum noch signifikante Abweichungen festzustellen. In den langsameren altersbezogenen Leistungsverlusten der Frauen mag die Hauptursache liegen für die durchschnittlich sieben Jahre höhere Lebenserwartung, welche unabhängig von sozialem Status und Rasse existiert.

Die geschlechtsbezogenen Unterschiede der aeroben Höchstleistungsfähigkeit im 3. Lebensjahrzehnt machen als Absolutwert 25–30% aus (3300±200 ml gegenüber 2000±200 ml). Bei Berechnung der relativen maximalen Sauerstoffaufnahme, d.h. pro Kilogramm Körpergewicht, fallen die Differenzen geringer aus. Der „physiologische Normwert" für männliche Personen scheint vom Kindesalter bis zum älteren Menschen in einer Größenordnung zwischen 40 und 55 ml/kg×min^{-1} zu liegen. Voraussetzung ist das Beibehalten eines normalen Körpergewichts und eines durchschnittlichen Leistungszustandes. Die entsprechenden Werte für Frauen betragen im dritten Lebensjahrzehnt 32–38 ml/min. Bezieht man die maximale Sauerstoffaufnahme pro Kilogramm auf das fettfreie Körpergewicht, so sind zwischen männlichen und weiblichen Normalpersonen nur noch geringe

Unterschiede nachweisbar. Im Mittel belaufen sich die Werte für Männer auf 46-49 ml, für Frauen auf 44-48 ml [19, 64].

Spitzensportlerinnen können maximale Sauerstoffaufnahmewerte zwischen 5000 und 5500 ml/min aufweisen. Männliche Spitzensportler erreichen Größenordnungen um 7000 ml/min. Die zugehörigen relativen Sauerstoffaufnahmewerte belaufen sich beim Mann auf 80-85 ml, bei der Frau auf 60-75 ml [22].

Der alternsbedingte Rückgang der maximalen kardiopulmonalen Leistungsfähigkeit verläuft im Hinblick auf die aerob-anaerobe Schwelle langsamer als hinsichtlich der maximalen Sauerstoffaufnahme [19]. Die gleichzeitige Darstellung von maximalem Sauerstoffaufnahmeverhalten im Alternsgang und den Watt-Werten in Bezug auf gegebene Laktatwerte macht das deutlich [36].

Innerhalb der energieliefernden Elemente der Muskelzelle weist die Frau einen größeren Prozentsatz an Lipidtropfen auf, gegebenenfalls verbunden mit einer größeren Aktivität einiger Enzyme des Fettstoffwechsels als beim Mann. Dies befähigt die Frau offenbar in besonderer Weise zu Ausdauerbelastungen. Der Fettstoffwechsel kann besser mobilisiert und damit das Glykogendepot geschont werden. Hingegen fällt das Mitochondrienvolumen gegenüber dem vergleichbaren Mann um ca. 20% geringer aus. Die Werte aerober Enzyme wie Sukzinatdehydrogenase (SDH) und Malatdehydrogenase (MDH) können bei Frauen die von untrainierten oder mäßig trainierten Männern übertreffen [54].

Ursachen der absolut geringeren aeroben Ausdauerleistungsfähigkeit der Frau sind das geringere Herzvolumen, der Total-Hämoglobinwert und die Blutmenge. Einem mittleren Herzvolumen von 630 ml bei der Frau steht ein solcher von 800 ml bei Männern gegenüber. Dabei bestehen enge Beziehungen zwischen dem Körpergewicht einerseits und den genannten anderen Größen andererseits. Eine geschlechtsbezogene Differenz existiert unabhängig davon in der Hämoglobinkonzentration des Blutes (13,8 g/dl bei der Frau, 15,6 g/dl beim Mann). Die niedrigeren Hämoglobinspiegel von weiblichen Personen sind teilweise auf menstruationsbezogene Blutverluste zurückzuführen [57], auf geringere Blutspiegel von androgenen Steroiden und gegebenenfalls auch auf diätetische Einschränkungen. Für jeden Liter Blut, den das Herz pumpt, können beim Mann ca. 13% mehr Sauerstoff als bei der Frau an die arbeitende Muskulatur herangetragen werden. Schließlich ist auch die arterielle Querschnittsgröße bei der Frau geringer als beim Mann und kann sich ebenfalls als leistungsbegrenzender Faktor auswirken [27].

Der mechanische Wirkungsgrad der Bewegung liegt bei der Frau sowohl beim Laufen als auch beim Radfahren um 4-7% niedriger als beim Mann [9, 42]. Er kann allerdings durch Übung vergrößert werden.

Bei einem Ausdauertraining lassen die echokardiographischen Befunde ähnliche Verhaltensweisen zwischen Frauen und Männern erkennen. Zwischen trainierten und untrainierten Frauen wie zwischen trainierten und untrainierten Männern ergeben sich Differenzen bezüglich der linksventrikulären Hinterwanddicke sowie dem linksventrikulären enddiastolischen Durchmesser [60]. Bei Frauen mit einer abnorm dicken linksventrikulären Wand sollte eine nähere kardiologische Untersuchung durchgeführt werden. Bei Männern sind hingegen Wanddicken von über 13 mm ein nicht ungewöhnlicher Befund.

Auch die Entwicklung der Herzdimensionen ist echokardiographisch kontrollierbar. Mädchen erreichen schon mit dem 14. Lebensjahr Maximalwerte der linksventrikulären Wanddicke, und zwar sowohl diastolisch als auch systolisch. Männer weisen diesbezügliche Höchstwerte erst zwischen dem 18. und 20. Lebensjahr auf. Das Erreichen des maximalen linksventrikulären diastolischen wie systolischen Innendurchmessers registrierten wir bei Mädchen mit dem 15., bei männlichen Personen mit dem 18. Lebensjahr [30].

Auch die Entwicklung der maximalen Laktatbildung verläuft bei beiden Geschlechtern vom 6. bis zum 18. Lebensjahr weitgehend parallel. Im späteren Leben sind die maximalen Laktatwerte im Blut von der spezifischen Sportart abhängig, jedoch weitgehend geschlechtsunabhängig. Dabei bestehen bei der Frau ebenso wie beim Mann streng lineare Beziehungen zwischen der Milchsäureproduktion und dem pH-Wert. Größere erreichbare Maximalwerte des Laktats beim Mann sind auf seine größere Muskelmasse zurückzuführen [10a, 15, 38, 39].

Hinsichtlich der Trainierbarkeit beider Geschlechter besteht im präpuberalen, puberalen und postpuberalen Alter kein signifikanter Unterschied. Wir untersuchten Jungen und Mädchen des 6. bzw. 7. Lebensjahres, welche ein zusätzliches Schwimmtraining begannen. Als Vergleichsgruppe dienten gleichaltrige Klassenkameraden bzw. -kameradinnen. Schon nach einem Jahr zeigten sich signifikante Differenzen in der maximalen Sauerstoffaufnahme, im Herzvolumen und in echokardiographischen Herzdimensionen sowohl bei den Jungen als auch bei den Mädchen als Folge des Schwimmtrainings. Von Jahr zu Jahr vergrößerten sich die Unterschiede bis zum 15. Lebensjahr. Die im späteren Hochleistungstraining erzielten Maximalwerte von Herzvolumen und maximaler Sauerstoffaufnahme überschritten nicht die im internationalen Schwimmsport bei Spitzensportlerinnen bzw. -sportlern gewohnten Befunde.

Mit Beginn der Schwangerschaft nehmen bei der Frau das Blutvolumen und der Gesamthämoglobingehalt zu. Wir untersuchten im 4., 7. und 9. Schwangerschaftsmonat sowie 5-6 Wochen nach der Entbindung das spiroergometrische Leistungsverhalten bei Belastungen im Sitzen auf dem Fahrradergometer. Mit der Schwangerschaft zeigte sich eine Reduzierung der Herzfrequenz für gegebene submaximale Belastungsstufen, eine Erhöhung der aerob-anaeroben Schwelle und ein Anstieg der Hämoglobinwerte. 5-6 Wochen nach der Entbindung waren die erwarteten Rückgänge der aeroben Leistungsfähigkeit zu beobachten [33, 49].

Was weitere Stoffwechseldifferenzen zwischen den Geschlechtern betrifft, scheinen Frauen nicht in der Lage zu sein, intramuskuläre Glykogendepots so tief auszuschöpfen wie Männer [51, 61]. Hier mögen allerdings Unterschiede in der Größenordnung und im Zeitpunkt der Aufnahme von Kohlenhydraten eine Rolle spielen. Dafür besitzt die Frau, wie schon oben erwähnt, die Fähigkeit einer verstärkten Lipidmetabolisierung. Frauen weisen einen geringeren respiratorischen Quotienten auf bei gegebener submaximaler Belastungsstufe, ein Befund, der allerdings bei hohen Belastungsintensitäten verschwindet [11]. Frauen katabolisieren auch weniger Protein als Männer während körperlicher Arbeit [46].

Die auffälligsten Geschlechtsunterschiede finden sich im Verhalten der Hormone. Östrogene besitzen nachhaltigen Einfluss auf die metabolische Aktivität sowohl in Ruhe als auch bei körperlicher Arbeit. Sie fördern die subkutane Fettdeponierung und stimulieren die Gluconeogenese, wodurch die Glukosetoleranz gesteigert wird [8], darüber hinaus verstärken sie die katcholaminstimulierte Lipolyse in den Fettzellen [12, 13].

Im Gegensatz hierzu fördert Progesteron die Fettablagerung durch Modifizierung der Adipozytenlipase [29]. Kortisolspiegel steigen offenbar nach langdauernden Ausdauerbelastungen bei der Frau weniger an als beim Mann [28].

Die Katecholaminspiegel tendieren während körperlicher Arbeit beim Mann zu höheren Werten als bei der Frau, vermutlich als Folge der größeren Muskelmasse [35, 56]. Es ist möglich, dass Östrogene die Katecholaminproduktion reduzieren [10]. Eventuell liegt hier die Ursache dafür, dass Frauen weitaus weniger durch den plötzlichen Herztod im Sport gefährdet sind als Männer [50].

Ferner besitzen Frauen eine höhere Plasmaleptinkonzentration als Männer. Der Leptinspiegel nimmt bei Ausdauerbelastungen auch bei der Frau ab, aber nicht in vergleichbarer Weise beim Mann [18]. Die mononukleare Zellsekretion der entzündungsfördernden Zytokine Interleukin II ist bei der Frau größer als beim Mann [37]. Diese Befunde lassen gegebenenfalls auf einen geringeren oxidativen Stress und geringere belastungsbedingte Muskelschädigungen bei der Frau schließen [59].

Wegen der größeren subkutanen Fettschicht sind Frauen gegenüber Männern bei Kältebedingungen im Vorteil. Gleiches gilt für Langstreckenschwimmen oder für Laufbelastungen unter kalten und nassen Bedingungen. Allerdings wird dieser Vorteil teilweise reduziert durch den größeren Quotienten Körperoberfläche/Körpermasse [31] und eine geringere Hitzeproduktionsfähigkeit [67]. Unter Hitzebedingungen befinden sich Frauen dementsprechend im Nachteil. Männer tendieren auch zu größerer Schweißproduktion als Frauen [23].

Trainingsbedingte Leistungsverbesserungen weisen bei der Frau prozentual gleiche Größenordnungen wie beim Mann auf. Das gilt in der oben erwähnten Weise sowohl für die Herzdimensionen als auch für die Herzfunktion (Schlagvolumen), die maximal erreichbare arteriovenöse O_2-Differenz und die Vergrößerung der Kapillarzahl in der trainierten Muskulatur [21, 53].

2.6 Gesundsheitsbezogene epidemiologische Studien

Epidemiologische Studien wie die sogenannte „Nurses Health Study" bewiesen erneut die gesundheitsbezogene Bedeutung von körperlicher Aktivität. Acht Jahre lang erfolgten Kontrollen an 72 488 Krankenschwestern im Alter von 40-65 Jahren. Wer regelmäßig 2-3-mal wöchentlich entweder Walking oder Aerobic betrieb, hatte eine um 37 bzw. 35% geringere Rate von koronaren Herzkrankheiten [40].

Eine jüngst erschienene Studie mit nahezu 40 000 Frauen brachte das Ergebnis, dass bereits eine Stunde Walking pro Woche das koronare Herzrisiko bei Frauen halbiert. Verbrauchen Frauen pro Woche 200–600 kcal vermehrt durch Sport, sinkt das koronare Herzrisiko um 21%. Werden 600–1500 kcal wöchentlich durch Sport zusätzlich verbrannt, ist das Risiko sogar um 45% vermindert. Diese Ergebnisse sind unabhängig von anderen koronaren Risikofaktoren wie Rauchen, Übergewicht und erhöhtem Serum-Cholesterinspiegel [34]. Zu ähnlichen Ergebnissen gelangten Blair et al. [6], Paffenbarger et al. [45], Iwane [25], Morris [43], Vuori [63] und WHO-FIMS [66].

2.7 Weibliches und männliches Gehirn

Mit den heutigen bildgebenden Methoden lassen sich in Verbindung mit Neurotransmitter- bzw. Hormonbestimmungen z. T. deutliche Geschlechtsunterschiede in der Gehirnfunktion feststellen. So ist das räumliche Vorstellungsvermögen bei Frauen mit niedrigem Testosteronspiegel im Blut unterdurchschnittlich, bei solchen mit hohem Testosteronwert überdurchschnittlich gut. Im mathematischen Bereich sind Frauen mit hohem oder niedrigem Testosteronspiegel untereinander gleichwertig, während Männer mit wenig Testosteron überdurchschnittliche mathematische Fähigkeiten entfalten. Die Lösung z. B. einer Lokaliserungsaufgabe in einem Irrgarten führt bei Männern und Frauen zur Aktivierung völlig unterschiedlicher Bereiche des Gehirns: Während bei den Männern vor allem der linke Hippocampus angesprochen ist, wird bei Frauen das rechte Frontalhirn aktiviert. Ferner besitzen Frauen um ca. 33% größere rhetorische Zentren im Gehirn als Männer. Sie verfügen dadurch im Vergleich zu Männern über eine natürliche Redebegabung.

Zusammenfassung und Fazit

In der koordinativen Leistungsfähigkeit ist die Frau dem Mann überlegen. Hinsichtlich der Skelettmuskelkraft bestehen von Muskelgruppe zu Muskelgruppe unterschiedliche Leistungsdifferenzen, wobei die geringsten 22%

(Kaumuskulatur), die größten 46% (Unterarmbeuge- und streckmuskulatur) betragen. Hauptursachen sind der geringere Muskelfaserquerschnitt bei Frauen und eine größere intramuskuläre Fettmenge. Auch die Knochendichte, welche eng mit der qualitativen Beanspruchung der zugehörigen Skelettmuskulatur verbunden ist, liegt bei Frauen unterhalb der Werte von Männern.

In der absoluten aeroben dynamischen Leistungsfähigkeit (maximale Sauerstoffaufnahme/min) ist die Frau dem Mann um durchschnittlich 30% unterlegen. Mit höherem Lebensalter gleichen sich diese Differenzen aus. Hingegen bestehen nur geringe Leistungsunterschiede bei Bezug der maximalen Sauerstoffaufnahme auf das Körpergewicht oder insbesondere auf die fettfreie Körpermasse. Spitzensportlerinnen können maximale Sauerstoffaufnahmewerte zwischen 5000 und 5500 ml/min aufweisen, Männer solche um 7000 ml/min. Die zugehörigen relativen Sauerstoffaufnahmewerte belaufen sich bei der Frau auf 60–75 ml, beim Mann auf 80–85 ml.

Innerhalb der energieliefernden Elemente der Muskelzelle weist die Frau einen größeren Prozentsatz an Lipidtropfen auf, verbunden mit einer größeren Aktivität von einigen Enzymen des Fettstoffwechsels im Vergleich zum Mann. Das befähigt die Frau offenbar in besonderer Weise zu Ausdauerbelastungen. Die Ursachen der absolut geringeren aeroben Leistungsfähigkeit der Frau (Herzvolumen, Total-Hämoglobin- und Blutmenge) wurden ebenso beschrieben wie der mechanische Wirkungsgrad von Bewegungen und das metabolische Leistungsverhalten in Bezug auf die aerob-anaerobe Schwelle bzw. die maximale Laktatbildung. Hinsichtlich der prozentualen Trainierbarkeit beider Geschlechter bestehen keine signifikanten Unterschiede.

Abschließend ist festzustellen: Der Mensch gilt zu Recht als die Krone des Ergebnisses von Evolution und Selektion. Das betrifft jedoch weder die Frau noch den Mann allein, sondern erst die Gemeinsamkeit beider.

Literatur

1. Aaken van E (1955) Die Leistungsfähigkeit der Frau im Sport. Internat Sportärztekongress, Weimar 1955
2. Åstrand PO (1952) Experimental studies of physical working capacity in relation to sex and age. Munksgaard, Copenhagen
3. Aura O, Komi PV (1986) The mechanical efficiency of locomotion in men and women with special emphasis on stretch-shortening exercises. Eur J Appl Physiol 55:37–43
4. Bausenwein I, Hoffmann A (1967) Frau und Leibesübungen. Gehörlosenverlag, Mülheim/Ruhr
5. Bausenwein I, Damm F, Hillmer-Vogel U (1993) 40 Jahre Frauen-Sportmedizin im Deutschen Sportärztebund. In: Tittel K, Arndt KH, Hollmann W (Hrsg) Sportmedizin gestern – heute – morgen. Barth, Leipzig
6. Blair SN, Kohl HW, Paffenbarger RS, Clark DG, Cooper KH, Gibbons LW (1989) Physical fitness and all-cause mortality: a prospective study of healthy men and women. J Amer Med Assoc 262:2395–2401

7. Costill DL, Daniels D, Evans W, Fink W, Krahenbühl G, Saltin B (1976) Skeletal muscle enzymes and fibre composition in male and female track athletes. J Appl Physiol 40:149-154
8. Costrini NV, Kalkhoff RK (1971) Relative effects of pregnancy, estradiol and progesterone on plasma insulin and pancreatic islet insulin secretion. J Clin Invest 50:992-999
9. Daniels J, Daniels N (1992) Running economy of elite male and elite female runners. Med Sci Sports Exerc 24:483-489
10. Ettinger SM (1999) Muscle sympathetic nerve activity during exercise and influences of gender. In: Tarnopolsky MA (eds) Gender differences in metabolism: practical and nutritional implications. CRC Press, Boca Raton, FL
10a. Föhrenbach R (1996) Leistungsdiagnostik, Trainingsanalyse und -steuerung bei Läuferinnen und Läufern verschiedener Laufdisziplinen. Hartung-Gorre, Konstanz
11. Friedmann, B, Kindermann W (1989) Energy metabolism and regulatory hormones in women and in men during endurance exercise. Eur J Appl Physiol 59:1-9
12. Hansen FM, Fahmy A, Nielsen JH (1964) The influence of sexual hormones on lipogenesis and lipolysis in rat fat cell. Acta Endocrinol 46:279-285
13. Hansen FM, Nielsen JH, Gliemann J (1974) The influence of body weight and cell seize on lipogenesis and lipolysis of isolated rat fat cells. Eur J Clin Invest 4:411-418
14. Hasten DL, Loduca JP, Obert KA, Yarasheski E (2000) Resistance exercise accutely increases MHC and mixed muscle protein synthesis rates in 78-84 and 23-32 yr olds. Am J Physiol Endocrinol Metab 278:E620-E626
15. Heck H (1990) Laktat in der Leistungsdiagnostik. Hofmann, Schorndorf
16. Hettinger Th, Müller EA (1953) Muskelleistung und Muskeltraining. Arbeitsphysiol 15:111-117
17. Heyward VH, Johannes-Ellis SM, Romer JF (1986) Gender differences in strength. Res Quart 57:154-159
18. Hickey M, Houmard JA, Considine RV, Tyndall GL, Midgette JB, Gavigan KE, Weidner ML, McCammon MR, Israel RG, Caro JE (1997) Gender-dependent effects of exercise training on serum leptin levels in humans. Am J Physiol 272:E562-E566
19. Hollmann W (1963) Höchst- und Dauerleistungsfähigkeit des Sportlers. Barth, München
20. Hollmann W (1984) Zur Leistungsentwicklung der Frau im Sport aus medizinischer Sicht. Med Welt 35:809-815
21. Hollmann W, Hettinger Th (1976) Sportmedizin - Arbeits- und Trainingsgrundlagen. Schattauer, Stuttgart
22. Hollmann W, Hettinger Th (2000) Sportmedizin - Grundlagen für Arbeit, Training und Präventivmedizin. Schattauer, Stuttgart/New York
23. Horstman DH, Christensen E (1982) Acclimatization to dry heat: active man vs active women. J Appl Physiol 52:825-831
24. Ikai MT, Fukunaga T (1968) Calculation of muscle strength per unit cross-sectional area of human muscle by means of ultrasonic measurement. Int Z Physiol 26:26-34
25. Iwane H (1996) Physical activity and health - Japanese experiences. In: Ministerium für Arbeit, Gesundheit und Soziales NRW u. The Club of Cologne (ed) Health promotion and physical activity. Sport u. Buch Strauß, Köln, pp 79-95
26. Kanehisa H, Nemoto I, Okuyama H, Ikegawa S, Fukunaga T (1996) Force generation capacity of knee extensor muscles in speed skaters. Eur J Appl Physiol 73:544-551
27. Kay C, Shephard RJ (1969) On muscle strength and the threshold of anaerobic work. Int Z Angew Physiol 27:311-328
28. Keizer H, Jannsen GME, Menheere P, Kranenburg G (1989) Changes in basal plasma testosterone, cortisol and dehydroepiandosterone sulfate in previously untrained males and females preparing for a marathon (abstract). Int J Sports Med 10:S139

29. Kim HJ, Kalkhoff RK (1975) Sex steroid influence on triglyceride metabolism. J Clin Invest 56:888–896
30. Klemt U (1987) Die kardio-pulmonale Leistungsfähigkeit im Kindes- und Jugendalter. Dissertation Deutsche Sporthochschule, Köln
31. Kollias J, Bartlett L, Bergsteinova V, Skinner JS, Buskirk ER, Nicholas WC (1974) Metabolic and thermal responses of women during cooling in water. J Appl Physiol 36:577–580
32. Komi PV (1980) Fundamental performance characteristics on females and males. In: Borms J, Hebbelinck M, Venerando A (eds) Women and sport. An historical, biological, physiological and sports medical approach. Karger, Basel
33. Kusche M, Bolte A, Hollmann W, Römer D (1986) Körperliche Leistungsfähigkeit im Verlauf der Schwangerschaft. Geburtsh Frauenheilk 46:151–158
34. Lee IM: One hour walking per week keeps the heart of women fit. JAMA 285 (2001) 1447–1453
35. Lehmann M, Berg A, Keul J (1986) Sex-related differences in free plasma catecholamines in individuals of similar performance ability during graded ergometric exercise. Eur J Appl Physiol 55:54–60
36. Liesen H, Hollmann W (1981) Ausdauersport und Stoffwechsel. Hofmann, Schorndorf
37. Lynch EA, Dinarello CA, Cannon JO (1994) Gender differences in IL-1b- and IL-1-receptor antagonist secretion from mononuclear cells and urinary excretion. J Immunol 153:300–306
38. Mader A, Liesen H, Heck H, Philippi H, Rost R, Schürch P, Hollmann W (1976) Zur Beurteilung der sportartspezifischen Ausdauerleistungsfähigkeit im Labor. Sportarzt Sportmed 4:80–88; 5:109–116
39. Mader A, Heck H, Föhrenbach R, Hollmann W (1979) Das statische und dynamische Verhalten des Laktats und des Säure-Basen-Status im Bereich niedriger bis maximaler Azidosen bei 400- und 800-m-Läufern bei beiden Geschlechtern nach Belastungsabbruch. Dt Z Sportmed 7:203–210; 8:249–256
40. Manson JE, Hu FB, Rich-Edwards JW, Colditz GA, Stampfer MJ, Willett WC, Speizer FE, Hennekens ChH (1999) A prospective study of walking as compared with vigorous exercise in the prevention of coronary heart disease in women. N Engl J Med 341:650–658
41. Maughan RJ, Watson JS, Weirj (1984) The relative proportions of fat, muscle and bone in the normal human forearm as determined by computed tomography. Clin Sci 66:683–689
42. Miura H, Kitagawa K, Ishiko R (1997) Economy during a simulated laboratory test triathlon is highly related to olympic distance triathlon. Int J Sports Med 18:276–280
43. Morris JN (1996) Exercise versus heart attack. In: Ministerium für Arbeit, Gesundheit und Soziales NRW u. The Club of Cologne (eds) Health promotion and physical activity. Sport u. Buch Strauß, Köln, pp 96–106
44. Nordgren B (1972) Anthropometric measures and muscle strength in young women. Scand J Rehab Med 4:165–169
45. Paffenbarger RS (1996) Changes in physical activity and other life way patterns influencing longevity. In: Ministerium für Arbeit, Gesundheit und Soziales NRW u. The Club of Cologne (eds) Health promotion and physical activity. Sport u. Buch Strauß, Köln, pp 125–147
46. Phillips SM (1999) Protein metabolism and exercise: potential sex-based differences. In: Tarnopolsky MA (eds) Gender differences in metabolism: practical and nutritional implications. CRC Press, Boca Raton, FL
47. Platen P (1997) Prävention und Therapie der Osteoporose. Die Bedeutung des Sports und der körperlichen Aktivität. Dt Ärztebl 94:A2569
48. Platen P, De Meirleir K, Louis O, Osteaux M, Hollmann W (1991) Führt Ausdauersport bei Frauen zu Osteoporose? Dt Z Sportmed 42 (Sonderheft):515–522

49. Römer M, Bolte A, Hollmann W (1983) Über das Verhalten kadio-pulmonaler Leistungsparamter und des Metabolismus während und nach der Schwangerschaft. In: Heck H, Hollmann W, Liesen H, Rost R (Hrsg) Sport: Leistung und Gesundheit. Dt Ärzte-Verlag, Köln
50. Romo M (1972) Factors relating to sudden death in acute ischemic heart disease. A community study in Helsinki. Acta Med Scand 547 (Suppl):1-92
51. Ruby BC (1999) Gender differences in carbohydrate metabolism: rest, exercise and post-exercise. In: Tarnopolsky MA (eds) Gender differences in metabolism: practical and nutritional implications. CRC Press, Boca Raton, FL
52. Rutenfranz J, Hettinger Th, Hellbrügge Th (1962) Untersuchung über die Entwicklung der Handgeschicklichkeit von Kindern und Jugendlichen. Z Kinderheilk 87:169-177
53. Sale DG (1999) Neuromuscular function. In: Tarnopolsky MA (eds) Gender differences in metabolism: practical and nutritional implications. CRC Press, Boca Raton (FL)
54. Saltin B, Gollnick PD (1983) Skeletal muscle adaptability: significance for metabolism and performance. In: Peachey LD, Adrian R, Geiger SR (eds) Handbook of physiology, section 10: skeletal muscle. Williams & Wilkins, Baltimore
55. Saltin, B, Henriksson J, Nygaard E, Andersen P (1977) Fiber types and metabolic potentials of skeletal muscles in sedentary man and endurance runners. Ann NY Acad Sci 301:3-29
56. Sanchez J, Pequignot JM, Peyrin L, Monod J (1980) Sex differences in the sympatho-adrenal response to isometric exercise. Eur J Appl Physiol 45:147-154
57. Scott DE, Pritchard JY (1967) Iron deficiency in healthy young college women. JAMA 1999:897-900
58. Seger JY, Thorstensson A (1994) Muscle strength and myoelectrical activity in prepubertal and adult males and females. Eur J Appl Physiol 69:81-87
59. Shephard RJ (2000) Exercise and training in women. Pt: I: Influence of gender on exercise and training responses. Scan J Appl Physiol 25:19-34, 35-54
60. Stolt A, Karjalainen J, Heinonen J, Kujala UM (2000) Left ventricular mass, geometry and filling in elite female and male endurance athletes. Scand J Med Sci Sports 10:28-32
61. Tarnopolsky M (1999) Gender differences in metabolism: practical and nutritional implications. CRC Press, Boca Raton, FL
62. Theintz GE, Howald H, Weiss U, Sizonenko PC (1993) Evidence for a reduction of growth potential in adolescent female gymnasts. J Pediatr 122:306-113
63. Vuori I (1996) Physical activity and health - Finnish experience in the 1990's. In: Ministerium für Arbeit, Gesundheit und Soziales NRW u. The Club of Cologne (eds) Health promotion and physical activity. Sport u. Buch Strauß, Köln, pp 189-200
64. Welch HG, Reindeau RP, Crisp CE, Isenstein RS (1958) Relationship of maximal oxygen consumption to various components of body compositions. J Appl Physiol 12:395-404
65. Wilmore JH (1974) Alterations in strength, body composition, and anthropometry measurements consequent to a 10-week training program. Med Sci Sports 6:133-138
66. WHO, FIMS (1996) Statement: Exercise for health. In: Ministerium für Arbeit, Gesundheit und Soziales NRW u. The Club of Cologne (eds) Health promotion and physical activity. Sport u. Buch Strauß, Köln, pp 201-204
67. Wyndham CH, Strydom NB (1986) Körperliche Arbeit bei hoher Temperatur. In: Hollmann W (Hrsg) Zentrale Themen der Sportmedizin. Springer, Berlin, S 290-310

KAPITEL 3 Frauen und koronare Herzkrankheit: epidemiologische Besonderheiten im Vergleich zu Männern

H. LÖWEL, J. MÜLLER, M. HEIER, B. THORAND,
CHR. MEISINGER, A. HÖRMANN

3.1 Hintergrund und Zielsetzung

Die Bedeutung der koronaren Herzkrankheit (KHK) für die Frauen wurde lange Zeit unterschätzt. In den klinischen Studien zum Krankheitsverlauf nach Eintritt eines Herzinfarktes unter verschiedenen Therapieregimen erfolgten die Auswertungen der Daten überwiegend geschlechtsneutral, wobei der Anteil der eingeschlossenen weiblichen Patienten zwar häufig im deskriptiven Teil der Studie benannt, aber bestenfalls bei multivariaten statistischen Analysen als Confounder berücksichtigt wurde (z.B. GISSI, ISIS, GUSTO, HOPE). Erst in den letzten Jahren wird in den USA bei staatlich geförderten Projekten bei der Antragstellung gefordert, eine ausreichend große Anzahl Frauen einzuschließen, um auch frauenspezifische Subgruppenanalysen zu ermöglichen [6]. Im für 10 Beobachtungsjahre konzipierten WHO MONICA(„multinational monitoring of trends and determinants in cardiovscular disease")-Projekt sind bei den regional definierten bevölkerungsrepräsentativen Prävalenzstudien an 35–64-jährigen Einwohnern zu den Trends der kardiovaskulären Risikofaktoren (Surveys) Frauen und Männer im Verhältnis 1:1 eingeschlossen worden [23, 25]. Dieselbe Studienpopulation wurde den bevölkerungsbasierten MONICA-Herzinfarktregistern zugrunde gelegt, in welchen kontinuierlich alle tödlichen und nichttödlichen akuten Myokardinfarktereignisse (AMI) inklusive der prähospital Verstorbenen (PHT) im Altersbereich zwischen 35 und 64 Jahren zur Ermittlung der 10-Jahres-Trends der Herzinfarktmorbidität, -mortalität und der 28-Tage-Letalität im mittleren Erwachsenenalter zu erheben waren. Die international vergleichbaren MONICA-Daten aus den Surveys und Herzinfarktregistern bilden heute die beste Grundlage für die Bewertung frauenspezifischer Besonderheiten bei der Entstehung und dem Verlauf der KHK im mittleren Erwachsenenalter [1, 12, 24]. Für das süddeutsche MONICA-Projekt in der Region Augsburg wurden von Anfang an zusätzliche Fragestellungen aufgenommen, indem der Altersbereich auf 25–74 Jahre erweitert und Fragen zu

Diabetes mellitus einbezogen wurden. Für alle Studienteilnehmer besteht die Möglichkeit für ein lebenslanges Follow-up (Kohortenstudien) zur Ermittlung medizinrelevanter gesundheitlicher Folgen (Health outcomes) [7, 10, 11, 14, 16]. Zur Charakterisierung der frauenspezifischen Besonderheiten bei der KHK in Deutschland werden im Folgenden überwiegend Ergebnisse aus den MONICA-Augsburg-Studien vorgestellt.

3.2 Entwicklung der Lebenserwartung in Deutschland [22]

Die mittlere Lebenserwartung der Frauen stieg von 68,5 Jahren in der Zeit um 1949/51 auf 80,6 Jahre in den Jahren 1997/99 an, während sich die Lebenserwartung der Männer im gleichen Zeitraum nur von 64,6 auf 74,4 Jahre erhöhte (Tabelle 3.1). Dadurch kam es zu einem stärkeren Anstieg an älteren Frauen. Unter den gegenwärtigen Sterblichkeitsverhältnissen erreichen 84% der Frauen und nur 70% der Männer das 70. Lebensjahr; vor 50 Jahren traf das für 64% der Frauen und 54% der Männer zu. Das 90. Le-

Tabelle 3.1. Zeitliche Trends der mittleren Lebenserwartung (in Jahren) und der Überlebenden in Prozent der Lebendgeborenen, differenziert nach Geschlecht und ausgewählten Altersgruppen. Gekürzte Sterbetafeln für die Bundesrepublik Deutschland (alte Länder) (Quelle: Statistisches Bundesamt)

Frauen	1949/51	1970/72	1981/83	1997/99
	Mittl. Lebenserwartung			
	68,5	73,8	77,1	80,6
	Überlebende in Prozent der Lebendgeborenen			
0 Jahre	100,0	100,0	100,0	100,0
30 Jahre	92,0	96,4	97,9	98,9
60 Jahre	80,2	86,9	90,2	92,9
70 Jahre	64,0	72,2	80,0	84,3
80 Jahre	31,8	42,0	51,6	62,4
90 Jahre	4,8	8,0	13,0	22,4
Männer	Mittl. Lebenserwartung			
	64,6	67,4	70,5	74,4
	Überlebende in Prozent der Lebendgeborenen			
0 Jahre	100,0	100,0	100,0	100,0
30 Jahre	89,5	94,0	96,5	98,0
60 Jahre	72,9	77,7	81,4	86,4
70 Jahre	54,4	54,9	61,6	70,0
80 Jahre	25,1	23,2	29,1	41,0
90 Jahre	3,2	3,3	4,8	9,9

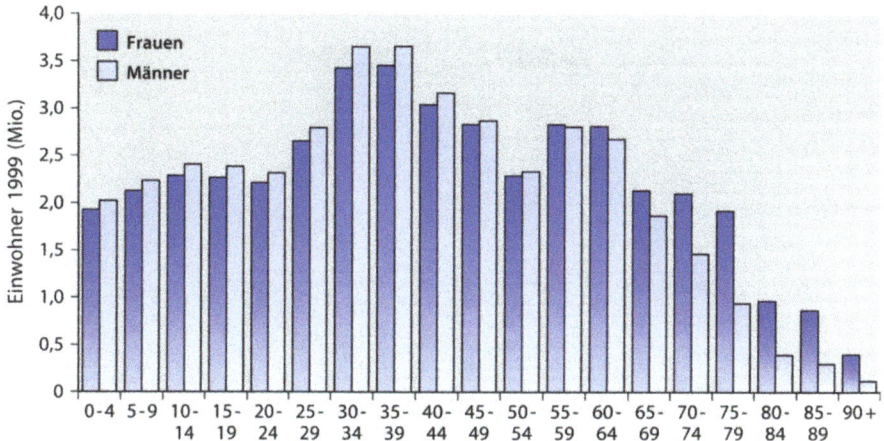

Abb. 3.1. Anzahl Einwohner nach Geschlecht und 5-Jahres-Altersgruppen in Deutschland 1999. Jünger als 25 Jahre sind 10,7 Millionen Frauen (26%) und 11,3 Millionen Männer (28%), 25–69 Jahre alt sind 25,2 Millionen Frauen (60%) und 25,6 Millionen Männer (64%) und 70 Jahre und älter sind 6,1 Millionen Frauen (15%) und 3,1 Millionen Männer (8%) (Quelle: Statistisches Bundesamt Wiesbaden)

bensjahr werden gegenwärtig 22% der Frauen und 10% der Männer eines Geburtsjahrganges erleben; 1949/51 waren das 5% der Frauen und 3% der Männer.

In Deutschland sind die geschlechtsspezifischen Unterschiede im höheren Alter immer noch durch die beiden Weltkriege verstärkt, in denen vor allem die am Krieg beteiligten Männerjahrgänge dezimiert worden sind (Abb. 3.1). Im Jahre 1999 sind von den 42 Millionen Frauen 6 Millionen (15%) und von den 40 Millionen Männern nur 3 Millionen (8%) 70 Jahre und älter. Diese demographischen Unterschiede haben wegen des mit dem Alter ansteigenden Herzinfarktrisikos große Konsequenzen für die medizinische Versorgung.

3.3 Häufigkeit und zeitliche Trends der Herzinfarktmorbidität

Das WHO-MONICA-Projekt [24] schließt für die Ermittlung der Herzinfarktmorbidität die Krankenhauspatienten mit tödlichem und nichttödlichem Erst- und Reinfarkt sowie alle koronaren Todesfälle vor oder kurz nach Erreichen eines Krankenhauses ein, die als jährliche Raten je 100 000 Einwohner nach Geschlecht ausgewiesen werden.

Abbildung 3.2 zeigt den internationalen Vergleich der altersstandardisierten Herzinfarktmorbidität je 100 000 Einwohner im Alter von 35–64 Jahren nach Geschlecht für die letzten 5 Jahre der 10-jährigen MONICA-

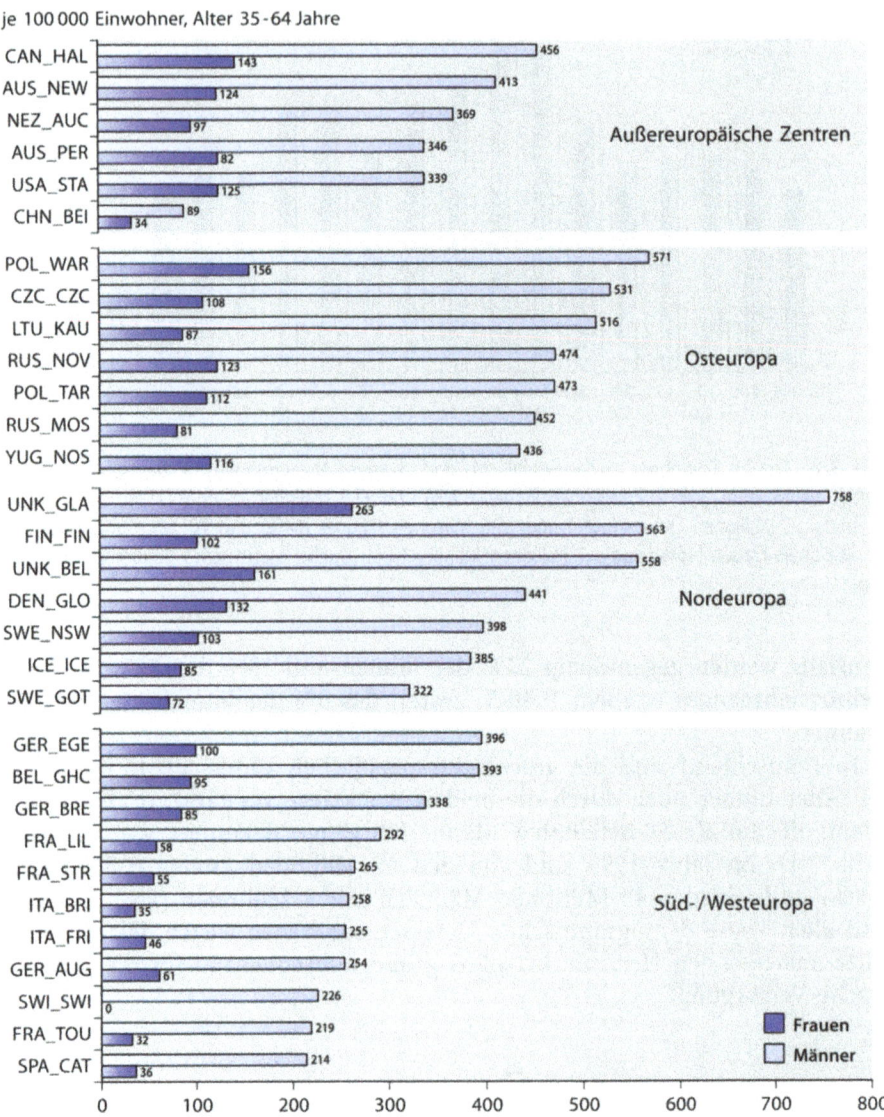

Abb. 3.2. Herzinfarktmorbidität (tödliche und nichttödliche Erst- und Reinfarkte inklusive prähospitaler Todesfälle) im Alter zwischen 35–64 Jahren, alterstandardisiert. WHO-MONICA-Zentren 1990–94 (letzte 5 Jahre je Zentrum). *Außereuropäische Zentren: AUS* Australien mit *NEW* Newcastle und *PER* Perth, *CHN* China mit *BEI* Beijing; *Osteuropa: POL* Polen mit *WAR* Warschau und *TAR* Tamorbrzeg, *LTU* Litauen mit *KAU* Kaunas, *YUG* Jugoslawien mit *NOS* Novi Sad; *Nordeuropa: UNK* Großbritannien mit *GLA* Glasgow und *BEL* Belfast, *SWE* Schweden mit *NSW* Nordschweden und *GOT* Göteborg; *Südwesteuropa: GER* Deutschland mit *EGE* Ostdeutschland und *BRE* Bremen, *FRA* Frankreich mit *STR* Straßbourg, *ITA* Italien mit *FRI* Friuli, *SWI* Schweiz (es wurden keine Daten für Frauen erhoben), *SPA* Spanien mit *CAT* Catalonien

Periode. In allen MONICA-Studienregionen ist das Herzinfarktrisiko der Männer im untersuchten Altersbereich 2,6- (China) bis maximal 7,4-mal (Italien - Area Brianza) höher als bei den Frauen; in Deutschland ist das Geschlechterverhältnis von Frauen zu Männern 1:4. Die höchsten Raten in der Welt waren bei den Frauen und Männern in Schottland (Glasgow) zu beobachten. Die niedrigste Morbidität hatten die Frauen in Frankreich (Toulouse) und Männer in China. Die deutschen MONICA-Zentren Augsburg, Bremen und Ostdeutschland lagen unter den südwesteuropäischen Zentren im mittleren bis höheren Risikobereich.

In Abb. 3.3 sind die Erkrankungsraten nach 5-Jahres-Altersgruppen für Frauen und Männer dargestellt, wobei die Daten für den Altersbereich von 25–74 Jahren auf dem Augsburger Herzinfarktregister 1995/97 beruhen und die Raten ab dem 75. Lebensjahr aus der offiziellen Todesursachenstatistik von Deutschland 1997 unter der Annahme hochgerechnet wurden, dass die Verstorbenen einen mit dem Alter ansteigenden Anteil der Erkrankten repräsentieren (75–79 Jahre = 75%, 80–84 Jahre = 80%, 85–89 Jahre = 85%, $\geq$ 90 Jahre = 90% der Erkrankten). Bei Männern beginnt das Herzinfarktrisiko vom 40. und bei Frauen vom 55. Lebensjahr an stark anzusteigen, ohne dass die Frauen die Morbidität der Männer erreichen.

Im altersstandardisierten Vergleich hat die Inzidenz bei den Männern von 392 auf 292 Erstinfarkte je 100 000 Einwohner abgenommen, während

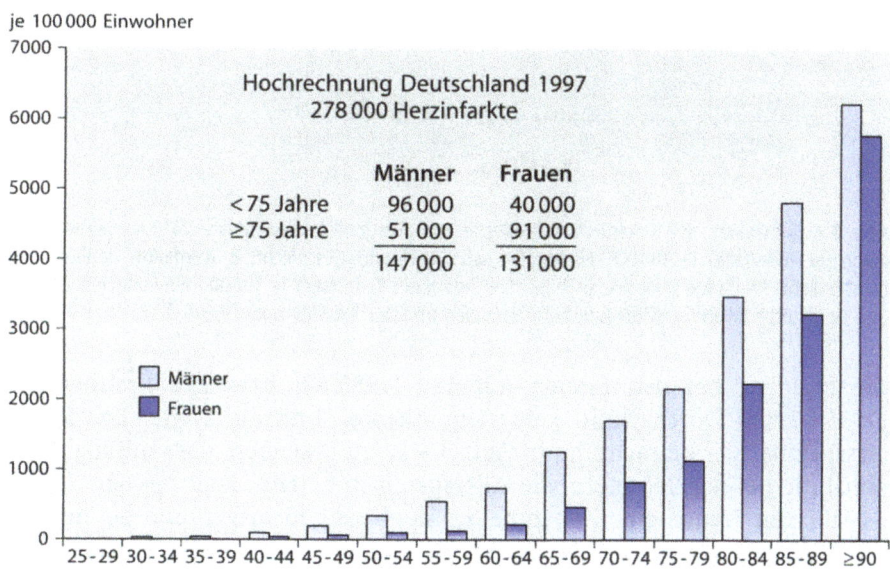

Abb. 3.3. Morbidität an akutem Herzinfarkt (tödliche und nichttödliche Erst- und Reinfarkte inklusive prähospitaler koronarer Todesfälle) nach Alter und Geschlecht. Augsburger Herzinfarktregister 1995/97 (Alter 25–74 Jahre), Todesursachenstatistik Deutschland 1997 (Alter $\geq$ 75 Jahre; Hochrechnung unter Letalitätsannahmen: 75–79 Jahre = 75%, 80–84 Jahre = 80%, 85–89 Jahre = 85%, $\geq$ 90 Jahre = 90% der Erkrankten)

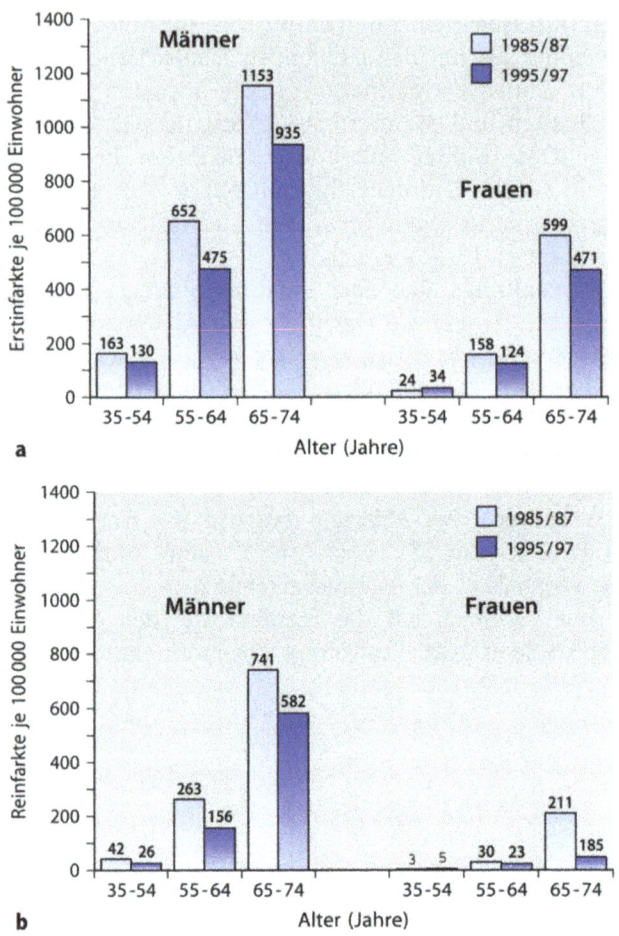

Abb. 3.4. a Inzidenz an Myokardinfarkt (tödliche und nichttödliche Erstinfarkte inklusive prähospitaler koronarer Todesfälle) je 100000 Einwohner nach Alter und Geschlecht. **b** Reinfarkte (tödliche und nichttödliche Reinfarkte inklusive prähospitaler koronarer Todesfälle) je 100000 Einwohner nach Alter und Geschlecht (MONICA/KORA-Augsburg-Herzinfarktregister 1985/87 und 1995/97)

die Inzidenz bei den Frauen mit 124 (1985/87) bzw. 118 Erstinfarkten (1995/97) im Durchschnitt keine signifikante Abnahme zeigte. Bei der altersspezifischen Betrachtung in Abb. 3.4 ist zu erkennen, dass die Inzidenzabnahme bei den Männern alle Altersgruppen betrifft, aber bei den 35- bis 54-jährigen Frauen eine Zunahme der noch sehr niedrigen und bei den 55- bis 74-jährigen Frauen – ebenso wie bei den Männern – eine Abnahme der Inzidenz zu beobachten war. Der Rückgang der Inzidenz bei den Männern geht mit einer Abnahme der Zigarettenraucher im Alter von 25–64 Jahren von 36% (1984/85) auf 31% (1994/95) und einer Zunahme der prophylaktischen Einnahme von Aspirin und anderen Thrombozytenaggregationshemmern bei älteren Männern (55–64 Jahre 1984/85: 2,4%, 1994/95: 8,5%;

65–74 Jahre 1994/95: 18,4%) in der Augsburger Bevölkerung einher. Bei den 55-64-jährigen Frauen könnte die Abnahme der Inzidenz am ehesten durch einen rückläufigen Trend von Hypercholesterinämie (≥ 250 mg/dl) von 57% (1984/85) auf 43% (1994/95), eine Intensivierung von Freizeitsport ≥ 1 Stunde pro Woche von 23% auf 34% und einer Zunahme der Hormonersatztherapie von 2% auf 22% im Alter von 55–64 Jahren sowie einer prophylaktischen Aspirineinnahme (55–64 Jahre 1984/85: 2,6%, 1994/95: 6,1% und 65–74 Jahre 1994/95: 13,2%) erklärt werden, da sich die Prävalenz der anderen klassischen Risikofaktoren (Zigarettenrauchen 8% bzw. 10%, Bluthochdruck 18% bzw. 19%, Adipositas 31% bzw. 31%) im Beobachtungszeitraum nicht signifikant verändert hat. Die Zunahme der Inzidenz bei den

Tabelle 3.2. Altersstandardsierte Verordnungshäufigkeiten in der Akutklinik (mindestens eine Tagesdosis – 24-Stunden-Überlebende) und bei Krankenhausentlassung (28-Tage-Überlebende) in Prozent der Krankenhauspatienten mit Herzinfarkt, Alter 25–74 Jahre (MONICA/KORA-Augsburg-Herzinfarktregister 1985/87 im Vergleich zu 1995/97)

	Krankenhausbehandlung (%)		Entlassungsmedikation (%)	
■ Frauen	1985/87 n=326	1995/97 n=304	1985/87 n=276	1995/97 n=267
Thrombolytika	7	45	–	–
Aspirin	51	97	47	90
Betablocker	43	88	33	84
ACE-Hemmer	5	54	3	39
Lipidsenker	0	33	11	33
Ca-Antagonisten	77	39	64	19
Diuretika	77	66	57	39
Nitrate	97	93	81	48
Koronarangiographie	25	56	–	–
Bypass-Operation	3	2	–	–
PTCA	1	21	–	–
■ Männer	n=1069	n=921	n=936	n=842
Thrombolytika	14	45	–	–
Aspirin	53	95	46	86
Betablocker	45	90	36	81
ACE-Hemmer	5	54	3	41
Lipidsenker	0	28	5	28
Ca-Antagonisten	75	35	63	17
Diuretika	75	59	53	34
Nitrate	95	93	78	48
Koronarangiographie	33	57	–	–
Bypass-Operation	3	6	–	–
PTCA	1	19	–	–

35- bis 54-jährigen Frauen korreliert mit einer Zunahme der Zigarettenraucherinnen von 21% auf 24% und von stark Übergewichtigen (BMI ≥ 30) von 12% auf 16% in der weiblichen Bevölkerung [7].

Die Reinfarktrate je 100 000 25- bis 74-jährige Einwohner zeigte bei den Männern (1985/87: 171, 1995/97: 114 Reinfarkte) und Frauen (1985/87: 37, 1995/97: 24 Reinfarkte) eine signifikante Abnahme um etwa 3% je Jahr, die statistisch durch eine verbesserte Sekundärprävention, d.h. durch eine intensivierte invasive und medikamentöse Therapie (Tabelle 3.2), erklärt werden kann [17].

Tabelle 3.3 enthält die altersstandardisierten Charakteristika der innerhalb von 24 Stunden Verstorbenen im Vergleich zu 24-Stunden-überlebenden Herzinfarktpatienten nach Geschlecht für den Zeitraum 1985/87 im Vergleich zu 1995/97. Bei nur einer von 4 bzw. 5 Frauen und Männern mit

Tabelle 3.3. Altersstandardisierte Charakteristika von Verstorbenen innerhalb von 24 Stunden (plötzliche Herztodesfälle) und von 24-Stunden-Überlebenden (tödliche und nichttödliche Erst- und Reinfarkte) nach Geschlecht, Alter 25–74 Jahre (MONICA/KORA-Augsburg-Herzinfarktregister 1985/87 im Vergleich zu 1995/97)

	Verstorbene < 24 Stunden		24-Stunden-Überlebende	
Frauen	1985/87 n=365	1995/97 n=413	1985/87 n=326	1995/97 n=305
Verwitwet	30	30	35	30
Berufstätig	7	14	18	17
Zigarettenrauchen	Keine Daten vorhanden		30	35
Anamnese				
– Hypertoniker	59	66	67	68
– KHK	65	63	60	27
Angina pectoris	54	44	59	22
Reinfarkt	19	21	17	14
– Diabetes mellitus	40	41	34	34
– Schlaganfall	11	18	7	7
– Keine der Krankheiten	28	25	15	21
Männer	n=756	n=777	n=1069	n=921
Verwitwet	9	9	6	6
Berufstätig	25	22	33	32
Zigarettenrauchen	Keine Daten vorhanden		41	36
Anamnese				
– Hypertoniker	50	58	46	58
– KHK	75	70	55	34
Angina pectoris	64	52	50	26
Reinfarkt	36	32	25	22
– Diabetes mellitus	23	33	20	25
– Schlaganfall	10	12	6	5
– Keine der Krankheiten	23	25	24	26

plötzlichem Herztod (lt. Angaben der zuletzt behandelnden und/oder Leichenschauärzte) oder mit klinisch bestätigtem Herzinfarkt (Angaben lt. Patienteninterview und/oder Krankenakte) waren anamnestisch keine Herzkreislaufkrankheiten (Hypertonie, KHK, Schlaganfall) oder ein Diabetes bekannt. Bei einem insgesamt rückläufigen Herzinfarktrisiko (siehe Abb. 3.4) hat bei den Männern der Anteil der Diabetiker und der Hypertoniker zugenommen, was dafür spricht, dass die Abnahme des Risikos überwiegend die nicht hypertonen Nichtdiabetiker betroffen hat, bei denen 1995/97 ein geringerer Anteil an Patienten mit einer Angina-pectoris-Anamnese zu beobachten war. Bei den Frauen war die nicht signifikant veränderte Herzinfarktmorbidität mit einer Zunahme des Raucheranteils und einer Abnahme von Patientinnen mit KHK-Anamnese verbunden. Eine zentrale Bedeutung für die Herzinfarktmorbidität kommt dem Vorhandensein eines Typ-2-Diabetes zu, dessen Prävalenz in der 25- bis 74-jährigen Augsburger Durchschnittsbevölkerung bei Männern 4,2% und bei Frauen 3,6% beträgt. Demgegenüber litten in allen 13 Registerjahren 40% der am plötzlichen Herztod verstorbenen Frauen und 34% der 24-Stunden-überlebenden Frauen mit Herzinfarkt an Diabetes; Diabetikerinnen haben ein fast 6-fach erhöhtes Risiko für einen akuten Herzinfarkt [13]. Mit der Abnahme der Herzinfarktmorbidität bei den Männern hat sich der Diabetikeranteil unter den plötzlichen Herztodesfällen von 23% (1985/87) auf 33% (1995/97) und bei den hospitalisierten Herzinfarktpatienten von 20 auf 25% erhöht; diabetische Männer haben – mit steigender Tendenz – ein etwa 4fach höheres Herzinfarktrisiko als Männer ohne Diabetes [13].

3.4 Akut- und Langzeitsterblichkeit nach Herzinfarkt

Aufgrund der Einschlusskriterien des MONICA-Projektes lassen sich folgende Gruppen von Herzinfarktpatienten unterscheiden: Verstorbene innerhalb von 24 Stunden nach dem Akutereignis unterteilt in prähospital und am 1. Krankenhaustag Verstorbene (plötzliche KHK-Todesfälle nach WHO-Definition) und 24-Stunden-überlebende Krankenhauspatienten mit klinisch gesichertem Herzinfarkt unterteilt in vom 2.-28. Tag Verstorbene und 28-Tage-Überlebende.

Die Abb. 3.5a und b stellen die Überlebensstruktur der Augsburger Herzinfarktregisterfälle der Jahre 1985/97 nach Alter und Geschlecht dar. Bis zum 65. Lebensjahr ist der Anteil der 28-Tage-Überlebenden bei den Frauen signifikant geringer als bei den Männern, weil – mit dem Alter ansteigend – mehr Frauen als Männer die ersten 24 Stunden nicht überleben. Der höhere Anteil der vor Erreichen eines Krankenhauses verstorbenen Frauen erklärt sich durch einen höheren Anteil an Frauen (60%; Männer 40%), bei denen der Herzstillstand ohne anwesende Zeugen eingetreten ist

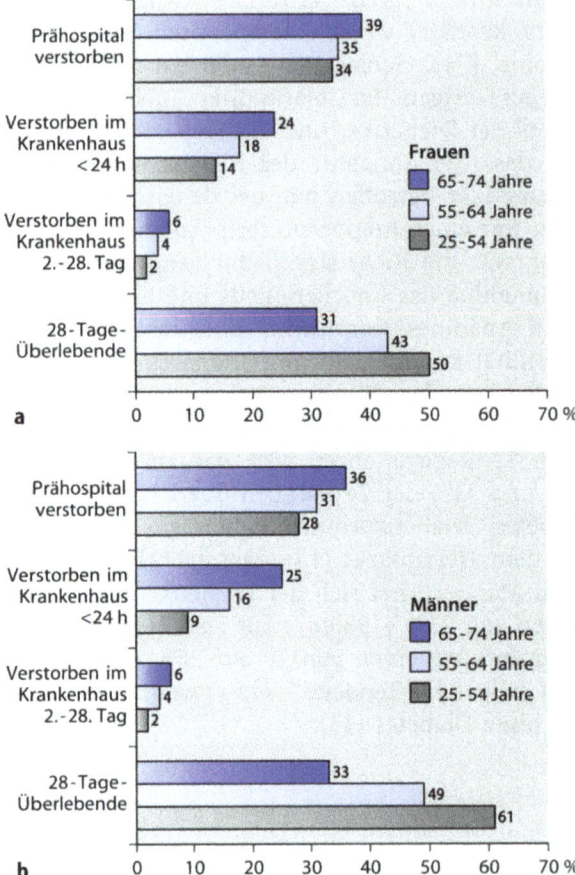

Abb. 3.5. Altersspezifische Überlebensstruktur der Frauen (a) und der Männer (b) mit Herzinfarkt (tödliche und nichttödliche Erst- und Reinfarkte inklusive prähospitaler koronarer Todesfälle) (MONICA/KORA-Augsburg-Herzinfarktregister 1985–1997; gepoolt)

[15]; über die Jahre unverändert waren 30% der Frauen im Vergleich zu 9% der Männer mit plötzlichem Herztod verwitwet (siehe Tabelle 3.3).

Die akuten Herzinfarktsymptome von Krankenhauspatienten mit Herzinfarkt sind in Abb. 3.6 nach Geschlecht getrennt dargestellt.

Der Anteil der plötzlichen Herztodesfälle hat sich weder bei den Männern noch bei den Frauen im zeitlichen Verlauf verändert. Demgegenüber hat die 28-Tage-Letalität der 24-Stunden-überlebenden Herzinfarktpatienten durch den nach heutigen evidenzbasierten Kriterien häufigeren Einsatz invasiver und medikamentöser Behandlung von 1985/87 bis 1995/97 (siehe Tabelle 3.2) bei Frauen von 13% auf 11% und bei Männern von 13% auf 9% signifikant abgenommen.

Zusätzlich zum höheren Herzinfarktrisiko hatten diabetische Herzinfarktpatienten mit 47 je 100 hospitalisierte Diabetiker eine höhere Krankenhaussterblichkeit (am ersten Krankenhaustag versterben bereits 38%) als Nichtdiabetiker mit 34%, von denen „nur" 27% am 1. Tag im Krankenhaus verstarben. Im Zeitraum von 1985 bis 1997 hat die 28-Tage-Sterblich-

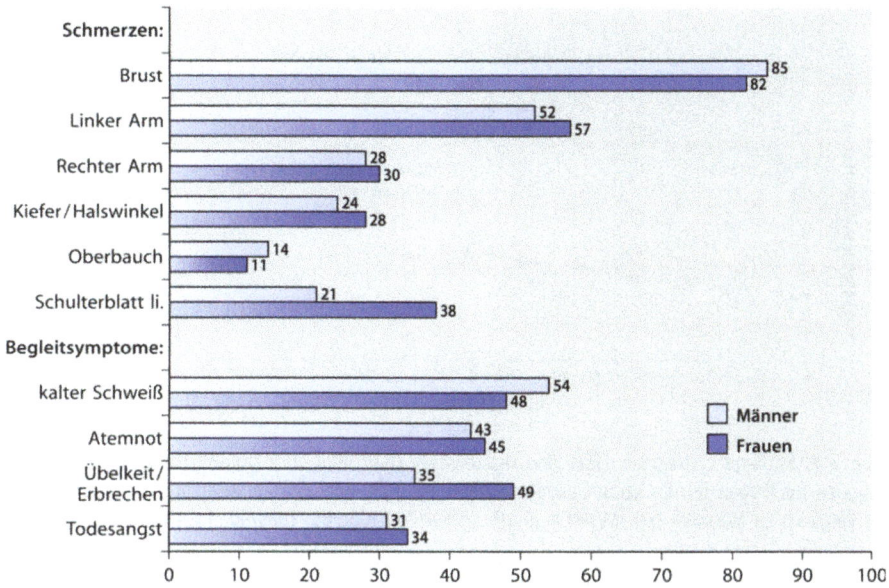

Abb. 3.6. Akute Herzinfarktsymptome bei interviewten Krankenhauspatienten mit Herzinfarkt nach Geschlecht (Alter 25–74 Jahre, altersstandardisiert) (MONICA/KORA-Augsburg-Herzinfarktregister 1995/97)

keit der 24-Stunden-überlebenden Diabetiker von 19% auf 14% abgenommen, während diese bei den Nichtdiabetikern trotz intensivierter Akuttherapie im regionalen Durchschnitt nicht weiter reduziert werden konnte (9% bzw. 8%). Die höhere Krankenhaussterblichkeit der Diabetiker setzt sich auch in der Folgezeit fort; aus dem Registerzeitraum 1985/92 lebten von den 28-Tage-Überlebenden nach 5 Jahren nur noch 71% der diabetischen Herzinfarktpatienten im Vergleich zu 83% der Patienten ohne Diabetes [16]. Durch den höheren Diabetikeranteil sind die Frauen mit Herzinfarkt von dem diabetesbedingten Risiko stärker betroffen als Männer. Aktuelle bevölkerungsbasierte Daten zur Langzeitprognose nach Herzinfarkt liegen gegenwärtig noch nicht vor.

3.5 Altersgang der kardiovaskulären Risikofaktoren

Die ansteigende Herzinfarktmorbidität bei den älteren Frauen wird zumeist auch mit einer postmenopausal ansteigenden Prävalenz von Hypertonie, Hypercholesterinämie und Adipositas in Zusammenhang gebracht [20]. Betrachtet man aus den MONICA-Augsburg-Survey-Daten (Frauen mit Pillen- oder Hormonersatztherapie(HRT)-Einnahmen wurden ausgeschlossen) in Abb. 3.7 den Verlauf des mittleren systolischen und diastolischen Blut-

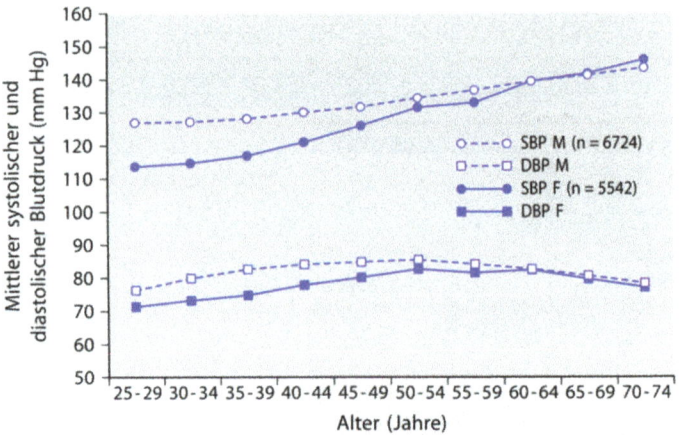

Abb. 3.7. Mittlerer systolischer (*SBP*) und diastolischer (*DBP*) Blutdruck (mmHg) nach 5-Jahres-Altersgruppen für Frauen (*F*) die keine Geschlechtshormone (Pille oder Hormonersatzpräparate) einnahmen im Vergleich zu Männern (*M*) (MONICA Augsburg Surveys 1984/85, 1989/90, 1994/95; gepoolt)

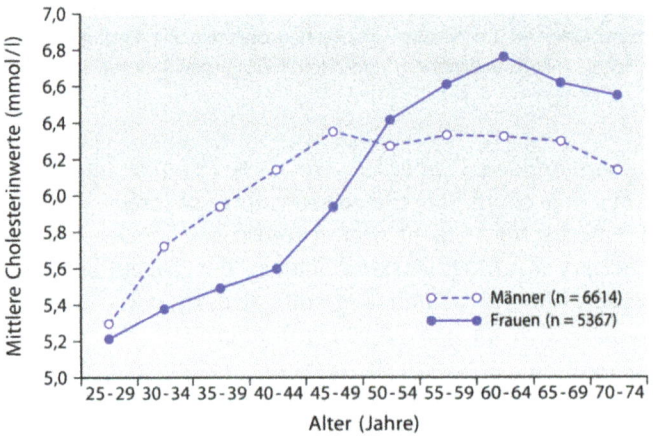

Abb. 3.8. Mittlere Cholesterinwerte (mmol/l) nach 5-Jahres-Altersgruppen für Frauen, die keine Geschlechtshormone (Pille oder Hormonersatzpräparate) einnahmen im Vergleich zu Männern (MONICA Augsburg Surveys 1984/85, 1989/90, 1994/95; gepoolt)

drucks nach 5-Jahres-Altersgruppen, so zeigt sich, dass die im Alter von 25–34 Jahren niedrigeren Blutdruckwerte der Frauen mit dem Alter – ebenso wie bei den Männern – kontinuierlich ansteigen und etwa ab dem 55. Lebensjahr die Blutdruckwerte der Männer erreichen. Die mittleren Cholesterinwerte sind bei den Frauen bis zum 50. Lebensjahr deutlich niedriger als bei den Männern und steigen nach dem 50. Lebensjahr bis zum 65. Lebensjahr weiter an, während sie bei den Männern schon ab dem 45. Lebensjahr stagnieren (Abb. 3.8). Beim mittleren Body-mass-index liegen die Werte der Frauen ohne Hormoneinnahmen vor dem 50. Lebensjahr eben-

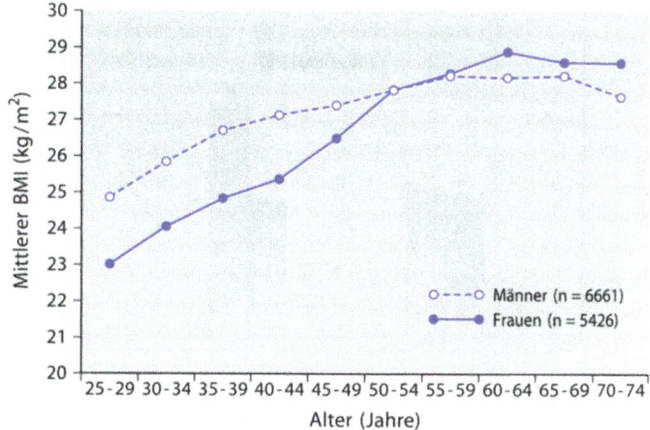

Abb. 3.9. Mittlerer Body-mass-index (*BMI*) (kg/m²) nach 5-Jahres-Altersgruppen für Frauen, die keine Geschlechtshormone (Pille oder Hormonersatzpräparate) einnahmen, im Vergleich zu Männern (MONICA Augsburg Surveys 1984/85, 1989/90, 1994/95; gepoolt)

falls unter den Werten der Männer, zeigen einen mit dem Alter kontinuierlichen, aber steileren Anstieg als bei den Männern und stagnieren etwa ab dem 60. Lebensjahr (Abb. 3.9). Bemerkenswert ist, dass die beispielhaft ausgewählten somatischen Parameter bei Frauen und Männern mit steigendem Alter kontinuierlich ansteigen und bei den Frauen keinen sogenannten Menopauseknick zeigen. Bisher ist ungeklärt, ob der später einsetzende Anstieg der Werte bei den Frauen durch eine Abnahme der Östrogenspiegel in der Perimenopause bedingt ist, oder ob den Risikofaktorzunahmen und der Östrogenabnahme gemeinsame, mit dem Altern zusammenhängende Faktoren zugrunde liegen.

3.6 Hormonersatztherapie bei Frauen in Deutschland

Aufgrund der atherogenen Wirkungen abnehmender Östrogenspiegel werden seit mehr als 60 Jahren, perimenopausale Beschwerden durch eine Hormonersatztherapie (HRT) behandelt [26]. – In prospektiven Beobachtungsstudien wurde festgestellt, dass Frauen mit HRT ein geringeres kardiovaskuläres Risiko hatten, was weltweit zu einer Intensivierung einer perimenopausalen HRT führte [21]. Auch in Deutschland nahm die HRT seit 1984/85 kontinuierlich zu (Abb. 3.10); eine aktuelle repräsentative Befragung in Bremen lässt vermuten, dass inzwischen etwa jede 2. Frau in der frühen Postmenopause mit HRT behandelt wird [4]. Zunächst sprach die um bis zu 40–50% geringere Inzidenz an kardiovaskulären Ereignissen bei Frauen mit HRT in epidemiologischen Beobachtungsstudien für diesen An-

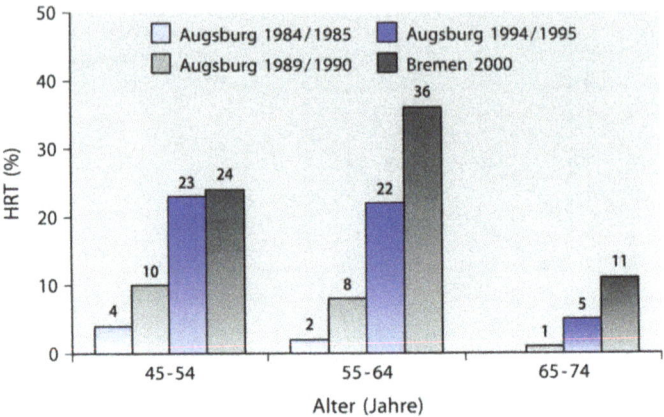

Abb. 3.10. Zeitliche Trends der altersspezifischen Prävalenz von Hormonersatztherapie (*HRT*) je 100 Frauen im Alter von 45–74 Jahren (MONICA Augsburg Survey 1984/85, Survey 1989/90, 1994/95 und Befragung AOK-Versicherter Frauen in Bremen im Jahre 2000 [4])

Tabelle 3.4. Determinanten (Relatives Risiko mit 95-%-Konfidenzintervallen im multivariablen Modell) für eine prophylaktische Hormonersatz-Therapie bei Frauen (MONICA-Augsburg-Querschnittstudie 1994/95)

Einflussgrößen (mit p<0,05 im Modell)	Relatives Risiko (95-%-Konfidenzintervalle)	
	45–54 Jahre n= 118/392	55–64 Jahre n= 112/395
■ Alter (kontinuierlich)	1,08 (1,01; 1,16)	0,85 (0,78; 0,92)
■ Ausbildungszeit (>9 Jahre)	–	0,58 (0,36; 0,95)
■ Exrauchen vs. aktuelles Rauchen	1,72 (1,06; 2,81)	–
■ Freizeitsport (≥1 Stunde/Woche im Winter)	–	1,63 (1,05; 2,55)
■ Frühere Einnahme der Antibabypille	–	1,91 (1,23; 2,95)
■ Täglicher Verzehr von Salat/Gemüse	1,71 (1,12; 2,61)	–
■ Keine Alkoholaufnahme vs. 1–19 g pro Tag	0,65 (0,42; 1,00)	–

satz [5]; die genauere prospektive Analyse der HRT einnehmenden Frauen zeigte jedoch, dass diese Frauen gesundheitsbewusster waren und einen höheren Bildungsstand aufwiesen, sodass mit hoher Wahrscheinlichkeit ein sogenannter „healthy user bias" vorliegen könnte [18]. Betrachtet man das Risikoprofil der Teilnehmerinnen der MONICA-Augsburg-Querschnittstudie 1994/95 im multivariablen statistischen Modell, so bestätigt sich auch hier, dass Frauen mit HRT einen höheren Bildungsstand haben, häufiger Exraucherinnen sind, sich gesünder ernähren und fast doppelt so häufig wie Frauen ohne HRT früher die Antibabypille eingenommen haben (Tabelle 3.4).

Wie die Ergebnisse der bisher einzigen publizierten prospektiven randomisierten doppelblinden und placebokontrollierten *Heart-and-Estrogen/Progestin-Replacement*-Studie (HERS [9, 19]) an 2 763 postmenopausalen Frauen zeigen, ist eine sekundärpräventive Einnahme von HRT zur Vermeidung von kardiovaskulären Ereignissen aus heutiger Sicht – trotz verschiedener methodischer Einwände [8] – nicht gerechtfertigt. Ergebnisse zum primärpräventiven kardiovaskulären Effekt von HRT sind erst nach dem Vorliegen erster prospektiver Ergebnisse an 27 500 Frauen aus der US-amerikanischen Women's-Health-Initiative(WHI)-Studie im Jahre 2005 zu erwarten. Bis dahin sollten die geltenden Empfehlungen z. B. der nordamerikanischen Menopause-Gesellschaft aus dem Jahre 2000 Entscheidungsgrundlage für die Verordnung von HRT sein [2].

3.7 Zusammenfassung und Schlussfolgerungen

Das internationale MONICA-Projekt hat in allen beteiligten Ländern für den Altersbereich von 35–64 Jahren ein 3- bis 7fach geringeres Herzinfarktrisiko für die Frauen ausgewiesen.

Die vorgestellten Ergebnisse aus den Augsburger Herzkreislaufstudien – die den Altersbereich 25–74 Jahre einschließen – zeigten, dass bei Frauen die Herzinfarktmorbidität nach der Menopause steil ansteigt, jedoch in keinem Alter die Häufigkeit der Männer erreicht. Die Prävalenzunterschiede der klassischen Risikofaktoren erklären die 4fach geringere Herzinfarktmorbidität der Frauen gegenüber gleichaltrigen Männern nur unzureichend.

Im Vergleich zu 1985/87 hat sich die Herzinfarktinzidenz der 25- bis 74-jährigen Männer und der 55–74jährigen Frauen in der Region Augsburg um bis zu 3% je Jahr verringert; bei 25- bis 54-jährigen Frauen nimmt die Inzidenz tendenziell zu. Die Abnahmen der Inzidenz korrelieren statistisch hauptsächlich mit einer Abnahme des Zigarettenrauchens und einer verbesserten medizinischen Versorgung von infarktgefährdeten nichtdiabetischen Koronarkranken ohne Hypertonie. Die Zunahme der Inzidenz bei jungen Frauen ging mit einer Zunahme von Zigarettenraucherinnen und von stark übergewichtigen Frauen bei den weiblichen Einwohnern einher. Die Ergebnisse erfordern eine weitere Intensivierung der Primärprävention unter besonderer Beachtung von Diabetes mellitus.

Die Abnahme der Reinfarkte je 100 000 Einnehmer bei beiden Geschlechtern kann als Ausdruck der intensivierten Akut- und Langzeitbehandlung nach Herzinfarkt gewertet werden. Aussagen darüber, inwieweit die Krankenhausempfehlungen für die Langzeittherapie durch die niedergelassenen Ärzte beibehalten und von den Patienten eingehalten werden, erfordern gezielte Follow-up-Studien mit dem Ziel, weitere Reserven für eine verbesserte Sekundärprävention aufzudecken [3].

Frauen mit Herzinfarkt haben eine geringere 28-Tage-Überlebensrate, hauptsächlich infolge einer höheren Prähospitalsterblichkeit; Frauen sind bei Eintritt eines Herzstillstandes häufiger alleine als Männer. Die Akutsymptomatik des Herzinfarktes ist neben dem akut einsetzenden Brustschmerz durch Geschlechtsunterschiede in der Begleitsymptomatik charakterisiert: Bei jeder 2. Frau sind plötzlich einsetzende Übelkeit verbunden mit Erbrechen und Ausstrahlung der Schmerzen in den Rücken typische Symptome, die zu Fehldeutungen der Diagnose und damit zu einem verzögerten Notruf führen können. Es ist zu vermuten, dass eine systematische Aufklärung von infarktgefährdeten Frauen und Männern über die geschlechtsspezifische Infarktsymptomatik und die Vorteile einer sofortigen kardiologischen Behandlung die Betroffenen besser in die Lage versetzen könnte, rechtzeitig medizinische Hilfe zu rufen.

Inwieweit eine intensivierte Therapie mit antiatherogen wirksamen Hormonersatzpräparaten ohne kanzerogene Nebenwirkungen den Anstieg des Herzinfarktrisikos bei postmenopausalen Frauen verzögern könnte, ist gegenwärtig noch nicht geklärt. Bis zum Vorliegen der Ergebnisse der laufenden Clinical Megatrials ist eine HRT-Verordnung mit der alleinigen Indikation einer Reduzierung des Erst- und Reinfarktrisikos gegenwärtig nicht zu vertreten.

Die alters- und geschlechtsspezifische Betrachtung der somatischen Risikofaktoren weist auf die Notwendigkeit einer intensivierten, ätiologisch ausgerichteten Alternsforschung hin. Inwieweit die enorme Förderung der humangenetischen Forschung in Deutschland die geschlechtsspezifischen Ursachen für die Entstehung des Herzinfarktes im Kontext der nichtgenetischen Risikofaktoren aufdecken wird, bleibt der Zukunft vorbehalten.

Trotz der effektiven Verbesserung der invasiven und medikamentösen Behandlung sollten die individuellen Chancen von gesundheitsbewusster Ernährung und gesundheitsförderndem Lebensstil als vorrangiges Mittel für ein gesundes Altern bei Frauen und Männern unbedingt genutzt werden.

Literatur

1. Chambless L, Keil U, Dobson A, Mähönen M, Kuulasmaa K, Löwel H, Rajakangas AM, Tunstall-Pedoe H (1998) Population versus clinical view of case fatality from acute coronary heart disease: results from the WHO MONICA Project 1985–1990. Circulation 96:3849–3859
2. consensus Opinion (2000) A decision tree for the use of estrogen replacement therapy or hormon replacement therapy in postmenopausal women: Consensus Opinion of the North American Menopause Society. Menopause 7:76–86
3. EUROASPIRE II Study Group (2001) Lifestyle and risk factor Lmanagement and use of drug therapies in coronary patients from 15 countries. Principal results from EUROASPIRE II Euro Heart Survey Programme. Eur Heart J 22:554–572

4. Greiser E, Günther J, Niemeyer M, Schmacke N (2000) Weibliche Hormone – Ein Leben lang. Mehr Schaden als Nutzen? Wissenschaftliches Institut der AOK (WIdO) und Bremer Institut für Präventionsforschung (BIPS) (Hrsg)
5. Grodstein F, Stampfer MJ, Manson JE, Colditz GA, Willet WC, Rosner B, Speizer FE, Henneckens CH (1996) Postmenopausal estrogen and progestin use and the risk of cardiovascular disease. N Engl J Med 335:453–461
6. Harris DJ, Douglas PS (2000) Enrollment of women in cardiovascular clinical trials funded by the National Heart, Lung, and Blood Institute. N Engl J Med 343:475–480
7. Hense HW, Filipiak B, Döring A, Stieber J, Liese A, Keil U (1998) Ten-years trends of cardiovascular risk factors in the MONICA Augsburg Region in Southern Germany. Results from the 1984/85, 1989/90 and 1994/95 surveys. CVD Prevention 1:318–327
8. http://www.nhlbi.nih.gov/health/public/heart/other/whi/whi_fs.htlm
9. Hulley S, Grady D, Bush T, Furberg C, Herrington D, Riggs B, Vittinghoff E (1998) Radomized trial of estrogen plus progestin for secondary prevention of coronary heart disease in postmenopausal women. Heart and Estrogen-progestin replacement Study (HERS) Research Group. JAMA 280:605–613
10. Keil U, Liese AD, Hense HW, Filipiak B, Döring A, Stieber J, Löwel H (1998) Classical risk factors and their impact on incident non-fatal and fatal myocardial infarction and all-cause mortality in southern Germany. Results from the MONICA Augsburg cohort study 1984–1992. Eur Heart J 19:1197–1207
11. Koenig W, Löwel H, Lewis M, Hörmann A (1996) Long-term survival after myocardial infarction: relationship with thrombolysis and discharge medication. Results of the Augsburg Myocardial Infarction Follow-up Study 1985 to 1993. Eur Heart J 17:1199–1206
12. Kuulasmaa K, Tunstall-Pedoe H, Dobson A, Fortmann S, Sans S, Tolonen H, Evans A, Ferrario M, Tuomilehto for the WHO MONICA Project (2000) Estimation of contribution of changes in calssical risk factors to trends in coronary event rates across the WHO MONICA Project populations. Lancet 355:675–689
13. Löwel H, Stieber J, Koenig W, Thorand B, Hörmann A, Gostomzyk J, Keil U (1999) Das diabetes-bedingte Herzinfarktrisiko in einer süddeutschen Bevölkerung: Ergebnisse der MONICA-Augsburg-Studien 1985–94. Diab Stoffw 8:11–21
14. Löwel H, Engel S, Hörmann A, Gostomzyk J, Bolte HD, Keil U für das MONICA-Augsburg-Herzinfarktregisterteam (1999) Akuter Herzinfarkt und plötzlicher Herztod aus epidemiologischer Sicht. Intensivmed 36:652–661
15. Löwel H, Hörmann A, Gostomzyk J, Keil U für das MONICA-Augsburg-Herzinfarktregisterteam. Epidemiologie des plötzlichen Herztodes: Was hat sich verändert? Ergebnisse des MONICA-Augsburg-Herzinfarktregisters 1985–1995. Herzschr Elektrophys 10(Suppl 2):II/1–II/7
16. Löwel H, Koenig W, Engel S, Hörmann A, Keil U (2000) The impact of diabetes mellitus on survival after myocardial infarction: can it be modified by drug treatment? Results of a population-based pyocardial infarction follow-up study. Diabetologia 43:218–226
17. Löwel H, Meisinger C, Schneider A, Trentinaglia I, Heier M, Hörmann A, Kuch B, Thorand B (2001) Diabetiker als Hochrisikogruppe für Herzinfarkt. Ergebnisse der MONICA-Augsburg-Studien. Cardio Vasc 1:14–24
18. Rosano GMC, Simon T, Mercuro G, Sans S, Schenk-Gustafson K, Stevenson JC, Swahn E, Jaillon P (2001) Hormone replacement therapy: where we stand in Europe. Eur Heart 22:439–441
19. Simon JA, Hsia J, Caukey JA, Richards C, Harris F, Fong J, Barrett-Connor E, Hulley S for the HERS Research Group (2001) Postmenopausal hormone therapy and risk of Strole. The Heart and estrogen-progestin Replacement Study (HERS). Circulation 102:2228–2232

20. Sowers RM, La Pietra T (1995) Menopause: Its epidemiology and potential association with chronic diseases. Epidemiol Rev 17:287–302
21. Stampfer MJ, Colditz GA, Wikket BS, Manson JE, Rosner B, Speizer FE, Henneckens CH (1991) Postmenopausal estrogen therapy and cardiovascular disease. Ten-year follow-up from the Nurses Health Study. N Engl J Med 325:756–762
22. Statistisches Bundesamt, Wiesbaden (2000) Sterbetafeln Deutschland, alte Bundesländer 1997/99
23. Tunstall-Pedoe H, Venuzzo D, Hobbs M, Mähönen M, Capaitis Zygimantas, Kuulasmaa K, Keul U for the WHO MONICA Project (2000) Estimation of contribution of changes in coronary care to improving survival, event rates, and coronary heart disease mortality across the WHO MONICA Project populations. Lancet 355:688–700
24. WHO MONICA Project Principal Investigators (1988) The World Health Organization MONICA Project (monitoring trends and determinants in cardiovascular disease): a major international collaboration. J Clin Epidemiol 41(2):105–114
25. World Health Organisation (1990) MONICA Manual (Revised Edition). Cardiovascular Disease Unit World. Health Organisation, Geneva
26. Wren BG (1998) Megatrials of Hormonal Replacement Therapy. Drugs Aging 12:343–348

KAPITEL 4 Aktueller Kenntnisstand der KHK bei Frauen: Defizite noch immer vorhanden?

A. BOSCHERI, R. H. STRASSER

4.1 Einführung

In Deutschland sterben jährlich ca. 430 000 Menschen an KHK, davon sind mehr als die Hälfte Frauen (StBA, Todesursachenstatistik). Vor dem 45. Lebensjahr ist die Inzidenz der KHK bei Männern 3- bis 4-mal höher als bei Frauen. Erst nach der Menopause der Frauen steigt die Inzidenz bei ihnen drastisch, und die Zahlen beider Geschlechter gleichen sich an [23].

Obwohl gerade bei Frauen die Angst vor malignen Erkrankungen, insbesondere Brustkrebs, im Vordergrund steht, hat eine aktuelle Studie aus den USA für Frauen eine Mortalität von 30% durch KHK ermittelt. Die Mortalität durch Brustkrebs ist im Vergleich dazu mit 3% verschwindend gering [26]. Die koronare Herzerkrankung ist also nicht eine Erkrankung, die nur Männer betrifft, sondern sie ist auch die häufigste Todesursache bei Frauen.

Vor allem bei Männern ohne zusätzliche Risikofaktoren ist in den letzten 30 Jahren die Mortalität bei KHK gesunken. Der Grund dafür ist auf der einen Seite die bewusste Reduktion der kardiovaskulären Risikofaktoren, auf der anderen Seite sind es die medizinischen Fortschritte in Diagnostik und Therapie. Allerdings waren diese Fortschritte bei Frauen, Diabetikern und insbesondere bei Diabetes-Patientinnen weniger effektiv [14]. Diese Defizite führten dazu, die KHK der Frau und ihre Risikofaktoren genauer zu erforschen und als gesonderte Entität der KHK des Mannes gegenüberzustellen.

Einige der primären Risikofaktoren wie Nikotinabusus und Hypertriglyzeridämie wiegen bei Frauen offensichtlich schwerer, sodass einer konsequenten Primärprophylaxe besondere Bedeutung zukommt [23].

Grundsätzlich muss bei Frauen die Phase vor der Menopause von der Phase danach unterschieden werden. Während vor der Menopause die koronare Herzerkrankung bei der Frau mit starkem Risikoprofil vergesellschaftet ist, aber häufig nicht erkannt wird (s.u.), manifestiert sich die KHK nach der Menopause in einem höheren Lebensalter als bei vergleichbarem Risikoprofil beim Mann.

Auch die Tatsache, dass das Durchschnittsalter der Frau bei der Erstmanifestation der KHK um ca. 10–15 Jahre höher ist als das des Mannes, legt die Vermutung nahe, dass der fallende Hormonschutz in der Menopause einen zusätzlichen Risikofaktor darstellt.

4.2 Klinisches Bild

Höchst problematisch ist die Tatsache, dass die Diagnose der KHK bei Frauen häufig verspätet gestellt wird, da die typische Angina-pectoris-Symptomatik weniger ausgeprägt und die Erstmanifestation als Myokardinfarkt mit 35% seltener ist als bei Männern. Wenn thorakale Beschwerden bestehen, sind sie oft begleitet von Oberbauchschmerzen, Übelkeit, Luftnot und verminderter Belastbarkeit, und/oder sie werden differentialdiagnostisch häufig fehlinterpretiert [24].

Die Symptomatik einer KHK wird zusätzlich durch Begleiterkrankungen wie Arthritis oder Osteoporose überdeckt, da die weiblichen Patienten im Durchschnitt 10 Jahre älter sind.

Außerdem belasten sich Frauen – teils wegen dieser Begleiterkrankungen, teils wegen mangelnder Gesundheitsaufklärung – wenig, was die Erhebung einer Anamnese zusätzlich erschwert, weil typische belastungsabhängige Angina-pectoris-Beschwerden oft nicht als solche festgestellt werden können.

Anders als bei Männern hilft das klinische Bild alleine bei der Diagnosestellung wenig, sodass eine genaue Evaluation zusätzlicher Risikofaktoren insbesondere im Hinblick auf eine invasive kardiologische Diagnostik erforderlich ist.

Erschwerend kommt hinzu, dass nichtinvasive Belastungstests wie Ergometrie bei Frauen in einem höheren Prozentsatz falsch positiv sind. Die Gründe dafür sind unbekannt.

Die diagnostische Unsicherheit der oft irreführenden Anamnese wird durch die Unsicherheit der technischen Untersuchungen weiter erschwert.

4.3 Risikofaktoren

Man unterscheidet grundsätzlich nichtbeeinflussbare von beeinflussbaren Risikofaktoren für KHK. Nichtbeeinflussbar sind Alter und eine positive Familienanamnese, beeinflussbar sind u. a. Diabetes mellitus, arterielle Hypertonie, Fettstoffwechselstörungen, Übergewicht, Nikotinabusus, Hyperurikämie und Bewegungsmangel. Die Risikofaktoren unterscheiden sich grundsätzlich nicht von denen der Männer. Allerdings ist die Prävalenz einiger Risikofaktoren bei Frauen höher. Dies betrifft in erster Linie Diabetes mellitus, Adipositas, Bewegungsmangel und arterielle Hypertonie.

So resultiert allein aus der Umstellung des Hormonhaushaltes in der Menopause mit dem Mangel an Östrogenen ein erhöhtes kardiovaskuläres Risiko. In der Menopause steigen Gesamtcholesterin-, Low-density-lipoprotein(LDL)- sowie Apolopoprotein-A(Lp(a))-Spiegel, während eine Abnahme des HDL-Spiegels festzustellen ist [21]. Gleiches gilt bei chirurgisch induzierter frühzeitiger Menopause [10]. Ursächlich hierfür wird eine verminderte Expression des LDL-Rezeptors und eine verminderte Aktivität hepatischer Lipasen in der Menopause angenommen [25].

Ein niedriger HDL-Spiegel ist ein entscheidender unabhängiger Prediktor für Mortalität bei KHK [3, 4, 31]. Anders als bei Männern erscheint der im Rahmen des „National Cholesterol Education Program" (NCEP) definierte HDL-Serumspiegel von >60 mg/dl bei Frauen unzureichend protektiv [4]. Bittner et al. haben in einer großen Studie an Frauen mit bekannter KHK die HDL-Spiegel gemessen. Die Frauen wurden je nach HDL-Spiegel nach den NCEP-Richtlinien in drei Gruppen eingeteilt (low HDL: <35 mg/dl, normal HDL: 35–59 mg/dl, high HDL: >60 mg/dl). Trotz der Zuordnung in die High-HDL-Gruppe hatten 20% der Frauen eine KHK. Andere mögliche Risikofaktoren (LDL- und Lp(a)-Spiegel, Mangel an körperlicher Bewegung, Nikotinabusus, positive Familienanamnese) waren nicht signifikant vermehrt vorhanden als in den anderen beiden Gruppen. Im Gegenteil war die Häufigkeit von Diabetes mellitus und arterieller Hypertonie signifikant geringer als in den anderen beiden Gruppen. Die Patientinnen mit hohem HDL-Spiegel hatten jedoch ein signifikant höheres Alter als die der beiden anderen Gruppen. Dies spricht dafür, dass hohe HDL-Spiegel die Entwicklung der KHK verzögern, jedoch nicht verhindern. Aus dieser Studie muss geschlossen werden, dass die NCEP-Klassifikation für Frauen mit einem höheren protektiven HDL-Spiegel neu definiert werden sollte [4].

Diabetes mellitus

Das Vorhandensein dieser Erkrankung ist bei Frauen mit hohem KHK-Risiko und einer ungünstigen Prognose verbunden.

Nach der Menopause wird das Körperfett im Sinne einer androiden Form umverteilt. Dies erhöht die Insulinresistenz und führt zu einer verminderten Glukosetoleranz. Ein Mangel an Östrogenen in der Menopause ist zusätzlich mit einer Reduktion der Insulinsekretion aus dem Pankreas verbunden. Aus diesen Gründen steigt die Diabetesrate bei Frauen nach der Menopause auf ca. 12% [31].

Arterielle Hypertonie, Nikotinabusus, Hyperurikämie, Adipositas

Diese Risikofaktoren sind wie beim Mann unabhängige Prediktoren für Entwicklung, Fortschreiten und Sterblichkeit bei KHK [9, 31]. Während Risikofaktoren wie Diabetes mellitus und arterielle Hypertonie signifikant häufiger bei Frauen beobachtet werden, gilt der Nikotinabusus noch als typischer Wegbereiter bei Männern [5].

Nikotinabusus bei Frauen führt besonders in der Menopause zu einem relativen KHK-Risiko von 1,6. Da trotz des erhöhten Risikos vor allem unter Frauen ein verstärkter Nikotinkonsum zu verzeichnen ist, wurde im AFCAPS/TexCAPS trial (Air Force/Texas Coronary Atherosclerosis Prevention

Study) eine additive lipidsenkende Therapie begonnen, um das kardiovaskuläre Risikoprofil zu minimieren. Es zeigte sich eine deutlich erniedrigtere Rate kardiovaskulärer Ereignisse von >50% in der Therapiegruppe [6].

Fibrinogen

Der entzündliche Umbauprozess der Gefäßwand im Rahmen der Atherosklerose führt zu erhöhten Plasma-Fibrinogenspiegeln. Diese sind nicht nur Marker der stattfindenden Entzündung, sondern direkt in die Pathogenese der Thrombusbildung am atherosklerotischen Plaque involviert. Der Fibrinogenspiegel ist ein unabhängiger Risikofaktor für die KHK sowohl bei Männern als auch bei Frauen. Besonders hohe Fibrinogenspiegel wurden bei jungen Frauen festgestellt, die mit akutem Infarkt oder instabiler Angina pectoris ins Krankenhaus eingewiesen wurden. Die Bedeutung erhöhter Plasmafibrinogenspiegel gerade bei Patientinnen jüngeren Alters muss durch prospektive Studien noch abgeklärt werden. Bei Frauen in der Menopause, die Hormonpräparate zu sich nehmen, konnten signifikant niedrigere Plasmafibrinogenspiegel festgestellt werden als bei jenen ohne Hormontherapie [8].

4.4 Diagnose

Wesentliche nichtinvasive Diagnostikverfahren sind Anamnese für KHK, klinische Untersuchung, Ruhe- sowie Belastungs-EKG sowie Echokardiographie. Im Rahmen der WISE(women's ischemia Syndrom Evaluation)-Studie wurden 323 Frauen nach diesem Algorhithmus einer Koronarangiographie unterzogen. Davon hatten nur 43% signifikante, d. h. über 50%ige Stenosen eines oder mehrerer Gefäße. Bei 30% der Patientinnen wurde eine KHK sogar ausgeschlossen. Diese Ergebnisse unterstreichen die Bedeutung der Differentialdiagnose des Thoraxschmerzes bei Frauen, gerade im Hinblick auf eine unspezifische und durch Begleiterkrankungen überschattete Symptomatik. Bei Frauen rückt die nichtinvasive KHK-Diagnostik in den Vordergrund, zumal Kosten und Komplikationen der Katheterdiagnostik letztlich nicht zu unterschätzen sind [27].

Belastungs-EKG

Ebenso wenig wie das Ruhe-EKG ist das Belastungs-EKG wegen der niedrigen Sensitivität und Spezifität bei Frauen nicht der Goldstandard der nichtinvasiven Diagnostik. Auf der einen Seite können Frauen aufgrund des höheren Alters bei Erstmanifestation und wegen der oft vorhandenen Nebenerkrankungen weniger ausbelastet werden, sodass eine Koronarischämie nicht immer induziert wird. Auf der anderen Seite können autonomes Nervensystem und endogene Hormone das EKG beeinflussen und in einem höheren Prozentsatz falsch positive Ergebnisse erbringen. Allein schon durch den menstruellen Zyklus wird die Sensitivität des Tests beeinflusst [30]. Die Spezifität und der positive prädiktive Wert des Belastungs-EKG sind bei der Frau signifikant niedriger als beim Mann (72 vs. 79% für Spezifität, 62 vs. 85% für positiven prädiktiven Wert) [31].

Stressechokardiographie

Die Dobutamin-Stressechokardiographie ist ein zuverlässiges Verfahren, um die Diagnose bei KHK zu stellen, die Ergebnisse beider Geschlechter sind dabei vergleichbar [30]. Eine Studie mit 183 Patienten, in der auch 50 Frauen untersucht wurden, ergab eine Sensitivität des Tests von 87% und eine Spezifität von 91% [28]. Diese Methode ist damit das kosteneffektivste diagnostische Verfahren. Nachteilig sind die hohe Untersuchervariabilität und die oftmals schlechteren Schallbedingungen besonders bei Frauen, die eine Standardisierung der Untersuchungstechnik erschweren.

Myokardszintigraphie

Für die Diagnostik der Myokarddurchblutung stehen die beiden Isotope ^{201}Tl und ^{99m}Tc (MIBI, mikrosphärengebunden) zur Verfügung. Nach dem aktuellen Kenntnisstand sollte dem ^{99m}Tc-MIBI der Vorzug gegeben werden. Damit ist die nuklearmedizinische Untersuchung sehr sensitiv für die Diagnostik von Ein- und Mehrgefäß-KHK (Sensitivität 74 bzw. 86%). Die Spezifität ist jedoch signifikant geringer als die der Stressechokardiographie [28]. Obwohl untersucherunabhängiger, bringt die Szintigraphie im Grunde keine Vorteile im Vergleich zur Echokardiographie, insbesondere, wenn die erforderliche gerätetechnische und personelle Infrastruktur sowie der Kostenaufwand berücksichtigt werden.

Auf der Basis solcher Kosten-Nutzen-Abwägungen haben Douglas et al. [7] in einem Übersichtsartikel die Anpassung des diagnostischen Vorgehens in Abhängigkeit vom Risikoprofil der Patientinnen vorgeschlagen. Frauen wurden aufgrund der Symptomatik, der Risikofaktoren und des Alters in Gruppen mit niedriger, mittlerer und hoher Wahrscheinlichkeit eingeteilt, eine KHK zu diagnostizieren. Danach ist die invasive Diagnostik nur Frauen mit hohem KHK-Risiko anzuraten. Die Stressechokardiographie ist die Untersuchung der Wahl bei mittlerem Risiko, während Patientinnen mit niedrigem Risiko, z.B. mit atypischen, nicht belastungsabhängigen Beschwerden ohne begleitende Risikofaktoren für KHK, zunächst konservativ geführt werden sollten. Bei den Letzteren besteht nämlich die Gefahr falsch positiver Untersuchungsergebnisse, und eine invasive Diagnostik zur weiteren Abklärung kann oft nicht vermieden werden [7].

4.5 Prognose

Aus den wenigen vorliegenden prospektiven Studien geht hervor, dass bei Frauen, die mit akutem Myokardinfarkt ins Krankenhaus eingeliefert wurden, deutlich schlechtere Frühergebnisse erzielt werden als bei Männern. Auch bei Frauen, die mit instabiler Angina pectoris hospitalisiert wurden, konnte ein Trend zu erhöhter, jedoch statistisch nicht signifikanter Krankenhaussterblichkeit festgestellt werden [5]. Die schlechteren Ergebnisse sind unabhängig vom therapeutischen Vorgehen, d.h. von Lyse, PTCA oder Bypass-Operation. Vielmehr gehen aus multivariaten Analyseverfahren lediglich höheres Alter und Komorbidität als unabhängige Risikofaktoren hervor, die vorwiegend Patientinnen betrafen. Die Langzeitergebnisse beider Geschlechter unterscheiden sich nicht mehr signifikant [12]. Möglicherweise spielt die geringe Größe der Gefäße bei der Frau insbesondere für die Langzeitprognose nach Koronarintervention eine entscheidende Rolle.

Auch bei der operativen Koronarrevaskularisation gelten Alter und Nebenerkrankungen als Risikofaktoren für eine erhöhte perioperative Sterblichkeit bei Frauen [22]. Entscheidend für das Langzeitergebnis bei Patientinnen scheint das konsequente Management zusätzlicher Risikofaktoren zu sein. Untersucht man das Lipidprofil vor und ein Jahr nach Operation, so zeigt sich, dass sowohl der Gesamtcholesterin-, der Triglyzerid- als auch der LDL-Spiegel bei einem Großteil der Patientinnen nach wie vor erhöht waren, sodass das Risiko weiterer kardiovaskulärer Ereignisse bei Frauen hoch bleibt [1].

Zusammenfassend lässt sich aus der schlechteren Prognose im Spontanverlauf, aber auch nach interventioneller oder operativer Therapie die Wichtigkeit einer Risikobegrenzung durch konsequente Primär- und Sekundärprävention ableiten.

4.6 Hormontherapie

Die reduzierte autologe Östrogenproduktion nach der Menopause ist als fehlender Hormonschutz und unabhängiger Risikofaktor bei Frauen für die Ausbildung einer KHK anzusehen.

Aus zahlreichen epidemiologischen Studien geht hervor, dass Östrogene einen kardioprotektiven Effekt mit einer Reduktion der Mortalität bis zu 50% besitzen. Allerdings handelt es sich dabei um nichtrandomisierte Studien mit einem aufgrund individuellen Interesses präselektionierten Patientenkollektiv. Große randomisierte Studien, die einen Vorteil der Hormonersatztherapie belegen, sind noch nicht abgeschlossen.

Die Wirkung der Hormontherapie unter kardioprotektiven Aspekten ist letztlich nicht untermauert. Der Einfluss von Östrogenen auf den Lipid-

und Glukose-Insulin-Metabolismus sowie die direkten Effekte auf die Gefäßwand und das Gerinnungssystem sind die einzigen bisher sicher nachgewiesenen Wirkungsweisen [20].

Eine Therapie mit Östrogenen und Gestagenen verbessert das Lipidprofil mit und bringt eine signifikante Erhöhung des HDL und eine Senkung von Gesamtcholesterin, LDL und Lp(a) [31]. Darüber hinaus konnte in einer Studie von Manson et al. mit 1-Jahres-Follow-up gezeigt werden, dass das relative Risiko für Patientinnen mit Diabetes-mellitus-Typ-II unter Hormontherapie mit 0,80 signifikant erniedrigt ist. Die Auswirkungen der Hormonpräparate auf den Glukosemetabolismus sind bisher jedoch nicht unter kontrollierten Bedingungen untersucht worden [19].

Allerdings kommt es unter der Hormontherapie zu erhöhten Triglyzeridspiegeln [21], die die positiven Wirkungen der Hormone auf HDL, LDL und Lp(a) zum Teil wieder aufheben könnten. Hohe Triglyzeridspiegel sind mit signifikant erhöhtem KHK-Risiko verbunden. Insbesondere bei Frauen ist das Risiko unter diesem Aspekt um 76% höher als bei Männern, und zwar unabhängig vom HDL-Spiegel [2]. Auch hier fehlen Studien, die den Effekt einer Triglyzeridsenkung bezüglich des KHK-Risikos untersuchen.

Ein interessanter Effekt einer Östrogentherapie ergibt sich aus der nachgewiesenen Beeinflussung der Expression von NO- und Prostazyklin-Synthetase. Eine Östrogentherapie würde die Möglichkeit eröffnen, die durch einen Gefäßwandschaden aktivierte Mediatorenkaskade bereits auf Transskriptionsebene zu beeinflussen [20].

Im Rahmen der HERS-Studie (The Heart and Estrogen/Progestin Replacement Study), der ersten großen und randomisierten Studie, in der Frauen mit konjugiertem Östrogen und Medroxyprogesteronacetat behandelt wurden, konnten Vorteile einer Hormontherapie allerdings nicht aufgezeigt werden. Es wurde keine Reduktion von Mortalität und Morbidität herausgearbeitet. Im Gegenteil war im ersten Jahr nach Therapiebeginn die Rate an kardialen Ereignissen höher als bei Frauen ohne Substitutionstherapie [17]. Eine weitere randomisierte Studie konnte trotz Verbesserung des Lipidprofils keinen signifikanten Unterschied in der angiographischen Progression der KHK nachweisen. Auch unter besonderer Berücksichtigung alleiniger Östrogentherapie oder als Kombinationstherapie mit Gestagenen ergaben sich keine signifikanten Vorteile [15].

Besonders auffallend war allerdings in allen Studien das Risiko für tiefe Venenthrombosen, das durch die Hormontherapie signifikant erhöht wurde [13, 16].

Die Kombinationstherapie mit Gestagenen schwächt einige der vorteilhaften Wirkungen von Östrogenen auf den metabolischen Stoffwechsel (v. a. im Lipidprofil) und den Gefäßtonus ab. Auf der anderen Seite ist eine Kombination mit Gestagenen bei nichthysterektomierten Frauen aus gynäkologischer Sicht zur Vermeidung eines Endometriumkarzinoms notwendig.

Die bisher erkannten Nebenwirkungen von Hormonpräparaten sind stark dosisabhängig. Niedrig dosierte Hormonpräparate sind erst seit wenigen Jahren auf dem Markt, sodass Studien mit unterschiedlichen Östrogen- und Gestagenpräparaten insbesondere mit verschiedenen Dosierungen noch ausstehen.

Zusammenfassend ist die Hormontherapie somit weder als Primär- noch als Sekundärprophylaxe eindeutig zu empfehlen [21]. Bei Patientinnen, die seit längerem eine Hormonsubstitution erhalten, kann die Therapie fortgeführt werden, da keine Studie eine signifikant erhöhte Mortalität nach dem ersten Jahr ab Therapiebeginn festgestellt hat.

Aufgrund der aktuellen Studienlage kann nicht entschieden werden, ob und wann eine Hormontherapie zur Therapie von Menopausenbeschwerden begonnen bzw. nach einem kardialen Ereignis fortgeführt werden sollte. Auf Basis der HERS-Studie sollte die Hormontherapie frühestens 12 Monate nach dem Ereignis begonnen werden. Bezüglich der Auswahl der Präparate zur Therapie der Menopausebeschwerden ist die Gabe von Östrogen-Gestagen-Kombinationspräparaten unter besonderer Berücksichtigung des KHK-Risikos nur bei nichthysterektomierten Patientinnen anzuraten. Bei allen übrigen Patientinnen sollte aufgrund der aktuellen Studienlage die Gabe von Gestagenen möglichst vermieden werden [11].

Schlussfolgerung

Noch mehr als beim Mann ist ein Lebensstil zur Reduktion der Risikofaktoren bei der Frau entscheidend, um das KHK-Risiko zu minimieren und die Prognose zu verbessern.

Aus diesem Grunde beschäftigen sich immer mehr prospektive Studien über die KHK der Frau weniger mit der Therapie als mit der genauen Evaluation präventiver Maßnahmen. So scheinen regelmäßige körperliche Aktivität, ein BMI ≤25, Nikotinkarenz und moderater Alkoholkonsum mit einem geringen KHK-Risiko verbunden zu sein. In Ergänzung zu den Studien, die sich mit einer Optimierung des Lebensstils beschäftigen, sollte ebenso frühzeitig mit der medikamentösen Therapie der klassischen Risikofaktoren Diabetes mellitus, Hyperlipoproteinämie und arterielle Hypertonie begonnen werden [29].

Gerade bezüglich der klassischen Risikofaktoren und deren besonderer prognostischen Relevanz für die KHK liegen für Frauen erschreckend wenige Untersuchungsdaten vor. Weitere geschlechtsspezifische Risikofaktoren formen aus der KHK der Frau letztlich ein eigenes Krankheitsbild, das sich von der KHK des Mannes in Prognose und Verlauf unterscheidet. Erste Resultate im Rahmen der Abgrenzung dieser Entität unterstreichen im Wesentlichen die Bedeutung prophylaktischer Maßnahmen und besonderer Gesundheitsaufklärung.

Literatur

1. Allen JK (1999) Coronary risk factors in women one year after coronary artery bypass grafting. J Womens Health Gend Based Med 8(5):617–622
2. Austin M (1998) Plasma triglyceride as a risk factor for cardiovascular disease. Can J Cardiol 14(Suppl B):14B–17B
3. Binder EF, Williams DB, Schechtman KB, Jeffe DB, Kohrt WM (2001) Effects of hormone replacement therapy on serum lipids in elderly women. A randomized, placebo-controlled trial. Ann Intern Med 134(9 Pt 1):754–760
4. Bittner V, Simon JA, Fong J, Blumenthal RS, Newby K, Stefanick ML (2000) Correlates of high HDL cholesterol among women with coronary heart disease. Am Heart J 139(2 Pt 1):288–296
5. Chua TP, Saia F, Bhardwaj V, Wright C, Clarke D, Hennessy M, Fox KM (2000) Are there gender differences in patients presenting with unstable angina? Int J Cardiol 72(3):281–286
6. Denke MA (1999) Primary prevention of coronary heart disease in postmenopausal women. Am J Med 107(2A):48S–50S
7. Douglas PS, Ginsburg GS (1996) The evaluation of chest pain in women. N Engl J Med 334(20):1311–1315
8. Eriksson M, Egberg N, Wamala S, Orth GK, Mittleman MA, Schenck GK (1999) Relationship between plasma fibrinogen and coronary heart disease in women. Arterioscler Thromb Vasc Biol 19(1):67–72
9. Fang J, Alderman MH (2000) Serum uric acid and cardiovascular mortality the NHANES I epidemiologic follow-up study, 1971–1992. National Health and Nutrition Examination Survey. JAMA 283(18):2404–2410
10. Gohlke-Bärwolf C (2000) Coronary artery disease – is menopause a risk factor? Basic Res Cardiol 95(Suppl 1):I77–83
11. Gohlke-Bärwolf C, Regitz-Zagrosek V, Mueck AO, Strasser RH, für die Deutsche Gesellschaft für Kardiologie (2002) Stellenwert der Hormonersatztherapie zur Prävention der Koronaren Herzerkrankung bei Frauen. Z Kardiol, in press
12. Gottlieb S, Harpaz D, Shotan A, Boyko V, Leor J, Cohen M, Mandelzweig L, Mazouz B, Stern S, Behar S (2000) Sex differences in management and outcome after acute myocardial infarction in the 1990s: A prospective observational community-based study. Israeli Thrombolytic Survey Group. Circulation 102(20):2484–2490
13. Grady D, Wenger NK, Herrington D, Khan S, Furberg C, Hunninghake D, Vittinghoff E, Hulley S (2000) Postmenopausal hormone therapy increases risk for venous thromboembolic disease. The Heart and Estrogen/progestin Replacement Study. Ann Intern Med 132(9):689–696
14. Gu K, Cowie CC, Harris MI (1999) Diabetes and decline in heart disease mortality in US adults. JAMA 281(14):1291–1297
15. Herrington DM, Reboussin DM, Brosnihan KB, Sharp PC, Shumaker SA, Snyder TE, Furberg CD, Kowalchuk GJ, Stuckey TD, Rogers WJ, Givens DH, Waters D (2000) Effects of estrogen replacement on the progression of coronary-artery atherosclerosis. N Engl J Med 343(8):522–529
16. Hulley S (2000) Estrogens should not be initiated for the secondary prevention of coronary artery disease: a debate. Can J Cardiol 16 Suppl E10E–12E:–12E
17. Hulley S, Grady D, Bush T, Furberg C, Herrington D, Riggs B, Vittinghoff E (1998) Randomized trial of estrogen plus progestin for secondary prevention of coronary heart disease in postmenopausal women. Heart and Estrogen/progestin Replacement Study (HERS) Research Group. JAMA 280(7):605–613

18. Manson JE, Martin KA (2001) Postmenopausal hormone replacement therapy. Clinical Practice. N Engl J Med 345:34–40
19. Manson JE, Rimm EB, Colditz GA, Willett WC, Nathan DM, Arky RA, Rosner B, Hennekens CH, Speizer FE, Stampfer MJ (1992) A prospective study of postmenopausal estrogen therapy and subsequent incidence of non-insulin-dependent diabetes mellitus. Ann Epidemiol 2(5):665–673
20. Mendelsohn ME, Karas RH (1999) The protective effects of estrogen on the cardiovascular system. N Engl J Med 340(23):1801–1811
21. Mosca L (2000) The role of hormone replacement therapy in the prevention of postmenopausal heart disease. Arch Intern Med 160(15):2263–2272
22. O'Rourke DJ, Malenka DJ, Olmstead EM, Quinton HB, Sanders JH Jr, Lahey SJ, Norotsky M, Quinn RD, Baribeau YR, Hernandez F Jr, Fillinger MP, O'Connor GT (2001) Improved in-hospital mortality in women undergoing coronary artery bypass grafting. Northern New England Cardiovascular Disease Study Group. Ann Thorac Surg 71(2):507
23. Price JF, Fowkes FG (1997) Risk factors and the sex differential in coronary artery disease. Epidemiology 8(5):584–591
24. Redberg RF (1998) Coronary artery disease in women: understanding the diagnostic and management pitfalls. Medscape Womens Health 3(5):1
25. Schenck-Gustafsson K (2000) Risk factors for cardiovascular disease in women. Heartbeat 1:1–3
26. Shah SN, Shah V, Chandrasekran K (1999) Coronary artery disease in women: a silent killer. J Okla State Med Assoc 1999; 92(6):267–272
27. Sharaf BL, Pepine CJ, Kerensky RA, Reis SE, Reichek N, Rogers WJ, Sopko G, Kelsey SF, Holubkov R, Olson M, Miele NJ, Williams DO, Merz CN (2001) Detailed angiographic analysis of women with suspected ischemic chest pain (pilot phase data from the NHLBI-sponsored Women's Ischemia Syndrome Evaluation [WISE] Study Angiographic Core Laboratory). Am J Cardiol 87(8):937–941
28. Smart SC, Bhatia A, Hellman R, Stoiber T, Krasnow A, Collier BD, Sagar KB (2000) Dobutamine-atropine stress echocardiography and dipyridamole sestamibi scintigraphy for the detection of coronary artery disease: limitations and concordance. J Am Coll Cardiol 36(4):1265–1273
29. Stampfer MJ, Hu FB, Manson JE, Rimm EB, Willett WC (2000) Primary prevention of coronary heart disease in women through diet and lifestyle. N Engl J Med 343(1):16–22
30. Tong AT, Douglas PS (1999) Stress echocardiography in women. Cardiol Clin 17(3):573–582
31. van Baal WM, Kooistra T, Stehouwer CD (2000) Cardiovascular disease risk and hormone replacement therapy (HRT): a review based on randomised, controlled studies in post-menopausal women. Curr Med Chem 7(5):499–517
32. Zhao D, Freeman DH, deFilippi CR (1996) A meta-analysis of gender differences in exercise testing [abstract]. Circulation 94:I497

KAPITEL 5 Besonderheiten im atherogenen Risikoprofil der KHK bei Frauen

K. WINKLER, W. MÄRZ, M. W. BAUMSTARK, A. BERG

5.1 Einführung

Die Haupttodesursache in der westlichen Welt ist sowohl bei Frauen als auch bei Männern die koronare Herzkrankheit (KHK) [41]. In den USA tritt die Hälfte aller KHK-Todesfälle bei Frauen auf [16]. Da sich die KHK bei Frauen aber normalerweise später manifestiert [32], misst man ihr beim weiblichen Geschlecht eine geringere Bedeutung zu. Die KHK betrifft aber nicht nur ältere Frauen. Vor der Menopause versterben an der KHK etwa gleich viele Frauen wie an Brustkrebs [36]. Sowohl bei Männern als auch bei Frauen stellt ein verändertes Lipoproteinprofil einen Risikofaktor für die koronare Herzkrankheit dar. Das Überwiegen kleiner, dichter LDL zusammen mit erhöhten Triglyzeriden und erniedrigtem HDL wird auch als „atherogene Triade" bezeichnet [3]. Es ist noch offen, ob kleine, dichte LDL auch ohne Zusammenspiel mit Triglyzeriden und HDL-Cholesterin als kardiovaskulärer Risikofaktor zu bewerten sind; immerhin können sie auch unabhängig von Triglyzeriden und HDL-Cholesterin eine endotheliale Dysfunktion verursachen [39].

Eine Verbindung zwischen kleinen, dichten LDL und erhöhtem Risiko für die KHK wurde erstmals von Austin und Mitarbeitern vorgeschlagen [2]. Nachfolgende Fallkontrollstudien und prospektive Studien haben gezeigt, dass bei Überwiegen kleiner, dichter LDL das Risiko für die Entstehung einer KHK um bis zu 7fach erhöht sein kann [3, 10, 12, 17–19, 25, 35]. Im Vergleich zu großen LDL zeigen kleine, dichte LDL eine verminderte Aufnahme durch den LDL-Rezeptor [29], sind anfälliger für oxidative Modifikation [14] und besitzen eine erhöhte Affinität für Proteoglykane der Gefäßwand [1] sowie die Fähigkeit zur verstärkten Penetration der Gefäßintima [30].

Eine Assoziation der LDL-Unterfraktionen mit dem Schweregrad angiographischer Veränderungen konnte an Koronarpatienten mit Ein-, Zwei- oder Dreigefäßerkrankung gezeigt werden. Hierzu wurden die Lipoproteine zunächst durch sequentielle präparative Ultrazentrifugation voneinander [21] und dann die gesamte LDL in 6 LDL-Subfraktionen getrennt [4]. Je stärker die Koronargefäße atherosklerotisch verändert waren, um so höher war auch der Anteil der kleinen, dichten LDL (LDL-5 und LDL-6; Abb. 5.1) [5].

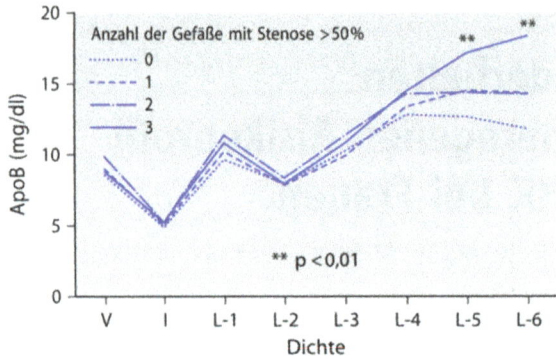

Abb. 5.1. Koronare Herzkrankheit und LDL-Subfraktionen [5]. (*V* VLDL (Dichte < 1,006 kg/l), *I* IDL (Dichte 1,006–1,019 kg/l), *L-1* LDL-1 (Dichte 1,019–1,031 kg/l), *L-2* LDL-2 (Dichte 1,031–1,034 kg/l), *L-3* LDL-3 (Dichte 1,034–1,037 kg/l), *L-4* LDL-4 (Dichte 1,037–1,040 kg/l), *L-5* LDL-5 (Dichte 1,040–1,044 kg/l), *L-6* LDL-6 (Dichte 1,044–1,063 kg/l))

5.2 Hormoneller Einfluss auf die LDL-Subfraktionen

Prämenopause

Bei prämenopausalen Frauen kommt es in der Lutealphase zu einer zyklischen Verminderung von Gesamtcholesterin, LDL-Cholesterin und LDL apoB um 10–25%. Die Werte von HDL-Cholesterin hingegen verbleiben während des gesamten Zyklus auf höherem Niveau, wenn man sie mit Werten von Männern gleichen Alters vergleicht [23]. Diese Unterschiede weisen auf die mögliche Bedeutung des Fettstoffwechsels für die verminderte KHK-Anfälligkeit prämenopausaler Frauen im Vergleich zu gleichaltrigen Männern hin.

Campos et al. konnte in der Framingham Offspring Study zeigen, dass die Verteilung der LDL-Unterfraktionen bei Frauen im Vergleich zu Männern zu größeren LDL-Partikeln hin verschoben war [9]. Die Prävalenz atherogener kleiner, dichter LDL-Partikel lag bei Männern bei 33%, bei prämenopausalen Frauen bei 5% und bei postmenopausalen Frauen bei 14% [9].

Das Profil der LDL-Unterfraktionen unterliegt auch während des Zyklus regelmäßigen Schwankungen. Bei gesunden prämenopausalen Frauen zwischen 29 und 43 Jahren ohne hormonelle Kontrazeption wurden über sechs Wochen das Lipidprofil und die Verteilung der LDL-Subfraktionen untersucht [42]. Die Verschiebung des LDL-Profils hin zu kleinen, dichten LDL – ausgedrückt als erhöhter Quotient der LDL-6/LDL-1-Konzentration – fiel mit der Lutealphase und hohen Progesteronwerten zusammen. Die Ovarialphase hingegen war eher von großen LDL-Partikeln geprägt (erniedrigter LDL-6/LDL-1-Quotient; Abb. 5.2). Die Veränderungen des LDL-Subfraktionenprofils während des weiblichen Zyklus bewegen sich allerdings in engem Rahmen und haben durch die insgesamt günstige Situation des Fettstoffwechsels in der Prämenopause vermutlich keine pathologische Bedeutung.

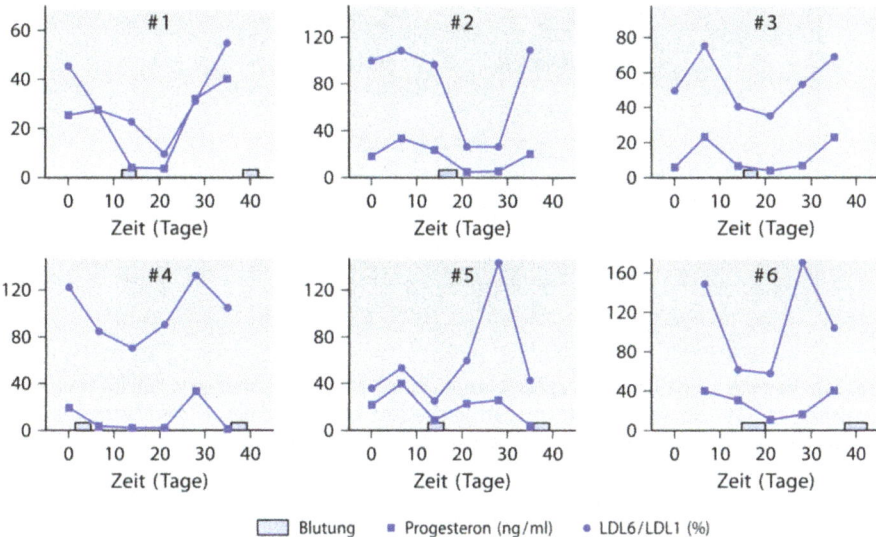

Abb. 5.2. Quotient LDL6/LDL1 (%) im Zyklusverlauf bei sechs Frauen (nach [42])

Schwangerschaft

Während der Schwangerschaft verändert sich der mütterliche Fettstoffwechsel dramatisch. Auch das Profil der LDL-Unterfraktionen unterliegt deutlichen Veränderungen. Im ersten Trimenon ist es durch die Zunahme kleiner, dichter LDL geprägt. Mit fortschreitender Schwangerschaft akkumulieren aber mehr und mehr triglyzeridreiche LDL-Partikel, um die Ernährung des Kindes sicherzustellen [43]. Im dritten Trimenon ist das LDL-Subfraktionenprofil dann von leichten, triglyzeridreichen LDL-1-Partikeln dominiert (Abb. 5.3).

Postmenopause

Verglichen mit Männern gleichen Alters, haben Frauen vor der Menopause ein geringeres KHK-Risiko, jedoch steigt dieses Risiko nach der Menopause deutlich an [32]. Nach der Menopause sind die LDL-Cholesterinspiegel bei Frauen sogar höher als bei gleichaltrigen Männern [33]. Weiterhin gewinnen die Triglyzeride als unabhängiger Risikofaktor für die KHK bei älteren postmenopausalen Frauen zunehmend an Bedeutung [11, 27]. Da erhöhte Triglyzeride im Rahmen des atherogenen Lipoproteinphänotyps häufig auch zu kleinen, dichten LDL führen, ist es nicht verwunderlich, dass Frauen im Zuge der Menopause auch zunehmend kleine, dichte LDL-Partikel aufweisen (Abb. 5.4) [8].

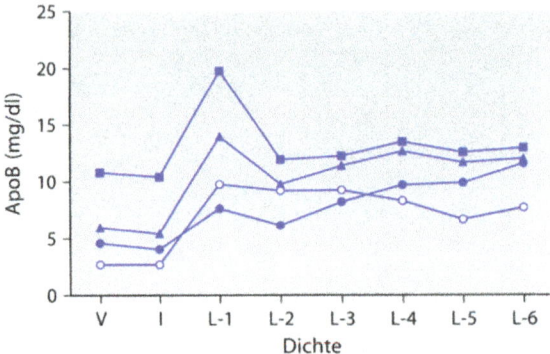

Abb. 5.3. Veränderungen des LDL-Subfraktionenprofils während der Schwangerschaft (*Offene Kreise:* Lutealphase (n = 15). Schwangerschaft (n = 23): *geschlossene Kreise:* 1. Trimenon, *geschlossene Dreiecke:* 2. Trimenon, *geschlossene Vierecke:* 3. Trimenon [43], *V* VLDL (Dichte < 1,006 kg/l), *I* IDL (Dichte 1,006–1,019 kg/l), *L-1* LDL-1 (Dichte 1,019–1,031 kg/l), *L-2* LDL-2 (Dichte 1,031–1,034 kg/l), *L-3* LDL-3 (Dichte 1,034–1,037 kg/l), *L-4* LDL-4 (Dichte 1,037–1,040 kg/l), *L-5* LDL-5 (Dichte 1,040–1,044 kg/l), *L-6* LDL-6 (Dichte 1,044–1,063 kg/l) (nach [43])

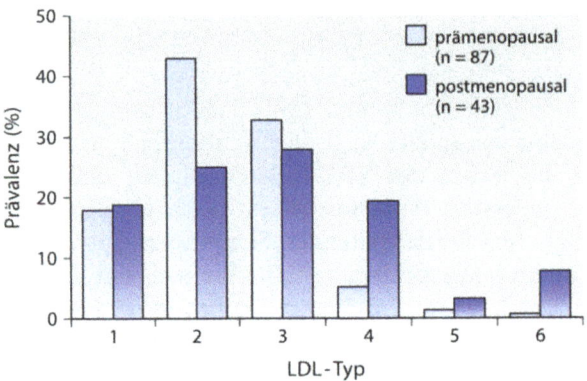

Abb. 5.4. Zunahme der dichten LDL nach der Menopause (nach [8])

Hormonersatztherapie

In Beobachtungsstudien wurde bei postmenopausalen Frauen mit Hormonersatztherapie eine geringere Inzidenz der KHK gezeigt [31, 34]. Allerdings konnten diese Befunde in einer randomisierten, Placebo-kontrollierten Studie zur Sekundärprävention der KHK (HERS) nicht bestätigt werden. Bei dieser Untersuchung wurden 2763 postmenopausale Frauen mit manifester KHK in eine Behandlungsgruppe mit 0,625 mg konjugiertem Östrogen und 2,5 mg Medroxyprogesteronacetat (MPA) oder eine Placebogruppe randomisiert. Die Studiendauer betrug etwa 5 Jahre. Endpunkte waren tödliche bzw. nichttödliche kardiovaskuläre Ereignisse, bezüglich derer es jedoch keine Unterschiede zwischen den beiden Gruppen gab (Abb. 5.5) [22]. Aufgrund dieser Ergebnisse und dem initialen Anstieg des KHK-Risikos wird

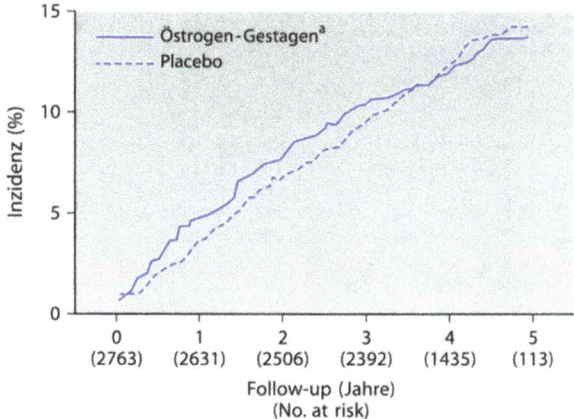

Abb. 5.5. HERS-Studie: Kombinierte Hormonersatztherapie reduziert nicht primäre KHK-Endpunkte (kombinierte Inzidenz nichttödlicher Infarkt und kardialer Tod). Log rank p = 0,91 (nach [22])
[a] 0,625 mg konjugiertes Östrogen plus 2,5 mg Medroxyprogesteronacetat (MPA)

der Beginn einer Hormonersatztherapie zur Sekundärprävention der KHK nicht empfohlen. Eine Fortführung der Hormoneinnahme nach vorangegangener langjähriger Therapie scheint sich jedoch günstig auf das KHK-Risiko auszuwirken.

5.3 Behandlung der KHK bei postmenopausalen Frauen

Die Hormonersatztherapie führt zu einer verstärkten Produktion von triglyzeridreichen VLDL-Partikeln und zu erhöhten Triglyzeridspiegeln [40]. Da aber die Triglyzeride bei Frauen im Gegensatz zu Männern als unabhängiger Risikofaktor für die KHK mit zunehmendem Alter an Bedeutung gewinnen [11] und Östrogene die Konzentration kleinerer, dichter LDL-Partikel steigern [26], erscheint die Hormonersatztherapie für die Behandlung des atherogenen Lipoprotein-Phänotyps problematisch zu sein.
Im Allgemeinen geht man davon aus, dass nur Fibrate [6, 7, 13, 20, 24, 38] und Niacin [37] das Profil der LDL-Unterfraktionen verändern können. Allerdings wurde in einer Studie mit postmenopausalen Frauen gezeigt, dass auch Statine möglicherweise das LDL-Profil günstig beeinflussen können [28]. Bei 52 postmenopausalen Frauen mit atherogenem Lipoproteinphänotyp wurde eine randomisierte, placebokontrollierte Studie mit Fluvastatin durchgeführt. Nach 12 Wochen Behandlung zeigte sich eine deutliche Verminderung der kleinen, dichten LDL in der Verumgruppe (Abb. 5.6).

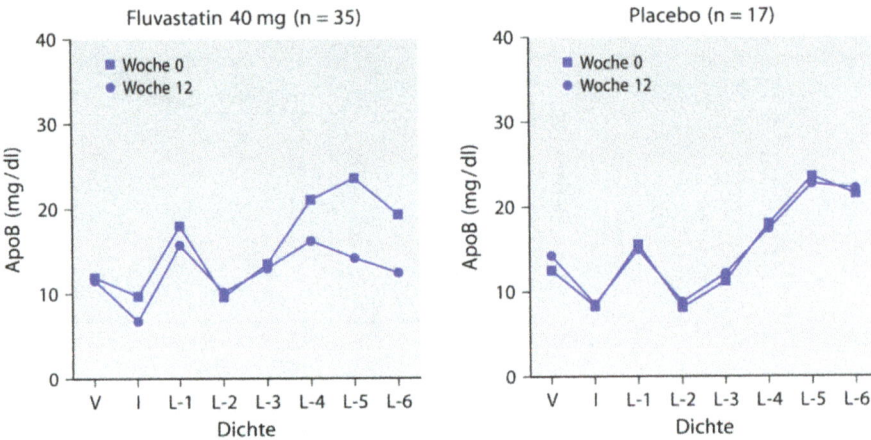

Abb. 5.6. Fluvastatin vermindert kleine, dichte LDL-Partikel bei postmenopausalen Frauen mit atherogenem Lipoproteinphänotyp (*V* VLDL (Dichte < 1,006 kg/l), *I* IDL (Dichte 1,006–1,019 kg/l), *L-1* LDL-1 (Dichte 1,019–1,031 kg/l), *L-2* LDL-2 (Dichte 1,031–1,034 kg/l), *L-3* LDL-3 (Dichte 1,034–1,037 kg/l), *L-4* LDL-4 (Dichte 1,037–1,040 kg/l), *L-5* LDL-5 (Dichte 1,040–1,044 kg/l), *L-6* LDL-6 (Dichte 1,044–1,063 kg/l)) (nach [4, 28])

Zusammenfassung

Sowohl der Fettstoffwechsel insgesamt als auch das Profil der LDL-Unterfraktionen zeigen geschlechtsspezifische Unterschiede. In der Prämenopause haben Frauen weniger dichte LDL als gleichaltrige Männer, wobei sich das LDL-Profil während des weiblichen Zyklus verändert. Zusammen mit den insgesamt höheren HDL-Cholesterinwerten, welche sich nach der Pubertät einstellen, ergibt sich somit bei Frauen ein Lipoproteinprofil, welches vermutlich für die geringere Inzidenz der KHK bei prämenopausalen Frauen im Vergleich zu gleichaltrigen Männern verantwortlich ist. Da sich der Fettstoffwechsel aber nach der Menopause verändert und der Anteil an dichten LDL zunimmt, besteht hier aller Wahrscheinlichkeit nach ein Zusammenhang zum erhöhten KHK-Risiko der postmenopausalen Frau. Die Vermutung, das kardiovaskuläre Risiko bei postmenopausalen Frauen durch eine reine Hormonersatztherapie verringern zu können, konnte bislang nicht bestätigt werden. Deshalb sollten zur Prävention und Behandlung der KHK in der Postmenopause anerkannte Prinzipien z. B. nach den aktuellen amerikanischen Richtlinien des nationalen Cholesterinerziehungsprogramms (NCEP) [15] angewandt werden.

Literatur

1. Anber V, Griffin BA, McConnell M, Packard CJ, Shepherd J (1996) Influence of plasma lipid and LDL-subfraction profile on the interaction between low density lipoprotein with human arterial wall proteoglycans. Atherosclerosis 124:261–271
2. Austin MA, Breslow JL, Hennekens CH, Buring JE, Willett WC, Krauss RM (1988) Low-density lipoprotein subclass patterns and risk of myocardial infarction. JAMA 260:1917–1921
3. Austin MA, King M-C, Vranizian KM, Krauss RM (1990) The Atherogenic Lipoprotein Phenotype: A proposed Genetic Marker for Coronary Heart Disease Risk. Circulation 82:495–506
4. Baumstark MW, Kreutz W, Berg A, Frey I, Keul J (1990) Structure of human low-density lipoprotein subfractions, determined by X-ray small-angle scattering. Biochim Biophys Acta 1037:48–57
5. Baumstark MW, Berg A, Halle M, Rensing UFE, Roskamm H, Kehl J (1994) Small dense LDL are a major determinant for the severity of angiographically assessed CAD, even in groups with similar triglyceride levels. Atherosclerosis 109:29–30
6. Bredie SJ, de Bruin TW, Demacker PN, Kastelein JJ, Stalenhoef AF (1999) Comparison of gemfibrozil versus simvastatin in familial combined hyperlipidemia and effects on apolipoprotein-B-containing lipoproteins, low-density lipoprotein subfraction profile, and low-density lipoprotein oxidizability. Am J Cardiol 75:348–353
7. Bruckert E, Dejager S, Chapman MJ (1993) Ciprofibrate therapy normalizes the atherogenic low-density lipoprotein subspecies profile in combined hyperlipidemia. Atherosclerosis 100:91–102
8. Campos H, McNamara JR, Wilson PW, Ordovas JM, Schaefer EJ (1988) Differences in low density lipoprotein subfractions and apolipoproteins in premenopausal and postmenopausal women. J Clin Endocrinol Metab 67:30–35
9. Campos H, Blijlevens E, McNamara JR et al (1992) LDL Particle Size Distribution. Results From the Framingham Offspring Study. Arterioscler Thromb 12:1410–1419
10. Campos H, Genest JJJ, Blijlevens E et al (1992) Low density lipoprotein particle size and coronary artery disease. Arterioscler Thromb Vasc Biol 12:187–195
11. Castelli WP, Anderson K, Wilson PW, Levy D (1992) Lipids and risk of coronary heart disease. The Framingham Study. Ann Epidemiol 2:23–28
12. Coresh J, Kwiterovich PO, Jr, Smith HH, Bachorik PS (1993) Association of plasma triglyceride concentration and LDL particle diameter, density, and chemical composition with premature coronary artery disease in men and women. J Lipid Res 34:1687–1697
13. de Graaf J, Hendriks JC, Demacker PN, Stalenhoef AF (1993) Identification of multiple dense LDL subfractions with enhanced susceptibility to in vitro oxidation among hypertriglyceridemic subjects. Normalization after clofibrate treatment. Arterioscler Thromb 13:712–719
14. Dejager S, Bruckert E, Chapman MJ (1993) Dense low density lipoprotein subspecies with diminished oxidative resistance predominate in combined hyperlipidemia. J Lipid Res 34:295–308
15. Executive Summary of The Third Report of The National Cholesterol Education Program (NCEP) (2001) Expert Panel on Detection, Evaluation, And Treatment of High Blood Cholesterol In Adults (Adult Treatment Panel III). Jama 285:2486–2497
16. Gardner P, Hudson B (1996) Advance Report of Final Mortality Statistics 1993. In: Monthly Vital Statistics Report. USDH-Report 44:12–13

17. Gardner CD, Fortmann SP, Krauss RM (1996) Association of small low-density lipoprotein particles with the incidence of coronary artery disease in men and women. Jama 276:875–881
18. Gray RS, Robbins DC, Wang W et al (1997) Relation of LDL size to the insulin resistance syndrome and coronary heart disease in American Indians. The Strong Heart Study. Arterioscler Thromb Vasc Biol 17:2713–2720
19. Griffin BA, Freeman DJ, Tait GW et al (1994) Role of plasma triglyceride in the regulation of plasma low density lipoprotein (LDL) subfractions: relative contribution of small, dense LDL to coronary heart disease risk. Atherosclerosis 106:241–253
20. Guerin M, Bruckert E, Dolphin PJ, Turpin G, Chapman MJ (1996) Fenofibrate reduces plasma cholesteryl ester transfer from HDL to VLDL and normalizes the atherogenic, dense LDL profile in combined hyperlipidemia. Arterioscler Thromb Vasc Biol 16:763–772
21. Havel RJ, Eder HA, Bragdon JH (1955) The distribution and chemical composition of ultracentrifugally separated lipoproteins in human plasma. J Clin Invest 34:1345–1353
22. Hulley S, Grady D, Bush T et al (1998) Randomized trial of estrogen plus progestin for secondary prevention of coronary heart disease in postmenopausal women. Heart and Estrogen/progestin Replacement Study (HERS) Research Group. Jama 280:605–613
23. Kim HJ, Kalkhoff RK (1979) Changes in lipoprotein composition during the menstrual cycle. Metabolism 28:663–668
24. Kontopoulos AG, Athyros VG, Papageorgiou AA, Hatzikonstandinou HA, Mayroudi MC, Boudoulas H (1996) Effects of simvastatin and ciprofibrate alone and in combination on lipid profile, plasma fibrinogen and low density lipoprotein particle structure and distribution in patients with familial combined hyperlipidaemia and coronary artery disease. Coron Artery Dis 7:843–850
25. Lamarche B, Tchernof A, Moorjani S et al (1997) Small, dense low-density lipoprotein particles as a predictor of the risk of ischemic heart disease in men. Prospective results from the Quebec Cardiovascular Study. Circulation 95:69–75
26. LaRosa JC (1996) The pharmacology and effectiveness of specific lipid-active drugs: estrogen/sex steroids. Coron Artery Dis 7:683–688
27. LaRosa JC (1997) Triglycerides and coronary risk in women and the elderly. Arch Intern Med 157:961–968
28. März W, Scharnagl H, Abletshauser C et al (2001) Fluvastatin Lowers Atherogenic Dense Low-Density Lipoproteins in Postmenopausal Women With the Atherogenic Lipoprotein Phenotype. Circulation 103:1942–1948
29. Nigon F, Lesnik P, Rouis M, Chapman MJ (1991) Discrete subspecies of human low density lipoproteins are heterogeneous in their interaction with the cellular LDL receptor. J Lipid Res 32:1741–1753
30. Nordestgaard BG, Nielsen LB (1994) Atherosclerosis and arterial influx of lipoproteins. Curr Opin Lipidol 5:252–257
31. Psaty BM, Heckbert SR, Atkins D et al (1994) The risk of myocardial infarction associated with the combined use of estrogens and progestins in postmenopausal women. Arch Intern Med 154:1333–1339
32. Rich-Edwards JW, Manson JE, Hennekens CH, Buring JE (1995) The primary prevention of coronary heart disease in women. N Engl J Med 332:1758–1766
33. Rifkind BM, Segal P (1983) Lipid Research Clinics Program reference values for hyperlipidemia and hypolipidemia. Jama 250:1869–1872
34. Sidney S, Petitti DB, Quesenberry CP Jr (1997) Myocardial infarction and the use of estrogen and estrogen-progestogen in postmenopausal women. Ann Intern Med 127:501–508

35. Stampfer MJ, Krauss RM, Ma J et al (1996) A prospective study of triglyceride level, low-density lipoprotein particle diameter, and risk of myocardial infarction. Jama 276:882–888
36. Statistical Abstract of the United States 1997 (1998) 117th Edition. The National Data Book. US Department of Commerce. Economics and Statistics Administration. Bureau of the Census. Washington DC: US Goverment Printing Office, pp 100–101
37. Superko HR, Krauss RM (1992) Differential effects of nicotinic acid in subjects with different LDL subclass patterns. Atherosclerosis 95:69–76
38. Tsai MY, Yuan J, Hunninghake DB (1992) Effect of gemfibrozil on composition of lipoproteins and distribution of LDL subspecies. Atherosclerosis 95:35–42
39. Vakkilainen J, Makimattila S, Seppala-Lindroos A et al (2000) Endothelial dysfunction in men with small LDL particles. Circulation 102:716–721
40. Walsh BW, Schiff I, Rosner B, Greenberg L, Ravnikar V, Sacks FM (1991) Effects of postmenopausal estrogen replacement on the concentrations and metabolism of plasma lipoproteins. N Engl J Med 325:1196–1204
41. Wingard DL (1984) The sex differential in morbidity, mortality, and lifestyle. Annu Rev Public Health 5:433–458
42. Winkler K, Busse-Grawitz A, Wetzka B et al (1998) Einfluss des weiblichen Zyklus auf die Verteilung von LDL-Subfraktionen. In: Heinle H, Schulte H, Siegel G (Hrsg) Die Bedeutung von Proteoglykanen, Lipoproteinen und Lipasen für die Atherogenese. W. Kohlhammer, Stuttgart, pp 124–128
43. Winkler K, Wetzka B, Hoffmann MM et al (2000) Low Density Lipoprotein (LDL) Subfractions During Pregnancy: Accumulation of Buoyant LDL with Advancing Gestation. J Clin Endocrinol Metab 85:4543–4550

KAPITEL 6 Gibt es Unterschiede in der Primär- und Sekundärprävention bei Frauen im Vergleich zu Männern?

H. GOHLKE

6.1 Einführung: Risikofaktorstudien bei Männern und Frauen

Die koronare Herzerkrankung ist auch bei Frauen eine der führenden Todesursachen. Epidemiologische Untersuchungen zeigen, dass die koronare Herzerkrankung mit einer Verzögerung von etwa 10 Jahren im Vergleich zu Männern an Häufigkeit zunimmt. Insbesondere nach der Menopause steigt die Rate an klinischen Manifestationen der koronaren Herzerkrankung bei Frauen deutlich an [5]. In den höheren Altersgruppen oberhalb des 75. Lebensjahres ist die Mehrzahl der Infarktpatienten weiblichen Geschlechts (MITRA-Studie) [7]. Untersuchungen über die Bedeutung der Risikofaktoren bei Frauen im Vergleich zu Männern litten über lange Jahre darunter, dass in vielen Kollektiven Frauen nicht eingeschlossen waren [11]. Auch in den ersten primär- und sekundärpräventiven Studien wurden Frauen häufig nicht berücksichtigt. Eine der wichtigen Studien, in der eine vergleichbare Anzahl von Männern und Frauen prospektiv über mehr als 2 Jahrzehnte beobachtet wurde, war das Chicago Heart Association Detection Project in Industry. In dieser prospektiven Beobachtungsstudie wurden mehr als 7000 Männer und 6000 Frauen, die zu Beginn zwischen 40 und 59 Jahre alt waren, über 22 Jahre nachbeobachtet, nachdem vorher ein ausführlicher Risikofaktorenstatus erhoben worden war. An diesem Kollektiv wurde die ursachenspezifische Mortalität über mehr als 2 Jahrzehnte in Relation zu den wichtigsten kardiovaskulären Risikofaktoren wie Cholesterinspiegel, Blutdruck, Rauchgewohnheiten sowie Diabetes und Hinweisen für eine Koronarsklerose untersucht. Die koronare und kardiovaskuläre Mortalität der Frauen betrug etwa ein Drittel der koronaren Mortalität der Männer in vergleichbaren Altersgruppen. Die Gesamtmortalität der Frauen lag etwa bei 50–60% der Mortalität der Männer. Männer und Frauen, die ein niedriges kardiovaskuläres Risikofaktorenprofil hatten (Serum-Cholesterin unter 200 mg/dl, RR≤120/80 mmHg, aktuelle Nichtraucher, kein Diabetes, kein Herzinfarkt in der Vorgeschichte) hatten ein relatives Risiko im Vergleich zu Geschlechtsgenossen, die nicht dieser Risikogruppe angehörten, von unter 0,3.

Gibt es Unterschiede in der Primär- und Sekundärprävention bei Frauen im Vergleich zu Männern? 57

Tabelle 6.1. Prognostische Auswirkungen eines niedrigen Risikofaktorenprofils* auf Morbidität und Mortalität bei Frauen und Männern. Prospektive Beobachtungsstudien über 22 Jahre bei 7490 Männern und 6229 Frauen zwischen 40 und 59 Jahre (Chicago Heart Association Detection Project in Industry) (nach [11])

	Ereignisrate in 1/10 000 Jahre					
	Männer			Frauen		
	Niedriges Risiko	Andere	Relatives Risiko	Niedriges Risiko	Andere	Relatives Risiko
■ Koronare Mortalität	8,8	38,1	0,23	3,5	25,5	0,21
■ Kardiovaskuläre Mortalität	15,8	53,1	0,28	5,3	22,6	0,27
■ Gesamtmortalität	56,6	124,9	0,42	36,1	68,4	0,60
■ Gewonnene Lebensj. Niedriges-Risiko vs. andere		6,0			5,8	

* Serum-Cholesterin < 200 mg/dl, Blutdruck ≤ 120/80 mmHg, aktuell Nichtraucher, kein Diabetes, kein Herzinfarkt

Der niedrige Risikofaktorenstatus führte sowohl bei Frauen als auch bei Männern zu einer erheblichen Reduktion des koronaren und gesamten kardiovaskulären Risikos: Dies schlug sich auch in einer Reduktion der Gesamtmortalität nieder (Tabelle 6.1).

Bei Männern war der Effekt auf die Gesamtmortalität etwas stärker als bei Frauen, da die kardiovaskulären Erkrankungen einen höheren Anteil an der Gesamttodesrate ausmachten. Der kalkulierte Gewinn an Lebensjahren war jedoch bei Frauen und Männern mit 5,8 bzw. 6,0 gewonnenen Lebensjahren vergleichbar [11].

Bei der Beurteilung der Ergebnisse dieser prospektiven Beobachtungsstudie kann davon ausgegangen werden, dass der Nutzen eines niedrigen Risikofaktorenstatus noch unterschätzt wird. Dies kommt durch eine möglicherweise falsche Zuordnung bei einmaliger Einschätzung des Risikofaktorenstatus zustande. Darüber hinaus wurden Ernährungsgewohnheiten und körperliche Aktivität nicht berücksichtigt. Das Ergebnis dieser Untersuchung legt nahe, dass durch die o. g. Risikofaktoren etwa 70–80% der koronaren Ereignisse erklärt werden können, wobei die relative Reduktion der kardiovaskulären Ereignisse für Frauen und Männer sehr ähnlich ist, auch wenn Männer eine absolut gesehen höhere Ausgangsereignisrate haben (siehe Tabelle 6.1).

Die Nurses'-Health-Studie ist eine große prospektive Beobachtungsstudie, in der über 84 000 in Gesundheitsberufen tätige Frauen zu ihrem Risikofaktorenprofil und zu ihren Ernährungsgewohnheiten ebenso wie zu ihrer körperlichen Aktivität wiederholt befragt wurden. Auch hier wurde das relative kardiovaskuläre Risiko bei Frauen, die zum Ausgangszeitpunkt frei von kardiovaskulären Erkrankungen, Krebs und Diabetes waren, in Abhängigkeit

von den Risikofaktoren und vom Lebensstil untersucht [12]. Als Niedrigrisikogruppe wurden Frauen eingestuft, die zum Zeitpunkt der ersten Erhebung Nichtraucher waren, einen Body-Mass-Index von weniger als 25 hatten und mehr als 5 g Alkohol (eine obere Grenze wurde nicht berücksichtigt) pro Tag tranken, die darüber hinaus mäßig intensive – mindestens ½ Stunde – körperlicher Aktivität pro Tag pflegten. Die Ernährung musste bei einem Gesamtscore in den oberen 40% liegen. In diesen Score gingen ein:
- Ballaststoffe (mehr als 4,2 g/Tag),
- Omega-III-Fettsäuren (mehr als 0,1% der Kalorien),
- Folsäure (mehr als 525 µg pro Tag),
- das Verhältnis von gesättigten zu vielfach ungesättigten Fetten sollte unter 2,3 liegen,
- Transfettsäuren sollten weniger als 1,56% der Kalorien ausmachen,
- es sollte ein niedriger Anteil an blutzuckersteigernden Nahrungskomponenten in der täglichen Ernährung vorhanden sein.

2524 Frauen, d.h. etwa 3% des Gesamtkollektivs, erfüllten diese Kriterien. In der Gesamtgruppe traten 1128 schwere koronare Ereignisse auf, davon 296 Todesfälle und 832 nichttödliche Herzinfarkte.

In der für diese Arbeit definierten Niedrigrisikogruppe war das relative Risiko für koronare Ereignisse auf 17% im Vergleich zu allen anderen Frauen reduziert. D. h., 83% der koronaren Ereignisse in der Gesamtgruppe dieser Frauen konnten der Nichtzugehörigkeit zu dem Niedrigrisikokollektiv zugeschrieben werden (Tabelle 6.2). Frauen, die einen Lebensstil pflegen, der bestimmte Ernährungsrichtlinien, körperliche Aktivität und Nichtrauchen berücksichtigt, haben ein sehr niedriges Risiko für koronare Herzerkrankung im Vergleich zu anderen Frauen – aber nur 3% der Frauen in dieser Gruppe pflegten diesen Lebensstil.

Über die Beobachtungszeit im Rahmen der Nurses'-Health-Studie verminderte sich die Inzidenz der koronaren Herzerkrankung zwischen 1980/82 und 1992/94 um 31%. Hierzu trugen der verminderte Nikotinkonsum, eine Verbesserung der Ernährung und vermutlich die Hormonersatz-

Tabelle 6.2. Niedriges Risikofaktorenprofil und Prognose über 14 Jahre bei 3% von 84129 Frauen (=2524 Frauen) in der Nurses' Health Study (II) (nach [12])

In der Gesamtgruppe:		
1128 schwere koronare Ereignisse:		
■ 296 Todesfälle,		
■ 832 nichttödliche Herzinfarkte		
	Relatives Risiko	
	Niedrigrisikogruppe	Alle anderen Frauen
Koronare Ereignisse	0,17 (CI 0,07–0,41)	1,0
83% der koronaren Ereignisse in der Gesamtgruppe (CI 58–93%) konnten der Nichtzugehörigkeit zur Niedrigrisikogruppe zugeschrieben werden.		

Tabelle 6.3. Trends in KHK-Inzidenz und Lebensstilveränderungen im Rahmen der Nurses' Health Studie (nach [9])

Inzidenz der KHK von 1980/82 bis 1992/94 rückläufig um 31%	
Beitrag einzelner Komponenten:	
■ Verminderung des Nikotinkonsums	13%
■ Verbesserung der Ernährung	16%
■ Hormonersatztherapie	9%
■ Erhöhung des Körpergewichtes	−8%

Tabelle 6.4. Prospektive Untersuchung über Ernährungsgewohnheiten und koronares Risiko bei Männern in der US Health Professionals Follow up Study (HPFS) (nach [8])

In der Gesamtgruppe 44875 Männer, 40–75 Jahre, ohne KHK oder Karzinom. Nachbeobachtung über 8 Jahre: 1089 nicht tödliche Herzinfarkte und tödliche KHK	
Relatives kardiovaskuläres Risiko in Score-Quintilen	
Gesundheitsbewusst	Westliche Ernährung
■ Niedrigste Quintile 1,0	Niedrigste Quintile 1,0
■ Höchste Quintile 0,7 [a]	Höchste Quintile 1,64 [b]

[a] $p < 0,0009$; [b] $p < 0,0001$

therapie bei (Tabelle 6.3). Dem steht eine Erhöhung des Körpergewichtes gegenüber, die zu einer Erhöhung der Inzidenz der KHK um 8% führte, sodass in der Summe eine Verminderung um 31% resultierte [9].

Auch über die Ernährungsgewohnheiten männlicher Mitarbeiter im Gesundheitsbereich gibt es eine Studie. Hier wurden 44875 Männer im Alter von 40–75 Jahren, die keine koronare Herzerkrankung oder Karzinomerkrankung hatten, über 8 Jahre nachbeobachtet. Während dieser Zeit traten 1089 nichttödliche Herzinfarkte bzw. tödliche koronare Endpunkte ein. Die Personen (es handelte sich um Dentisten, Augenoptiker, Apotheker, Pfleger und Veterinäre) wurden zu Beginn der Beobachtungsphase aufgrund ihrer Ernährungsprinzipien eingeteilt in eine Gruppe von gesundheitsbewussten Personen und eine andere, die sich entsprechend einer typisch westlichen Kost ernährte. Bei den gesundheitsbewussten Personen standen Gemüse, Obst, Hülsenfrüchte, Vollkornprodukte, Fisch und Geflügel im Vordergrund, bei der westlich orientierten Kost waren rohes oder verarbeitetes Fleisch, veredelte Getreideprodukte, Süßigkeiten, Nachtische, Pommes frites und fetthaltige Milchprodukte ein wesentlicher Teil der Ernährung. Innerhalb der Gruppe, die dem gesundheitsbewussten Kollektiv zugeordnet wurde, zeigten diejenigen, die sich am strengsten an die Vorgaben hielten, ein um 30% reduziertes kardiovaskuläres Risiko im Verhältnis zu dem Fünftel, das sich am wenigsten strikt an diese Richtlinien hielt (Tabelle 6.4).

Umgekehrt hatten diejenigen Personen, die am stärksten der westlichen Kost folgten, ein um 64% erhöhtes Risiko im Vergleich zu denen, die diese

Ernährungsgewohnheiten weniger intensiv umsetzten. Die Unterschiede zwischen beiden Gruppen zwischen der höchsten und der niedrigsten Quintile der Adhärenz an die jeweiligen Lebensstile waren hochsignifikant [8]. Die Schlussfolgerungen aus dieser Untersuchung besagen, dass Männer, die konsequent gesundheitsbewussten, der mediterranen Kost nachempfundenen Ernährungsgewohnheiten folgen, ein etwa 30% niedrigeres koronares Risiko haben als diejenigen, die dies weniger konsequent tun.

Umgekehrt haben diejenigen, die sehr stark den westlichen Ernährungsgewohnheiten folgen, ein um fast 2/3 erhöhtes koronares Risiko gegenüber Personen, die sich zwar grundsätzlich einer westlichen Kost entsprechend ernähren, aber die genannten Nahrungskomponenten nicht so häufig konsumieren.

Bei beiden Gruppen wurde Nikotinkonsum, Körpergewicht und ärztliche Anamnese für koronare Herzerkrankung berücksichtigt (siehe Tabelle 6.5).

6.2 Relative Bedeutung der Risikofaktoren bei Männern und Frauen

Zu der Frage, ob die gleichen Risikofaktoren für Männer und Frauen vergleichbar bedeutsam sind, ergibt sich in einer Übersicht, dass Frauen auf Nikotinkonsum, Übergewicht und besonders auf Diabetes etwas ungünstiger mit einer relativen Erhöhung ihres koronaren Risikos reagieren, während die Hypertonie bei beiden Geschlechtern zu einer vergleichbaren Erhöhung des Gesamtrisikos beiträgt. Die Hypercholesterinämie hingegen ist bei Frauen von geringerer Bedeutung, vermutlich weil das Gesamtcholesterin die Unterfraktion HDL-Cholesterin nicht berücksichtigt. Das HDL-Cholesterin trägt zwar zur Erhöhung des Gesamtcholesterins bei, stellt aber einen bedeutsamen Schutzfaktor dar [1] (Tabelle 6.5).

Tabelle 6.5. Relative Bedeutung der Risikofaktoren bei Männern und Frauen (nach [1])

Risikofaktor	Relatives Risiko (95% CI)	
	Männer	Frauen
■ Hypertonie	1,5 (1,3–1,7)	1,5 (1,3–1,8)
■ Hypercholesterinämie	1,4 (1,2–1,6)	1,1 (0,9–1,2)
■ Diabetes mellitus	1,9 (1,5–2,5)	2,4 (1,9–3,0)
■ Übergewicht	1,3 (1,1–1,5)	1,4 (1,2–1,6)
■ Rauchen	1,6 (1,4–1,8)	1,8 (1,5–2,1)

6.3 Primärprävention durch medikamentöse Lipidsenkung bei Männern und Frauen

Ob eine Primärprävention durch medikamentöse Lipidsenkung bei Männern und Frauen erreicht werden kann, wurde in der AFCAPS/TEXCAPS-Studie untersucht [3]. Personen ohne Herzinfarkt, ohne Angina-pectoris-Symptomatik oder ohne Claudicatio und auch ohne kardiovaskuläre Ereignisse im Alter von 45–73 (5608 Männer) und im Alter von 55–73 Jahren (997 Frauen) wurden einer randomisierten Behandlung zugeführt, sofern sie LDL-Cholesterinwerte zwischen 130–190 mg/dl und HDL-Cholesterinwerte unter 45 mg/dl (Männer) bzw. unter 47 mg/dl (Frauen) hatten. Die Ein- und Ausschlusskriterien sowie die Endpunkte sind in Tabelle 6.6. aufgeführt.

Tabelle 6.6. AFCAPS/TEXCAPS-Studie: Primärprävention durch Lipidsenkung mit Lovastatin bei „normalen" Cholesterinwerten (nach [3])

- Einschlusskriterien: Personen ohne Herzinfarkt, Angina pectoris, Claudicatio intermittens, TIA, Schlaganfall
- Männer 45–73 J. (n = 5608),   Frauen (postmenopaus.) 55–73 J. (n = 997)
  - Cholesterin (mg/dl)   221 (180–64)
  - LDL-Cholesterin   150 (130–190)
  - HDL-Cholesterin   ≤45 m bzw. ≤47 w
  - Triglyzeride   158 (<400)
- Ausschluss: unkontrollierte Hypertonie, sekundäre Hyperlipidämie, Diabetes mellitus, Gewicht >50%
- Endpunkte: Infarkt (tödlich/nichttödlich), instabile Angina pectoris, plötzlicher Herztod, Revaskularisation, 320 Endpunkte
- Mittlere Behandlungsdauer 5,2 Jahre
- Randomisierung: 2204 Patienten zu Lovastatin (20/40 mg) vs. 3301 zu Plazebo

Tabelle 6.7. Primärprävention durch Lipidsenkung mit Lovastatin bei „normalen" Cholesterinwerten: Endpunkte der AFCAPS/TEXCAPS-Studie (mittl. Behandlungsdauer 5,2 Jahre) (nach [3])

Ergebnisse Endpunkte:		Lovastatin (n = 3304) vs. Placebo (n = 3301)
Alle Endpunkte	–37%	$p < 0,001$
Infarkt (tödlich/nichttödlich)	–40%	0,002
Instabile Angina pectoris	–32%	0,02
Revaskularisation	–33%	0,001
Koronare Ereignisse	–25%	0,006
Kardiovaskuläre Ereignisse	–25%	0,003

Über eine mittlere Behandlungsdauer von 5,2 Jahren wurden 320 Endpunkte beobachtet. Durch den CSE-Hemmer Lovastatin wurden die LDL-Cholesterinwerte um 25% gesenkt, das HDL wurde um 6% angehoben, die Triglyzeride wurden um 13% gesenkt. Für die Gesamtgruppe wurden die Endpunkte um 25–40% gesenkt (Tabelle 6.7).

Bei der relativ niedrigen primären Ereignisrate von 1,1% in der Placebogruppe und 0,7% in der behandelten Gruppe ergibt sich eine Reduktion von 0,4% pro Jahr, sodass in der Gesamtgruppe etwa 250 Patienten für ein Jahr behandelt werden müssen, um ein Ereignis zu verhindern. Ein deutlicher Unterschied ergab sich zwischen Männern und Frauen. Während bei Männern pro 240 Behandlungsjahre ein Ereignis verhindert wird, sind bei Frauen 432 Behandlungsjahre notwendig, um einen Endpunkt zu verhindern. Dies liegt an der geringeren Ausgangsereignisrate bei Frauen.

6.4 Sekundärprävention

Alle Studien zur Sekundärprävention erstrecken sich nur über wenige Jahre. Für die Patientin oder den Patienten ist jedoch von Bedeutung, welches die langfristigen Auswirkungen einer konsequent durchgeführten Sekundärprävention auf die Überlebensrate sind. Grover und Mitarbeiter haben durch die Erstellung einer mathematischen Risikofaktorenfunktion die Möglichkeit geschaffen, die langfristigen Auswirkungen einer Risikofaktorenintervention zu berechnen. Die empirische Risikofaktorenfunktion wurde aufgrund des „Lipid Research Clinics Program" mit über 10-jähriger Nachbeobachtung von mehr als 300 000 Personen erstellt. Diese Risikofaktorenfunktion berücksichtigt Tod als Folge von koronarer Herzerkrankung und Schlaganfall und wurde anhand von 9 primär- und sekundärpräventiven Studien validiert (POSCH, WOSCOP, 4-S, CARE, SHEP, LRC, MRFIT, HHS und MAPHY) [6]. Die kardiovaskuläre Überlebensfunktion ergab eine gute Korrelation für koronaren Tod mit $R^2 = 0,96$ ($p < 0,001$), Tod wegen Schlaganfall mit $R^2 = 0,68$ ($p = 0,004$) sowie für die Gesamttodesrate mit $R^2 = 0,92$ ($p = 0,001$). Bei den etwas weniger häufigen Schlaganfallepisoden war die Korrelation etwas unschärfer. Mit dieser Risikofaktorenfunktion kann der Gewinn an Überlebenszeit durch eine Lipidsenkung mit Statinen bei Patienten mit koronarer Herzerkrankung berechnet werden, die neben der Hyperlipidämie keine weiteren Risikofaktoren haben. 40 Jahre alte Patientinnen können mit einem Zugewinn an Überlebenszeit von 2,6 Jahren rechnen. Bei Männern ist der Zuwachs an Überlebenszeit mit 3,8 Jahren anzusetzen. Bei 70-jährigen Frauen wird die Überlebenszeit noch um 0,6 Jahre verlängert, bei Männern um 0,7 Jahre. Wenn neben der Hypercholesterinämie weitere Risikofaktoren vorliegen, ist der Zugewinn an Überlebenszeit bei Frauen und bei Männern größer (Tabelle 6.8).

Tabelle 6.8. Gewinn an Überlebenszeit durch Lipidsenkung mit CSE-Hemmern in der Sekundärprävention (errechnet mit Überlebensfunktion) (nach [6])

Hyperlipidämie **ohne** sonstige Risikofaktoren	Männer	Frauen
40 Jahre	+3,84 J.	+2,58 J.
70 Jahre	+0,74 J.	+0,58 J.
Hyperlipidämie **und** mehrere Risikofaktoren		
40 Jahre	+4,65 J.	+4,39 J.
70 Jahre	+0,65 J.	+ 0,75 J.

Diese Untersuchungen zeigen, dass allein durch die Einstellung der Hypercholesterinämie mit CSE-Hemmern ein bedeutsamer Zuwachs an Überlebenszeit erreicht werden kann. Auch wenn bei einem 70-jährigen Patienten der Zugewinn von einem halben Jahr nicht übermäßig erscheint, so ist dies im Vergleich zur verbleibenden Restüberlebenszeit doch ein nicht unbeträchtlicher Zeitraum.

6.5 Zahlt sich ein gesunder Lebensstil aus?

Neben dem Bestreben, die Lebenszeit zu verlängern, treten in letzter Zeit auch finanzielle Gesichtspunkte der Kosten-Nutzen-Relation stärker in den Vordergrund. Daviglus und Mitarbeiter [2] haben untersucht, wie sich die drei klassischen Risikofaktoren erhöhter Blutdruck (RR≥120/80 mmHg), Hypercholesterinämie (>200 mg/dl) und Nikotinkonsum im mittleren Lebensalter auf Gesundheitskosten über die nachfolgenden Jahrzehnte auswirken. Betrachtet wurden dabei Personen, die zum Ausgangszeitpunkt keinen Diabetes, keinen Herzinfarkt und keine EKG-Veränderungen aufgewiesen hatten. Die Analyse wurde über 23 Jahre durchgeführt. Männer und Frauen mit niedrigem Risikofaktorenstatus unterschieden sich in ihren Ausgangswerten naturgemäß beträchtlich von denen mit höherem Risikofaktorenstatus (Tabelle 6.9). Über die nächsten 23 Jahre verbrauchten Männer mit niedrigem Risikostatus pro Jahr 86% mehr Geld für Gesundheitsleistungen als Frauen. Bei Männern mit hohem Risikostatus waren die Kosten um 34% höher als bei Frauen.

Die zunehmende Anzahl der Risikofaktoren führte bei beiden Geschlechtern zu einer Zunahme der Gesundheitskosten über die nächsten 23 Jahre, wobei auf jedem Risikofaktorenniveau die Kosten für Männer zwischen 35% (bei 3 Risikofaktoren) und 80% (kein Risikofaktor) oberhalb der Gesundheitsausgaben für Frauen lagen.

Tabelle 6.9. Zahlt sich ein gesunder Lebensstil aus? Anzahl der Risikofaktoren und Gesundheitskosten/Jahr in US $ über 23 Jahre (nach [2])

Anzahl Risikofaktoren[a]	Männer	Frauen
Kein Risikofaktor	3289	1817
1 Risikofaktor	3899	3043
2 Risikofaktoren	4430	3244
3 Risikofaktoren	6068	4487

* RR < 120/80 mmHg, Cholesterin < 200 mg/dl, kein Nikotin (kein Diabetes mellitus, kein Myokardinfarkt, EKG)

Tabelle 6.10. Kosten der Behandlung mit Simvastatin pro gewonnenes Lebensjahr bei Patienten mit KHK in Abhängigkeit von Alter und Cholesterinspiegel (nach [10])

Cholesterin (mg/dl) bei Beginn	Direkte Kosten in US $			
	Alter 35 J.		Alter 59 J.	
	m	w	m	w
213 mg/dl	11 400	27 000	7 000	16 400
261 mg/dl	8 800	18 800	5 500	10 300
309 mg/dl	6 700	13 200	4 200	7 100

6.6 Kosten für ein gewonnenes Lebensjahr

Die Ergebnisse der 4-S-Studie erlauben es, Kosten für ein gewonnenes Lebensjahr zu schätzen. In Abhängigkeit von den Ausgangscholesterinwerten und vom Lebensalter ergibt sich, dass bei Frauen im Alter von 59 Jahren bei Gesamtcholesterinwerten von 261 mg/dl etwa 10 300 US-Dollar aufgewandt werden müssen, um ein zusätzliches Lebensjahr zu erhalten. Bei Männern liegt dieser Betrag bei 5500 US-Dollar. Je höher die Ausgangscholesterinwerte sind, desto weniger kostet ein gewonnenes Lebensjahr. Bei jüngeren Patienten sind die Kosten höher, sofern nur die direkten Kosten betrachtet werden (Tabelle 6.10).

Wenn man die indirekten Kosten in Form von vermindertem Arbeitsausfall hinzurechnet, kommt es bei den jüngeren Patientengruppen zu Einsparungen, bei Patienten im Alter von 59 Jahren etwa zu einer Halbierung der Kosten für ein gewonnenes Lebensjahr bei Frauen, bei Männern sogar zu einer Reduktion um 70% [10].

Zusammenfassung

Männer haben bei vergleichbarem Risikofaktorenstatus eine höhere Mortalität und Morbidität. Die relative Bedeutung der Risikofaktoren ist bei Männern und Frauen mit Ausnahme des Diabetes in der Primär- und Sekundärprävention jedoch ähnlich: sowohl, was die Inzidenz der Erkrankung betrifft als auch die gewonnene Lebenszeit nach einer Risikofaktorenintervention. Durch einen idealisierten Lebensstil könnten bei Frauen und Männern in der Primärprävention etwas über 80% der alterskorrigierten kardiovaskulären Ereignisse vermieden werden. Bei Männern und Frauen mit einem niedrigen Risikofaktorenstatus liegen die kardiovaskulären Ereignisse etwa 70% niedriger als bei Personen, die mit Risikofaktoren belastet sind.

Die jährlichen Gesundheitskosten sind bei vergleichbarem Risikofaktorenstatus bei Frauen geringer als bei Männern. Die Kosten für ein gewonnenes Lebensjahr in der Sekundärprävention sind bei Frauen etwas höher, aber insgesamt im Falle der Lipidsenkung gering im Vergleich zu anderen Maßnahmen im Gesundheitssystem, die lebensverlängernd wirken.

Eine möglichst ideale Einstellung der Risikofaktoren und der Lebensgewohnheiten führt bei Frauen und Männern zu einer deutlichen Senkung von Morbidität und Mortalität sowie zu einer verbesserten Lebensqualität durch Vermeidung von Krankenhausaufenthalten. Dies sollte deshalb bei Frauen und Männern mit und ohne koronare Herzerkrankung ein erstrebenswertes Therapieziel sein. Die Ziele für die Sekundärprävention sind für Deutschland kürzlich erneut überarbeitet worden [4].

Die Bedeutung der Primär- und Sekundärprävention zeigt bei Frauen und Männern mehr Ähnlichkeiten als Unterschiede, sodass trotz der unterschiedlich extensiven Datenlage gemeinsame Leitlinien für beide Geschlechter sinnvoll sind.

Literatur

1. Bittner V (1994) Cardiovascular Disease in Women. J Women's Health 3:369–376
2. Daviglus ML, Liu K, Greenland P, Dyer AR, Garside DB, Manheim L, Lowe LP, Rodin M, Lubitz J, Stamler J (1998) Benefit of a Favorable Cardiovascular Risk-Factor Profile in Middle Age with Respect to Medicare Costs. N Engl J Med 339:1122–1129
3. Downs JR, Clearfield M, Weis S, Whitney E, Shapiro DR, Beere PA, Langendorfer A, Stein EA, Kruyer W, Gotto AM, for the AFCAPS/TexCAPS Research Group (1998) Primary prevention of acute Coronary events with Lovastatin in men and women with average Cholesterol levels. Results of AFCAPS/TexCAPS. JAMA 279:1615–1622
4. Gohlke H, Kübler W, Mathes P, Meinertz T, Schuler G, Gysan DB, Sauer G (2001) Empfehlungen zur umfassenden Risikoverringerung für Patienten mit koronarer Herzerkrankung, Gefäßerkrankungen und Diabetes. Z Kardiol 90:148–149

5. Gohlke-Bärwolf C (2000) Coronary artery disease – is menopause a risk factor? Basic Res Cardiol 95(Suppl 1):I/77–I/83
6. Grover SA, Paquet S, Levinton C, Coupal L, Zowall H (1998) Estimating the Benefits of Modifying Risk factors of Cardiovascular Disease – A Comparison of Primary vs Secondary Prevention. Arch Intern Med 158:655–662
7. Haase KK, Schiele R, Wagner S, Fischer F, Burczyk U, Zahn R, Schuster S, Senges J (2000) In-hospital mortality of elderly patients with acute myocardial infarction: data from the MITRA (Maximal Individual Therapy in Acute Myocardial Infarction) registry. Clin Cardiol 23:831–836
8. Hu FB, Rimm EB, Stampfer MJ, Ascherio A, Spiegelmann D, Willett WC (2000) Prospective Study of major dietary patterns and risk of coronary heart disease in men. Am J Clin Nutr 72:912–921
9. Hu FB, Stampfer MJ, Manson JA, Grodstein F, Colditz GA, Speizer, Willett WC (2000) Trends in the Incidence of coronary heart disease and changes in diet and lifestyle in women. N Engl J Med 343:530–537
10. Johannesson M, Jönsson B, Kjekshus J, Olsson AG, Pedersen TR, Wedel H for the 4-S-Group (1997) Cost-effectiveness of Simvastatin Treatment to lower Cholesterol levels in Patients with coronary heart disease. N Engl J Med 336:332–336
11. Stamler J, Stamler R, Neaton JD, Wentworth D, Daviglus ML, Garside DB, Dyer AR, Liu K, Greenland P (1999) Low risk-factor profile and long-term cardiovascular and non-cardiovascular mortality and life expectancy: findings for 5 large cohorts of young adult and middle-aged men and women. JAMA 282:2012–2018
12. Stampfer MJ, Hu FB, Manson JE, Rimm EB, Willett WC (2000) Primary Prevention of Coronary Heart Disease in Women through Diet and Lifestyle. N Engl J Med 343:16–22

KAPITEL 7 Risikofaktoren der KHK und Möglichkeiten ihrer Reduzierung

A. von Eckardstein, H. Schulte, G. Assmann

7.1 Einführung

In den Industrienationen ist die koronare Herzkrankheit (KHK) die häufigste Todesursache. Daher ist die Prävention der KHK eine wichtige gesundheitspolitische Aufgabe. Bei der Primärprävention geht es um die Verhütung kardiovaskulärer Ereignisse vor der klinischen Manifestation, bei der Sekundärprävention um die Verhütung weiterer Ereignisse bei Patienten mit bereits manifester KHK. Bei der Primärprävention unterscheidet man die Hochrisikostrategie von der Bevökerungsstrategie. Im ersten Fall sollen Menschen mit stark erhöhtem kardiovaskulären Risiko (z. B. Diabetiker, genetisch Belastete) identifiziert werden, um sie gezielt einer geeigneten Therapie zuzuführen. Im anderen Fall wird die gesamte Bevölkerung über häufige und vermeidbare Risikofaktoren (z. B. Rauchen, Übergewicht, Fehlernährung, Bewegungsarmut) aufgeklärt und zu deren Beseitigung bzw. Korrektur motiviert [12, 25, 33].

7.2 Risikofaktoren kardiovaskulärer Erkrankungen

Im Folgenden werden nur Risikofaktoren diskutiert, die in prospektiven Studien eine statistisch signfikante Assoziation mit der koronaren Herzkrankheit aufwiesen. Der Zusammenhang muss nicht kausal sein. Unterschieden werden unveränderbare (biographische), modifizierbare und behandelbare Risikofaktoren. Das gleichzeitige Vorhandensein mehrerer Faktoren potenziert das Herzinfarktrisiko. Der prädiktive Wert eines einzelnen Risikofaktors ist in der Regel gering, weswegen die Information mehrerer Risikofaktoren verknüpft werden muss, um das koronare Risiko eines Individuums mit größtmöglicher Zuverlässigkeit zu beschreiben. Hierzu sind in den letzten Jahren von verschiedenen europäischen und amerikanischen Forschern mathematische Algorithmen und Scoring-Systeme publiziert worden die Eingang in internationale Konsensus-Empfehlungen gefunden haben (siehe Abschn. 7.3) [18, 25, 33].

Biographische Risikofaktoren

■ Alter

Die Inzidenz koronarer Ereignisse steigt mit fortschreitendem Alter steil an (Abb. 7.1). Dies liegt zum erheblichen Teil daran, dass mit dem Alter die Anzahl und Größe arteriosklerotischer Läsionen wächst. Außerdem nehmen im Alter oxidative Prozesse zu, denen eine wichtige Rolle in der Atherogenese zukommt. Darüber hinaus werden kardiovaskuläre Risikofaktoren (z. B. Fettstoffwechselstörungen, Bluthochdruck, Diabetes mellitus) mit zunehmendem Alter häufiger und ausgeprägter. Schließlich beeinflusst die Einwirkungsdauer der Risikofaktoren den Verlauf der Arteriosklerose. Bei der Abschätzung des globalen Koronarrisikos durch Algorithmen oder Scoring-Systeme (siehe Kap. 7.3) ist das Alter eine maßgebliche Komponente, deretwegen das absolute Risiko bei älteren Menschen (> 65 Jahre) überschätzt und bei jüngeren Menschen – wegen der längeren Lebenserwartung – unterschätzt wird. Als Konsequenz wurden von der American Heart Association (AHA) und dem American College of Cardiologists (ACC) altersabhängige dynamische Schwellenwerte für die Abschätzung des globalen Herzinfarktrisikos angegeben [18].

■ Geschlecht

Vor dem 55. Lebensjahr beträgt die Inzidenz koronarer Ereignisse bei Frauen nur etwa ein Drittel derjenigen bei Männern. Danach steigt sie an. Frauen jenseits des 75. Lebensjahres sind häufiger betroffen als gleichaltrige Männer (siehe Abb. 7.1). Die Prognose (z. B. die 28-Tage-Überlebensrate) von Frauen nach Herzinfarkt ist schlechter als bei Männern. Vor der Menopause sind koronare Ereignisse die Ausnahme. Besonderer ärztlicher Aufmerksamkeit und aggressiver Behandlung von Risikofaktoren bedürfen al-

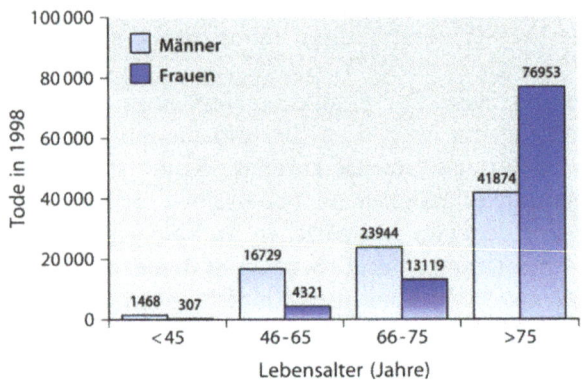

Abb. 7.1. Todesfälle aufgrund der ischämischen Herzkrankheit in Deutschland 1998 abhängig von Alter und Geschlecht. (Quelle: statistisches Bundesamt)

lerdings prämenopausale Frauen mit Diabetes mellitus, ausgeprägter Hypertonie oder seltenen monogenen Lipidstoffwechselstörungen. Darüber hinaus gilt es, bei allen Frauen, also auch vor der Menopause, modifizierbare, d. h. durch den Lebensstil bedingte Risikofaktoren aufzudecken und zu korrigieren. Dies sind im Wesentlichen Rauchen, Übergewicht, Fehlernährung und körperliche Inaktivität [25, 33].

Menopause

Die Zunahme kardiovaskulärer Ereignisse bei Frauen nach dem 55. Lebensjahr wird häufig mit der Menopause und dem Wegfall der endogenen Östrogene erklärt, obwohl die epidemiologischen Daten keine eindeutige Differenzierung der Effekte von Alter und Menopause zulassen [7]. Allerdings besitzen Östrogene zahlreiche potentiell antiatherogene Eigenschaften, deren Wegfall unter anderem ein ungünstigeres kardiovaskuläres Risikofaktorenprofil postmenopausaler Frauen nach sich zieht. Body-mass-index, Blutdruck, Gesamt- und LDL-Cholesterin, Triglyzeride, Glukose und Fibrinogen steigen an (Tabelle 7.1) [3]. Allerdings ist nicht klar, ob der Anstieg der KHK-Inzidenz und der Prävalenz von KHK-Risikofaktoren bei Frauen nach dem 55. Lebensjahr ein Effekt des Alters oder der Menopause ist. So ist gegen die Rolle der Menopause als eigenständiger kardiovaskulärer Risikofaktor eingewandt worden, dass nach der Menopause die Inzidenz kardiovaskulärer Ereignisse mit der gleichen Steigung zunimmt wie vor der Menopause. Im Gegensatz dazu steigt z.B. bei postmenopausalen Frauen die Rate von Mammakarzinomen überproportional an. Hieraus wurde von einigen Autoren abgeleitet, dass die Menopause ein altersunabhängiger Risikofaktor für Mammakarzinom, nicht aber für KHK ist.

Für die kausale Bedeutung der Menopause als kardiovaskulärer Risikofaktor jedoch spricht auch die Beobachtung, dass nach Ovariektomie die Inzidenz koronarer Ereignisse bei Frauen ansteigt, wenn keine Östrogene substituiert werden. Außerdem wurde in den meisten epidemiologischen Bevölkerungsstudien beobachtet, dass postmenopausale Frauen mit Hormonersatztherapie seltener Herzinfarkte erleiden als Frauen ohne eine solche. In ihrer Metaanalyse von mehr als 30 Studien berechneten Grady et al. ein um 35–45% vermindertes relatives Risiko für kardiovaskuläre Ereignisse bei östrogensubstituierenden postmenopausalen Frauen [17]. Diese unkontrollierten und nichtrandomisierten Untersuchungen haben allerdings gewichtige methodische Probleme. So haben Frauen, welche sich für die Durchführung einer Hormonersatztherapie entscheiden, einen höheren Sozial- und Bildungsstatus und ein ausgeprägteres Gesundheitsbewusstsein. Diese Faktoren haben per se einen günstigen Einfluss auf das kardiovaskuläre Risiko [7]. In der bislang einzigen kontrollierten Interventionsstudie, der HERS-Studie, fand sich nach einer durchschnittlichen Nachbeobachtungszeit von 4,2 Jahren kein signifikanter Unterschied in der Rate koronarer Ereignisse. Nach einjähriger Behandlung hatten die Frauen der Hormonersatztherapiegruppe sogar signifikant mehr KHK-Ereignisse

Tabelle 7.1. Kardiovaskuläre Risikofaktoren bei 45- bis 55-jährigen Frauen (PROCAM-Studie)

	Prä-Menopause (n = 1537)	Post-Menopause (n = 2456)	P
Alter (Jahre)	48,3 ± 2,8	51,0 ± 3,0	< 0,001
BMI (kg/m^2)	25,8 ± 4,3	26,4 ± 4,5	< 0,001
Cholesterin (mg/dl)	221 ± 39	239 ± 41	< 0,001
Triglyzeride (mg/dl)[a]	88	99	< 0,001
LDL-Cholesterin (mg/dl)	143 ± 36	158 ± 38	< 0,001
HDL-Cholesterin (mg/dl)	59 ± 15	59 ± 16	n.s.
HDL-Chol-Cholesterin	4,02 ± 1,25	4,31 ± 1,32	< 0,001
Lp(a) mg/dl)[a]	7,6	6,7	n.s.
Fibrinogen (mg/dl)	265 ± 50	276 ± 56	< 0,001
Faktor VIIc (mg/dl)	108 ± 26	120 ± 34	< 0,001
PAI 1 (U/l)a	2,22	2,48	< 0,05
Diabetes mellitus (%)	5,8	7,7	< 0,01
Bluthochdruck (%)	24,6	29,1	< 0,001

[a] Geometrischer Mittelwert, *n.s.* nicht signifikant (t-test)

als die Frauen der Placebogruppe. Ab dem dritten Behandlungsjahr verschob sich die KHK-Rate tendenziell zugunsten der Hormonersatz-Gruppe [23].

■ Familiengeschichte

Eine für Herzinfarkt positive Familiengeschichte ist ein wichtiger kardiovaskulärer Risikofaktor und veranschaulicht den erheblichen Beitrag genetischer Faktoren zur Arteriosklerose. Entsprechend sollte immer eine detaillierte Familienanamnese erhoben werden, um Hochrisikopatienten für den Herzinfarkt zu identifizieren. Das Risiko steigt umso mehr, je enger die Verwandtschaftsbeziehung zu einem koronarkranken Familienmitglied ist und je mehr und je jüngere Familienangehörige betroffen sind. Angehörige ersten Grades von Männern, die vor dem 55. Lebensjahr, und von Frauen, die vor dem 65. Lebensjahr eine KHK manifestierten, sollten auf Risikofaktoren hin untersucht werden. Insbesondere einige monogen vererbte Stoffwechselstörungen können sowohl bei Männern als auch bei Frauen bereits in relativ jungen Lebensjahren zur Manifestation einer KHK führen [25] (siehe S. 78 ff.).

■ Vorhandensein arteriosklerotischer Gefäßerkrankungen

Das Vorhandensein einer koronaren Herzkrankheit (früherer Herzinfarkt, Angina pectoris, angiographischer Nachweis einer KHK, Angioplastie, aortokoronarer Bypass) ist einer der wichtigsten Risikofaktoren für den akuten Herzinfarkt und plötzlichen Herztod. Bei diesen Patienten bedeutet eine Fettstoffwechselstörung oder Hypertonie ein um ein Mehrfaches erhöhtes Koronarrisiko im Vergleich zu einem Patienten mit ähnlichem Cholesterinwert oder Blutdruck, der keine KHK aufweist (Abb. 7.2). Hieraus resultieren die drastischen Therapieziele der Sekundärprävention bei der Reduktion von LDL-Cholesterin und Blutdruck [12, 25, 33]. Auch Personen mit arteriosklerotischen Läsionen in nichtkoronaren Gefäßsystemen, z.B. Zerebral- und Beinarterien, haben ein erhöhtes Koronarrisiko.

Da das Vorhandensein arteriosklerotischer Läsionen ein außerordentlich erhöhtes Risiko für den Eintritt kardiovaskulärer Ereignisse bedeutet, werden nichtinvasive Methoden gesucht, um Patienten mit subklinischer Arterioklerose zu identifizieren. Der dopplersonographische Nachweis von Stenosen, Plaques oder Intima-Media-Verdickungen der Karotiden bedeutet 6-, 4- bzw. 2fache Erhöhungen des Herzinfarkttrisikos [25, 33]. Mit der Elektronenstrahl- und Spiralcomputertomographie sowie der Magnetresonanztomographie stehen heute nichtinvasive Verfahren zur Verfügung, mit welchen sich arteriosklerotische Läsionen auch in Koronargefäßen nichtinvasiv nachweisen lassen. Derzeit wird untersucht, ob der Einsatz dieser Technologien die Erkennung von Hochrisikopatienten und damit die Prävention der koronaren Herzkrankheit nachhaltig verbessern lässt.

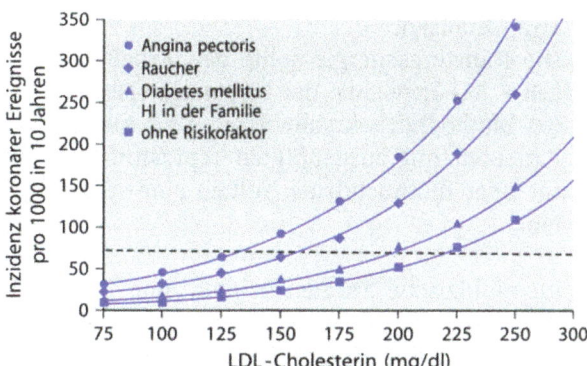

Abb. 7.2. Inzidenz kardiovaskulärer Ereignisse bei 35–65-jährigen Männern im Laufe von 10 Jahren in Abhängigkeit von LDL-Cholesterin und weiteren Risikofaktoren (PROCAM-Studie, 345 Ereignisse bei 4971 Männern). Die gestrichelte Linie repräsentiert das durchschnittliche Risiko (345/4981 = 69/1000 in 10 Jahren). Das Risiko steigt zwar mit dem LDL-Cholesterin. Die Relevanz des Risikofaktors hängt aber stark vom Vorhandensein weiterer Risikofaktoren ab. Am höchsten ist das Risiko bei Patienten mit Angina pectoris (Sekundärprävention)

Modifizierbare Risikofaktoren

■ Rauchen

Rauchen ist ein zentraler kardiovaskulärer Risikofaktor. 30% aller koronaren Todesfälle sind auf den Risikofaktor Rauchen zurückzuführen. Ausmaß und Dauer der Raucheranamnese korrelieren mit dem Herzinfarkt- und Schlaganfallrisiko. Die Beendigung des Rauchens reduziert das Herzinfarktrisiko. Nach etwa sieben Jahren Abstinenz vom Rauchen entspricht das kardiovaskuläre Risiko eines ehemaligen Rauchers dem eines permanenten Nichtrauchers. Bei oraler Kontrazeption und postmenopausaler Hormonsubstitution erhöht das Rauchen bei Frauen das Risiko thromboembolischer Ereignisse [25, 33].

■ Ernährung und Alkohol

Fehlernährung trägt wesentlich zur Manifestation von kardiovaskulären Risikofaktoren wie Übergewicht, Bluthochdruck, Glukoseintoleranz bzw. Diabetes mellitus, Fettstoffwechselstörungen und Thrombophilie bei. Zahlreiche Nahrungskomponenten beeinflussen im positiven oder negativen Sinne die Arteriosklerose. Wesentliche Ziele einer herz- und gefäßgesunden Ernährung sind [12, 25, 33]:

- Fett sollte weniger als 30% der Nahrungsenergie ausmachen. Die Nahrung sollte weniger als 300 mg Cholesterin pro Tag enthalten. Gesättigte Fettsäuren sollten weniger als ein Drittel des Nahrungsfettes repräsentieren und durch einfach- und mehrfach ungesättigte Fettsäuren aus Pflanzen und Meeresfisch sowie durch komplexe Kohlenhydrate ersetzt werden.
- Die Ernährung sollte reich sein an Getreideprodukten, frischen Früchten und Gemüsen.
- Die Nahrungsenergie sollte den Erhalt oder – bei bereits Übergewichtigen – das Erreichen des Normalgewichtes garantieren.
- Bei Bluthochdruck sollten Salz und Alkohol vermieden werden.
- Patienten mit ausgeprägten Lipidstoffwechselstörungen, Diabetes mellitus oder Bluthochdruck sollten eine spezielle Ernährungsberatung erhalten.

Epidemiologische Studien zeigten eine J- oder U-förmige Beziehung zwischen Alkoholkonsum und der Gesamtmortalität. Nichttrinker haben ein höheres kardiovaskuläres Risiko als moderate Trinker (10–30 g Alkohol, entsprechend 1–3 Glas Wein oder Flaschen Bier pro Tag). Bei ausgeprägterem Alkoholkonsum steigt die Gesamtsterblichkeit in Folge der erhöhten Inzidenzen von Unfällen, Suiziden, Leberzirrhose, Pankreatitis, verschiedenen Krebserkrankungen, Kardiomyopathie und hämorrhagischem Schlaganfall wieder an. Der koronarprotektive Effekt von Alkohol wird zumeist mit den günstigen Effekten auf HDL-Cholesterin, Plättchenaggregation und

Fibrinolyse erklärt. Allerdings steigen bei Alkoholkonsum auch der Blutdruck und die Serumkonzentration der Triglyzeride [25, 33].

■ Körperliche Aktivität

Körperliche Inaktivität ist ein unabhängiger Risikofaktor für den Herzinfarkt und begünstigt zudem die Manifestation von Übergewicht, Bluthochdruck, Diabetes mellitus, Lipidstoffwechselstörungen (insbesondere niedriges HDL-Cholesterin und Hypertriglyzeridämie) und Thrombophilie. Deshalb sollten vor allem Menschen mit körperlich inaktiven Berufen sich regelmäßig körperlich belasten, idealerweise vier bis fünfmal pro Woche für mindestens 30 Minuten, z. B. durch Laufen, Schwimmen oder Radfahren [25, 33].

■ Übergewicht

Die Weltgesundheitsorganisation (WHO) klassifiziert das Übergewicht nach dem Body-mass-index (BMI), welcher sich durch Division des Körpergewichts (in Kilogramm) durch das Quadrat der Körpergröße (in Meter) ergibt (siehe Tabelle 7.1). Die Beziehung zwischen Körpergewicht und Mortalität ist J-förmig, d.h. sowohl Untergewicht (BMI $< 18,5$ kg/m^2) als auch Übergewicht (BMI > 25 kg/m^2) vermindern die Lebenserwartung. Übergewicht und Adipositas erlangen durch ihre steigende Prävalenz insbesondere im Jugend- und Kindesalter eine immer größere sozialmedizinische Bedeutung. Die mit Übergewicht assoziierte überdurchschnittliche Morbidität und Mortalität gehen vor allem auf kardiovaskuläre Erkrankungen zurück. Das erhöhte kardiovaskuläre Risiko übergewichtiger Personen erklärt sich teilweise durch die enge Assoziation mit Bluthochdruck, Glukoseintoleranz, niedrigem HDL-Cholesterin und Hypertriglyzeridämie (Abb. 7.3). Insbesondere ein Überschuss von intraabdominalem Fett kann zu einer Insulinresistenz führen, der eine Schlüsselrolle für die Entwicklung dieser Stoffwechselstörungen zukommt. Einfache klinische Indizes einer zentralen oder abdominalen Adipositas sind ein Taillenumfang > 80 cm bei Frauen und > 94 cm bei Männern oder ein Verhältnis von Taillenumfang/Hüftumfang $> 0,85$ bei Frauen und > 1 bei Männern. Ärztlicher Aufmerksamkeit bedürfen insbesondere Personen mit einem BMI > 30 kg/m^2 und/oder einem Taillenumfang > 88 cm (Frauen) bzw. > 102 cm (Männer). Gewichtsreduktion erhöht die Lebenserwartung, reduziert das kardiovaskuläre Risiko u.a. durch Senkung des Blutdrucks und der Serumspiegel von Gesamtcholesterin und Triglyzeriden, durch Erhöhung des HDL-Cholesterins und Verbesserung der Glukosetoleranz, reduziert zudem auch die Risiken für Unfälle, bestimmte Karzinome, chronische Lungen- und Gelenkserkrankungen. Die für die Gewichtsreduktion erforderliche kalorienreduzierte Ernährung bedeutet Alkoholkarenz, die Meidung von Fetten und Ölen sowie von Zucker. Da die durchschnittliche Gewichtsreduktion nur 0,5–1 kg pro Woche beträgt, müssen Arzt und persönliches Umfeld den Patienten ausdauernd motivieren und beraten [25, 33].

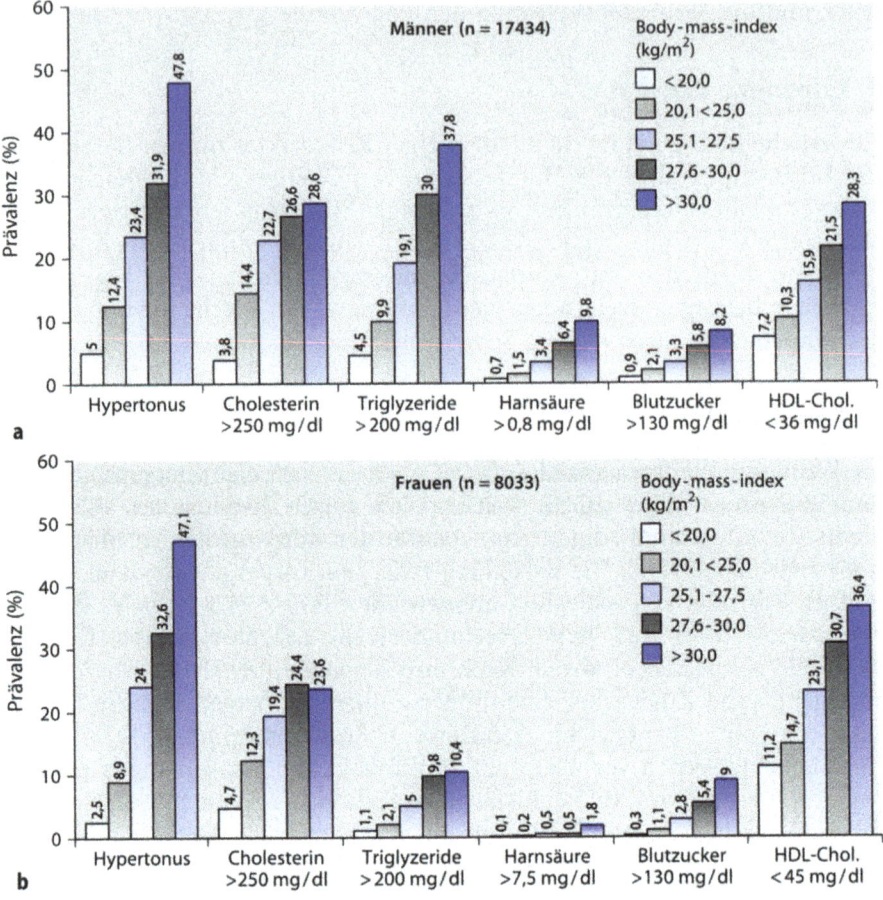

Abb. 7.3. Abhängigkeit der Prävalenz verschiedener Risikofaktoren vom Body-mass-index bei Männern (**a**) mit n = 17434 und Frauen (**b**) mit n = 8033) (PROCAM-Studie)

■ Psychosoziale Faktoren

Ein niedriger sozioökonomischer Status, mangelnde soziale Unterstützung, Feindseligkeit und Depression sind wichtige unabhängige Risikofaktoren für die koronare Herzkrankheit. Diese Faktoren beeinflussen die Pathogenese der Arteriosklerose einerseits direkt durch neuroendokrine Mechanismen (z. B. Aktivierung des sympathischen Nervensystems) und andererseits indirekt durch Praktizierung eines ungesunden Lebensstils (z. B. Rauchen, mangelnde körperliche Aktivität, Fehlernährung, Übergewicht). Sie sind allerdings in der Praxis schwierig objektivierbar und gehen nicht in Modelle zur Abschätzung des globalen kardiovaskulären Risikos ein.

Behandelbare Risikofaktoren

■ Bluthochdruck

Nach den aktuellen Empfehlungen der WHO, der Internationalen Hochdruck-Gesellschaft und des IV. Nationalen Rates zum Bluthochdruck sollte der systolische Blutdruck weniger als 140 mmHg und der diastolische Blutdruck weniger als 90 mmHg betragen [24, 35]. Bluthochdruck ist ein wichtiger unabhängiger Risikofaktor für Schlaganfall, Herzinfarkt und Herzversagen. Bluthochdruck verdoppelt das Herzinfarktrisiko. Das höchste kardiovaskuläre Risiko haben Hypertoniker mit Diabetes mellitus oder Lipidstoffwechselstörungen, ventrikulärer Linkshypertrophie, verminderter Nierenfunktion bzw. Proteinurie und Raucher. Bluthochdruck wird häufig zusammen mit anderen Komponenten des metabolischen Syndromes angetroffen. Mehrere kontrollierte und prospektive Primärpräventionsstudien weisen nach, dass die Senkung des Blutdrucks die kardiovaskuläre Morbidität und Mortalität reduziert. In Metaanalysen dieser Studien wurde eine Reduktion des Schlaganfallrisikos um 40% und eine Reduktion des Herzinfarktrisikos um 14% in 5 Jahren berechnet.

Auch bei Patienten mit bereits manifester KHK impliziert Bluthochdruck ein erhöhtes Risiko für Reinfarkt und plötzlichen Herztod. Für mehrere antihypertensive Medikamente (Betablocker, Kalziumantagonisten, ACE-Hemmer) wurde in prospektiven Studien eine kardioprotektive Wirkung bei KHK-Patienten nachgewiesen [35].

Die Nachhaltigkeit, mit der die Normalisierung des Blutdrucks unter 140/90 mmHg angegangen wird, hängt davon ab, ob bereits kardiovaskuläre Erkrankungen oder zusätzliche Risikofaktoren vorliegen. In der Sekundärprävention, bei Patienten mit Hypertensions-bedingten Organschäden (ventrikuläre Linkshypertrophie, Nierenfunktionsstörungen), bei Patienten mit zusätzlichen Risikofaktoren (Diabetes, Rauchen, Lipidstoffwechselstörungen), sowie bei Patienten mit ausgeprägter Hypertension (systolischer Blutdruck > 180 mmHg, diastolischer Blutdruck > 100 mmHg) muss dieses Therapieziel aggressiv verfolgt werden durch engmaschige Kontrollen und zeitigen Einsatz einer mediakamentösen Therapie. Der Bluthochdruck bei Patienten ohne Organschäden oder Risikofaktoren bedarf ebenfalls der Behandlung. Allerdings kann hier langfristiger durch nichtpharmakologische Intervention versucht werden, den Blutdruck zu normalisieren [24, 33, 35].

Obwohl der überwiegende Teil des Bluthochdrucks essentiell ist, muss eine ursächliche Grunderkrankung ausgeschlossen bzw. gegebenenfalls behandelt werden. Die nichtpharmakologische Therapie des Bluthochdrucks umfasst die Korrektur des Übergewichtes, Alkoholabstinenz, regelmäßige körperliche Aktivität, die Reduktion der Nahrungsaufnahme von Kochsalz unter 4 Gramm pro Tag (70 mmol/Tag) und die vermehrte Aufnahme von Kalium (> 75 mmol/Tag), die Reduktion des Anteiles gesättigter Fettsäuren in der Nahrung sowie die Einstellung des Rauchens. Sofern diese Intervention nach 3 Monaten (bei Hochrisikopatienten) oder 6 Monaten (Patienten mit geringem oder moderatem Risiko) keine Normalisierung des Blutdrucks zeitigt, sollte eine medikamentöse Therapie begonnen werden. Diese erfolgt stufenweise. Am Anfang steht die Monotherapie, üblicherweise mit Diuretika oder Betablockern, sofern diese nicht kontraindiziert sind. Patienten mit Diabetes mellitus, ventrikulärer Linkshypertrophie, verminderter Ejektionsfraktion und/oder gestörter Nierenfunktion/Proteinurie profitieren im besonderen Maße vom Einsatz von ACE-Hemmern. Bei Patienten mit isolierter systolischer Hypertension haben sich Betablocker, Thiazid-Diuretika und Kalziumantagonisten bewährt, bei Patienten mit vorherigem Herzinfarkt Betablocker (ohne intrinsische sympathomimetische Aktivität). Hat die Monotherapie keinen ausreichenden Erfolg, sollte mit einem zweiten Medikament kombiniert werden. Spätestens bei Misserfolg dieser Kombinationstherapie sollte ein Spezialist konsultiert werden [25, 33, 35].

■ Diabetes mellitus

Die WHO und die Amerikanische Diabetes Assoziation (ADA) haben neue Definitionen für die Diagnose des Diabetes mellitus formuliert (Tabelle 7.2) [24, 34]. Sowohl Typ-1-Diabetes-mellitus als auch Typ-2-Diabetes-mellitus erhöhen das Risiko für koronare, zerebrale und periphere Gefäßerkrankungen. Das mit Diabetes mellitus assoziierte Risiko für koronare und periphere Gefäßerkrankungen ist bei Frauen sogar größer als bei Männern. Diabetikerinnen haben auch vor der Menopause ein hohes Herzinfarktrisiko [25, 33].

Tabelle 7.2. Kriterien für die Diagnose des Diabetes mellitus und des Prädiabetischen Stadiums nach den Empfehlungen der Amerikanischen Diabetes-Gesellschaft (ADA) und der Weltgesundheitsorganisation (WHO)

Diabetes mellitus
- Symptome des Diabetes mellitus (Polyurie, Polydipsie, Gewichtsverlust) *und* Befund einer Hyperglykämie mit Glukosespiegel ≥200 mg/dl (11,1 mmol/l) unabhängig von der Tageszeit und dem Zeitpunkt der letzten Nahrungsaufnahme
  oder
- Glukosespiegel im Nüchternplasma ≥126 mg/dl (7,0 mmol/l). Nüchtern bedeutet mindestens 8 Stunden nach der letzten Nahrungsaufnahme
  oder
- Plasma-Glukosespiegel ≥200 mg/dl (11,1 mmol/l) zwei Stunden nach oraler Aufnahme von 75 g Glukose (oraler Glukosebelastungstest)

Prädiabetes mellitus
- Erhöhte Nüchternglukose (ADA): Glukosespiegel im Nüchternplasma ≥110 mg/dl (6,1 mmol/l), aber < 126 mg/dl (7,0 mmol/l). Nüchtern bedeutet mindestens 8 Stunden nach der letzten Nahrungsaufnahme
- Verschlechterte Glukosetoleranz (WHO): Plasma-Glukosespiegel ≥140 mg/dl (11,1 mmol/l) zwei Stunden nach oraler Aufnahme von 75 g Glukose (oraler Glukosebelastungstest)

Das erhöhte Gefäßrisiko von Diabetikern resultiert aus der Hyperglykämie und aus Risikofaktoren, die bei Diabetikern gehäuft auftreten, nämlich Lipidstoffwechselstörungen (vor allem Hypertriglyzeridämie und niedriges HDL-Cholesterin), Bluthochdruck, Nephropathie, Insulinresistenz und Hyperkoaguabilität (Hyperfibrinogenämie, Erhöhung von Plasminogen-Aktivator-Inhibitor 1 (PAI 1), gestörte Fibrinolyse).

Die optimale Einstellung des Glukosespiegels ist oberstes Behandlungsziel bei Patienten mit Diabetes mellitus. Hierzu sollte der Anteil des glykierten Hämoglobins (HbA1c) <7,0% betragen. Wichtigste Instrumente zur Erreichung dieses Zieles sind die Korrektur des Übergewichtes (insbesondere bei Diabetes mellitus Typ 2), die Einhaltung einer herzgesunden Ernährung (s.o.) und der Einsatz von glukosesenkenden Medikamenten [5].

Bei Typ-1-Diabetikern mit gut eingestelltem Glukosespiegel finden sich Bluthochdruck und Lipidstoffwechselstörungen nicht häufiger als in der Normalbevölkerung. Schlechte Glukoseeinstellung und Nephropathie ziehen häufig Bluthochdruck und Dyslipoproteinämie nach sich. Dann manifestieren sich KHK und andere Gefäßerkrankungen oft schon im vierten Lebensjahrzehnt.

Koronare Risikofaktoren finden sich bei Typ-2-Diabetikern häufiger als bei Typ-1-Diabetikern, selbst wenn die Glukosespiegel normalisiert sind. Bereits die präklinische Phase des Typ-2-Diabetes-mellitus (erhöhte Nüchtern-Glukose nach ADA, gestörte Glukosetoleranz nach WHO, (siehe Tabelle 7.2) ist häufig durch niedriges HDL-Cholesterin, Hypertriglyzeridämie und/oder Bluthochdruck charakterisiert. Das jahrelange Vorhandensein dieser Risikofaktoren ist wahrscheinlich Ursache dafür, dass viele Patienten bereits zum Zeitpunkt der klinischen Diagnose des Diabetes mellitus Typ 2 Gefäßerkrankungen aufweisen. Entsprechend ist das Herzinfarktrisiko von Patienten mit Diabetes mellitus Typ 2 ohne bekannte KHK genauso hoch wie das Herzinfarktrisiko von nichtdiabetischen Patienten mit bekannter KHK [19]. Die Ergebnisse der UKPD-Studie veranschaulichen, dass die Normalisierung der Hyperglykämie zwar das Risiko von Mikroangiopathien (z.B. Dialysepflichtigkeit durch Nephropathie, Erblindung durch Retinopathie oder Neuropathie) reduziert, nicht aber das Risiko von Makroangiopathien (Herzinfarkt, Schlaganfall, Amputation) [36]. In kontrollierten, prospektiven Interventionsstudien profitierten Diabetiker genauso wie Nichtdiabetiker von der Reduktion des Bluthochdrucks oder des LDL-Cholesterins im Hinblick auf die Verhütung kardiovaskulärer Ereignisse. Deshalb verfolgt die Primärprävention der KHK bei Patienten mit Diabetes mellitus genauso aggressive Behandlungsziele für die Reduktion des Blutdruckes und des LDL-Cholesterins wie die Sekundärprävention der KHK bei nichtdiabetischen Patienten, also die rasche Normalisierung des Blutdrucks auf Werte <140 mmHg (systolisch) bzw. 90 mmHg (diastolisch) und die Senkung des LDL-Cholesterins auf <130 (<100) mg/dl. Die Triglyzeride sollten <150 mg/dl betragen, das HDL-Cholesterin >35 mg/dl Diabetiker sollen auf keinen Fall rauchen [2, 18, 25, 33].

Fettstoffwechselstörungen

Zahlreiche epidemiologische Studien zeigten, dass Fettstoffwechselstörungen besonders bedeutsame Risikofaktoren für die koronare Herzkrankheit sind. Der für die sichere Beurteilung des Lipidstoffwechsels erforderliche Lipidstatus umfasst die Bestimmung von Gesamtcholesterin, Triglyzeriden und HDL-Cholesterin sowie die Bestimmung oder Berechnung des LDL-Cholesterins nach der Friedewald-Formel (wenn Triglyzeride weniger als 400 mg/dl bzw. 4,6 mmol/l betragen):

$$\text{LDL-Cholesterin (mg/dl)} = \text{Gesamtcholesterin (mg/dl)} - \text{HDL-Cholesterin (mg/dl)} - 0{,}2 \times \text{Triglyzeride (mg/dl)}$$

bzw.:

$$\text{LDL-Cholesterin (mmol/l)} = \text{Gesamtcholesterin (mmol/l)} - \text{HDL-Cholesterin (mmol/l)} - 0{,}45 \times \text{Triglyzeride (mmol/l)}.$$

Die Blutabnahme sollte nach 14-stündigem Fasten erfolgen, es sei denn, die Bestimmung des LDL-Cholesterins erfolgt direkt, d. h. ohne Berechnung nach der Friedewald-Formel. In diesem Fall ist die Aussagekraft des Lipidstatus durch die fehlende oder nichtstandardisierte Information zur Triglyzeridkonzentration eingeschränkt. Für eine sichere Beurteilung des Lipidstoffwechsels ist außerdem eine zumindest zweimalige Untersuchung empfohlen, vor allem wegen der erheblichen interindividuellen Von-Tag-zu-Tag-Variation der Serumtriglyzeridkonzentration.

Bei der Untersuchung des Lipidstatus von Patienten mit akutem Herzinfarkt oder herzchirurgischem Eingriff ist zu beachten, dass aufgrund der Akute-Phase-Reaktion nach dem Ereignis die Serumkonzentrationen von Gesamt-, LDL- und HDL-Cholesterin fallen und die Serumkonzentration der Triglyzeride steigt. Da diese Änderungen bis zu 12 Wochen anhalten und die Messergebnisse von Blutproben, die innerhalb von 24 Stunden nach Beginn der Schmerzsymptomatik gewonnen wurden, die prämorbide Situation reflektieren, empfiehlt sich die Untersuchung des Lipidstatus in der Probe, welche bei Aufnahme ins Krankenhaus gewonnen wurde [33].

Insbesondere bei ausgeprägten Hyperlipidämien ist an das Vorliegen einer monogenetischen, primären Hyperlipidämie zu denken (Tabelle 7.3). Diese ist oft mit einem sehr stark erhöhten kardiovaskulären Risiko verknüpft. Beim Vorliegen einer Hyperlipidämie sollten auch die in Tabelle 7.4 aufgeführten Grundkrankheiten ausgeschlossen werden.

Gesamt- und LDL-Cholesterin. Die Serumkonzentrationen von Gesamtcholesterin und LDL-Cholesterin korrelieren mit dem Herzinfarktrisiko (siehe Abb. 7.2) selbst in Bevölkerungen mit im Durchschnitt niedrigen Cholesterinwerten (z. B. China). Sowohl in vitro als auch in vivo haben sich LDL als atherogen erwiesen. In mehreren kontrollierten Interventionsstudien zeigte sich, dass die Senkung des LDL-Cholesterins durch Diät und/oder li-

Tabelle 7.3. Monogene Stoffwechselerkrankungen mit erhöhtem KHK-Risiko

Syndrom	Genloci	Häufigkeit	KHK-Risiko	Cholesterin	Triglyzeride	HDL-Chol.	Zusätzliche Symptome
■ Familiäre Hypercholesterinämie	LDLR APOB	2–5/1000	+++	↑↑↑	N	N oder ↓	tendinöse Xanthome, Arcus cornae, Xanthelasmen
■ Remnant-Hyperlipidämie (Typ-III-Hyperlipoproteinämie)	APOE	2/10000	+++	↑↑↑	↑↑	oft ↓	tuberöse Xanthome, planare Xanthome, tendinöse Xanthome
■ Chylomikronen-Syndrom	LPL APOC2	1/1000	+/–	↑	↑↑↑	oft ↓	eruptive Xanthome, retinale Lipämie, Hepatosplenomegalie, Pankreatitis
■ Hepatische-Lipase-Defizienz	LIPC	sehr selten	+++	↑↑↑	↑↑	↑	abhängig vom genetischen Defekt: Korneatrübungen, Xanthome, Hepatosplenomegalie, große Tonsillen, Neuropathie, Nephropathie
■ HDL-Defizienz	APOA1 LCAT ABCA1	sehr selten	++	N	N, (↑)	↓↓↓	
■ Sitosterolämie	ABCG5 ABCG8	sehr selten	++	↑↑ (+Phytosterole)	N	N	tendinöse Xanthome, Arcus cornae, Xanthelasmen
■ Homocystinurie	CBS MTHFR	sehr selten	+++	N	N	N	Katarakt, Osteoporose, stark erhöhe Plasma- und Urinkonzentrationen von Homocystein

↑ erhöht; ↓ erniedrigt, N im Normbereich; *LDLR* LDL-Rezeptor, *APOB* Apolipoprotein B, *APOE* Apolipoprotein E, *LPL* Lipoprotein Lipase, *APOC2* Apolipoprotein C II, *LIPC* hepatische Lipase, *APOA1* Apolipoprotein A I, *LCAT* Lecithin-Cholesterin-Acyltransferase, *ABCA1* Adenosin-Triphosphat-Binding-Cassette-Transporter A1, *ABCG5* Adenosin-Triphosphat-Binding-Cassette-Transporter G5, *ABCG8* Adenosin-Triphosphat-Binding-Cassette-Transporter G8, *CBS* Cystathion-Betasynthase, *MTHFR* Methylentetrahydrofolat-Reduktase

Tabelle 7.4. Grundkrankheiten, die sekundär zur Hyperlipidämie führen können

Krankheiten	LDL-Cholesterin-erhöhung	Hypertrigly-zeridämie	Gemischte Hyper-lipoproteinämie	HDL-Cholesterin-erniedrigung
Stoffwechsel und Endokrinologie	Hypothyreose, Wachstumshormonmangel	Diabetes mellitus	Diabetes mellitus, Akromegalie Hyperkortisolismus	Diabetes mellitus
Leber	Cholestase			Leberversagen (Zirrhose, Stauungsleber)
Niere	Nephrotisches Syndrom	Niereninsuffizienz	Nephrotisches Syndrom	
Sonstiges	Anorexie			Entzündungen Sepsis, hämato-onkologische Erkrankungen
Nahrungsmittel	gesättigte Fettsäuren, mehrfach ungesättigte Fettsäuren	gesättigte Fettsäuren, Alkohol	gesättigte Fettsäuren, Alkohol	mehrfach ungesättigte Fettsäuren
Medikamente	Gestagene	Retinoide, Thiazid- und Schleifendiuretika Betablocker[a], Östrogene	Retinoide, Estrogene	Thiazid- und Schleifendiuretika, Betablocker[a], Androgene

[a] Gilt nicht oder nur im geringen Maße für Betablocker mit intrinsischer sympathomimetischer Aktivität und Beta-1-Selektivität

pidsenkende Medikation (Ionenaustauscher und vor allem Statine), koronare Ereignisse und Schlaganfälle sowohl in der Primär- als auch in der Sekundärprävention verhüten hilft [36]. Männer und Frauen profitierten gleichermaßen von der Behandlung. Hieraus ergibt sich die Konsequenz, dass jeder Erwachsene seinen (LDL-)Cholesterin-Wert kennen sollte. Tatsächlich gehört die Bestimmung des Gesamtcholesterins zu dem von den Krankenkassen bezahlten Vorsorgeuntersuchungen bei Männern und Frauen jenseits des 35. Lebensjahrs.

In der Sekundärprävention sollte bei Männern und Frauen das LDL-Cholesterin < 100 mg/dl betragen [18, 25, 33]. In der Primärprävention ergeben sich die Behandlungsziele in Abhängigkeit vom Vorhandensein weiterer Risikofaktoren. Die Zielwerte wurden von den Autoren unterschiedlicher Konsensuspapiere verschieden definiert (Tabelle 7.5) [12, 18, 25, 33]. Vereinfacht gilt, dass in der Primärprävention die größte Notwendigkeit einer aggressiven LDL-Cholesterinsenkung bei solchen Männern und postmenopausalen Frauen erforderlich ist, welche das höchste globale kardiovaskuläre Risiko aufweisen (siehe Kap. 7.3).

Grundlage einer jeden lipidsenkenden Therapie ist die Optimierung der Ernährung und des Übergewichtes (s. o.). Eine optimierte Ernährung kann

Tabelle 7.5. Therapeutische Zielwerte für LDL-Cholesterin

	EAS [33]		International Task Force [25]		AHA, ACC, NCEP [12, 18]	
	Kriterien	Zielwert LDL-Chol.	Kriterien	Zielwert LDL-Chol.	Kriterien	Zielwert LDL-Chol.
Geringes oder durchschnittliches Risiko	nicht definiert		Primärprävention, wenn absolutes Risiko > 0,3% pro Jahr (PROCAM-Algorithmus) **oder** bei 1 mäßig ausgeprägtem RF	<160 mg/dl (<4,1 mmol/l)	Primärprävention, wenn absolutes Risiko > 0,2– >2,5% pro Jahr (Framingham-Score abhängig von Alter und Geschlecht) **oder** wenn <2 RF vorhanden	<160 mg/dl (<4,1 mmol/l)
Mäßig erhöhtes Risiko	nicht definiert		Primärprävention, wenn absolutes Risiko > 0,7% pro Jahr (PROCAM-Algorithmus) **oder** bei 2 mäßig ausgeprägten RF **oder** bei 1 schwerwiegenden RF **oder** bei Diabetes mellitus	<135 mg/dl (<3,5 mmol/l)	Primärprävention, wenn absolutes Risiko > 0,3– >3% pro Jahr (Framingham-Score abhängig von Alter und Geschlecht) oder bei ≥2 RF **oder** bei Diabetes mellitus	<130 mg/dl (<3,4 mmol/l)
Hohes Risiko	Sekundärprävention **oder** Primärprävention, wenn absolutes Risiko > 2% pro Jahr (Sheffield-Tafeln)	<115 mg/dl (<3 mmol/l)	Sekundärprävention **oder** Primärprävention, wenn absolutes Risiko > 2% pro Jahr (PROCAM-Algorithmus) **oder** bei 3 mäßig ausgeprägten RF **oder** bei 2 schwerwiegenden RF **oder** bei familiärer Lipidstoffwechselstörung (siehe Tabelle 7.3)	<100 mg/dl (<2,6 mmol/l)	Sekundärprävention **oder** Primärprävention, wenn absolutes Risiko > 1,0–>3,5% pro Jahr (Framingham-Score abhängig von Alter und Geschlecht)	<100 mg/dl (<2,6 mmol/l)

EAS European Atherosclerosis Society, *AHA* American Heart Association; *ACC* American College of Cardiologists, *NCEP* National Cholesterol Education Programme; *RF* Risikofaktor das LDL-Cholesterin um bis zu 10–20% reduzieren. Sofern die diätetische Therapie nicht zur Erreichung des Behandlungszieles ausreicht, muss eine medikamentöse Therapie begonnen werden. Die Wahl des Medikamentes hängt von der Art und dem Ausmaß der Lipidstoffwechselstörung ab. Vereinfacht gilt, dass die Behandlung des erhöhten LDL-Cholesterins mit HMG-CoA-Reduktase-Inhibitoren (sog. Statine) erfolgen sollte und/oder mit Ionenaustauschern (als Monotherapie bei geringgradiger Hypercholesterinämie oder bei Kindern; als Kombinationstherapie mit Statinen bei ausgeprägter Hypercholesterinämie). Mäßiggradige gemischte Hyperlipidämien lassen sich ebenfalls häufig mit Statinen normalisieren, machmal in Kombination mit Fibraten. Statine sind allerdings nicht geeignet für die Therapie der extremen Hypertriglyzeridämie und der gemischten Hyperlipidämie (Triglyzeride > 1000 mg/dl) [25, 33].

HDL-Cholesterin. Zahlreiche epidemiologische und klinische Studien zeigten eine negative Korrelation zwischen der Serumkonzentration des High-density-Lipoprotein(HDL)-Cholesterins und dem Risiko einer koronaren Herzkrankheit [15] (Abb. 7.4). Nach Ergebnissen der PROCAM-Studie erleiden etwa dreimal mehr Männer mit einem HDL-Cholesterinspiegel < 35 mg/dl (Prävalenz: 17%) in einem Zeitraum von zehn Jahren einen Herzinfarkt im Vergleich zu Probanden mit einem höheren HDL-Cholesterinspiegel. Das Vorhandensein weiterer Risikofaktoren potenziert das mit dem niedrigen HDL-Cholesterin assoziierte KHK-Risiko. Da ein niedriges HDL-Cholesterin häufig mit einer Hypertriglyzeridämie assoziiert ist, ist die Interaktion dieser beiden kardiovaskulären Risikofaktoren von besonderem Interesse. So haben etwa 7% der 40–65-jährigen Männer in der PROCAM-Studie folgende Lipid-

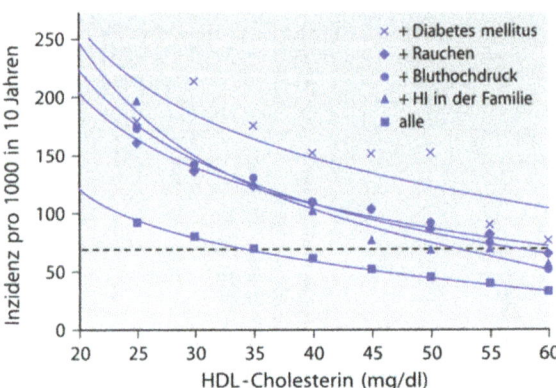

Abb. 7.4. Inzidenz kardiovaskulärer Ereignisse bei 35–65-jährigen Männern im Laufe von 10 Jahren in Abhängigkeit von HDL-Cholesterin und weiteren Risikofaktoren (PROCAM-Studie, 345 Ereignisse bei 4971 Männern). Die gestrichelte Linie repräsentiert das durchschnittliche Risiko (345/4981 = 69/1000 in 10 Jahren). Das Risiko steigt zwar mit fallendem HDL-Cholesterin. Die Relevanz des Risikofaktors hängt aber stark vom Vorhandensein weiterer Risikofaktoren ab. Am höchsten ist das Risiko bei Patienten mit Diabetes mellitus

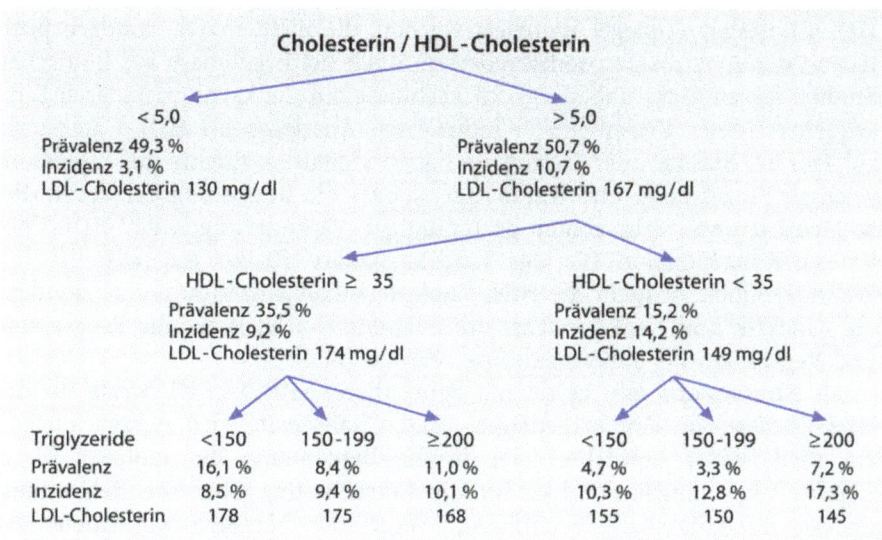

Abb. 7.5. Inzidenz kardiovaskulärer Ereignisse bei 35–65-jährigen Männern im Laufe von 10 Jahren in Abhängigkeit von Cholesterin/HDL-Cholesterin-Quotient, HDL-Cholesterin und Triglyzeriden (PRO-CAM-Studie, 345 Ereignisse bei 4971 Männern). Das höchste Risiko findet sich bei Männern mit hohem Cholesterin/HDL-Cholesterin-Quotient aufgrund eines niedrigen HDL-Cholesterins, insbesondere wenn gleichzeitig die Triglyzeride erhöht sind

stoffwechselkonstellation: Cholesterin/HDL-Cholesterin-Quotient >5, HDL-Cholesterin <35 mg/dl und Triglyzeride >200 mg/dl. Die 10-Jahres-Inzidenz koronarer Ereignisse in dieser Subgruppe beträgt mehr als 17% [25] (Abb. 7.5).

Ein niedriges HDL-Cholesterin ist ebenfalls ein wichtiger Risikofaktor für koronare Ereignisse bei Patienten mit bereits manifester KHK. Ergebnisse einer zweijährigen Nachbeobachtung von 3000 Teilnehmern der ECAT-Studie wie auch einer 20-jährigen Nachbeobachtung von etwa 500 Teilnehmern der Baltimore Longitudinal Heart Study zeigten, dass HDL-Cholesterin ein wichtigerer Prognosemarker bei Patienten mit angiographisch gesicherter KHK ist als LDL-Cholesterin [4].

Derzeit ist nicht klar, ob die inverse Beziehung zwischen HDL-Cholesterin kausal ist, ob ein niedriges HDL-Cholesterin lediglich ein Marker für eine atherogene Stoffwechsellage ist („Metabolisches Syndrom", Insulinresistenz), oder ob das niedrige HDL-Cholesterin als negativer Akut-Phase-Marker das Vorhandensein einer Arteriosklerose anzeigt. Für eine kausale Beziehung sprechen mehrere antiatherogene Eigenschaften von HDL bzw. Protein- oder Lipidkomponenten der HDL sowie die Beobachtungen aus Tierexperimenten, in denen die transgene Expression von ApoA I die Konzentration des HDL-Cholesterins erhöht und suszeptible Tiere vor Arteriosklerose schützt [10]. Gegen eine einfache kausale Beziehung sprechen ebenfalls Ergebnisse von Tierexperimenten, in denen durch transgene

Überexpression oder Knock-out von bestimmten Genen Veränderungen im HDL-Cholesterin-Spiegel induziert wurden, die nicht invers, sondern positiv mit der Arteriosklerose korrelierten. Auch die Ergebnisse aus klinischen Studien lassen nicht unbedingt Rückschlüsse auf die kardiovaskulären Konsequenzen eines therapeutisch induzierten Anstieges im HDL-Cholesterin zu. Fibrate, Statine oder Östrogene haben vielfältige Effekte auf Lipidstoffwechsel, Entzündung und Hämostase, sodass die Bedeutung der durch diese Medikamente verursachten geringfügigen Veränderungen der HDL-Cholesterin-Konzentration für das kardiovaskuläre Risiko ungewiss ist [8]. Wahrscheinlich ist nicht die HDL-Cholesterinkonzentration per se, sondern die Kinetik und Funktionalität des HDL-Stoffwechsels für die Progression und Regression der Arteriosklerose relevant [8, 10].

Als Konsequenz gibt es derzeit keine therapeutischen Zielwerte für das HDL-Cholesterin. Ein erniedrigtes HDL-Cholesterin wird derzeit nur als ein Risikofaktor betrachtet, der in die Berechnung des globalen Herzinfarktrisikos eingeht und damit die Entscheidung über die Behandlung anderer Risikofaktoren beeinflusst. Wegen der häufigen Koinzidenz des niedrigen HDL-Cholesterins mit anderen Komponenten des metabolischen Syndroms (Übergewicht, Hypertriglyzeridämie, Glukoseintoleranz oder Diabetes mellitus, Bluthochdruck), müssen viele Patienten mit niedrigem HDL-Cholesterin spezifisch bezüglich dieser Risikofaktoren behandelt werden (siehe Abb. 7.4). Außerdem profitiert diese Patientengruppe besonders stark von Korrekturen des Lebensstils, also von Nikotinabstinenz, körperlicher Aktivität, Gewichtsreduktion und optimierter Ernährung.

Triglyzeride. Die Rolle der Triglyzeride als kardiovaskulärer Risikofaktor ist kontrovers. Bei univariater Analyse epidemiolgischer Studienergebnisse wurde immer eine positive Korrelation zwischen der Serum-Triglyzeridkonzentration und dem kardiovaskulären Risiko gefunden. Bei multivariater Datenanalyse blieb dieser Zusammenhang jedoch oft nicht stabil. Gründe hierfür sind die schiefe, zu Gunsten normaler (niedriger) Triglyzeridspiegel verschobene Häufigkeitsverteilung und vor allem die häufige Koinzidenz der Hypertriglyzeridämie mit anderen kardiovaskulären Risikofaktoren (niedriges HDL-Cholesterin, Hyperglykämie, Bluthochdruck). Außerdem sinkt bei sehr hohen Triglyzeridspiegeln (>800 mg/dl) das kardiovaskuläre Risiko. Ursache hierfür ist unter anderem die Heterogenität triglyzeridreicher Lipoproteine, die im unterschiedlichen Maße atherogen sind. In Metaanalysen epidemiologischer Studien zeigte sich eine statistisch signifikante, von anderen Risikofaktoren unabhängige Assoziation der Serumtriglyzeridkonzentration mit dem Herzinfarktrisiko. Bei Frauen ist diese Beziehung sogar stärker ausgeprägt als bei Männern [21].

Bei der Behandlung der Hypertriglyzeridämie spielt die Ernährung (d.h. vor allem Meidung von gesättigten Fettsäuren, Zucker und Alkohol) eine noch gravierendere Rolle als bei der Behandlung der Hypercholesterinämie. Sofern die diätetische Therapie nicht zur Erreichung des Behandlungszieles ausreicht, muss eine medikamentöse Therapie begonnen werden. Klassischerweise erfolgt die Behandlung der Hypertriglyzeridämie durch Fibrate, Nikotinsäure oder Fischöl. Mäßiggradige gemischte Hyperlipidämien lassen sich ebenfalls häufig mit Statinen normalisieren, machmal in Kombination mit Fibraten. Statine sind allerdings nicht geeignet für die Therapie der extremen Hypertriglyzeridämie und der gemischten Hyperlipidämie (Triglyzeride > 1000 m/dl).

Lipoprotein(a). Lipoprotein(a) (Lp(a)) unterscheidet sich von LDL durch das Vorhandensein eines weiteren Proteins, des Apolipoprotein(a). Dieses Protein ist strukturell homolog zum Plasminogen, was auch die thrombophilen Eigenschaften von Lp(a) erklären mag [20]. Die Serumkonzentration des Lp(a) ist vor allem genetisch determiniert. Lp(a)-Konzentrationen > 30 mg/dl erhöhen das Risiko für Herzinfarkt, Schlaganfall, venöse Thromboembolien, aber auch für Schwangerschaftskomplikationen (Eklampsie, habituelle Aborte, Wachstumsretardierung) [6, 11, 28]. Erhöhtes Lp(a) scheint insbesondere dann als kardiovaskulärer Risikofaktor relevant zu sein, wenn dieses zusammen mit anderen Risikofaktoren, insbesondere erhöhtem LDL-Cholesterin, auftritt [21].

Aufgrund ihrer starken genetischen Determination ändern sich die Lp(a)-Spiegel wenig im Leben. Eine wichtige Ausnahme ist der Anstieg des Lp(a) in der Menopause bei Frauen mit erhöhtem Ausgangswert, da sowohl Östrogene als auch Gestagene die Sekretion des Lp(a) regulieren. Die Substitution von Sexualsteroiden in der Menopause senkt den Lp(a)-Spiegel und bei Frauen mit hohem Lp(a)-Spiegel das Herzinfarktrisiko [32].

Apolipoproteine und Lipoprotein-Subklassen. In mehreren Studien wurde untersucht, ob die Bestimmung der Serumspiegel der Apolipoproteine A I und B oder von HDL- oder LDL-Subklassen die Abschätzung des koronaren Risikos durch HDL-Cholesterin bzw. LDL-Cholesterin verbessert. Weder die Analyse der ApoA-I-Spiegel noch die von HDL-Subklassen-Konzentrationen (HDL_2 oder HDL_3, LpA-I oder LpA-I, A-II) hat sich der einfachen Bestimmung des HDL-Cholesterins als überlegen bewiesen [9, 30]. Die Situation bezüglich der Bestimmung von ApoB oder „small dense LDL" stellt sich komplexer dar. In mehreren Studien zeigten diese beiden Parameter vom LDL-Cholesterin unabhängige Beziehungen zum KHK-Risiko [26, 29]. Diese Marker verloren aber zumeist ihre unabhängige Assoziation, wenn auch die Konzentration der Triglyzeride berücksichtigt wurde. Insofern kann zumindest heute der klinische Routineeinsatz dieser Parameter nicht empfohlen werden.

Unter den triglyzeridreichen Lipoproteinen sind die Remnants (Chylomikronen-Remnants und VLDL-Remants = IDL) atherogener als ihre naszenten Vorläufer (Chylomikronen und VLDL). Deshalb wurden Tests entwickelt, die selektiv diese Partikel messen. Ihr prädiktiver Wert und damit ihre klinische Relevanz für die Prädiktion koronarer Ereignisse wird derzeit evaluiert [27]. Gleichermaßen werden derzeit Tests klinisch evaluiert, welche die Konzentration oxidierter LDL messen, die als atherogenes Agens der LDL angesehen werden [22].

Zusammengefasst haben sich derzeit für die Klinik keine relevanten Alternativen oder Ergänzungen zur klassischen Lipidstoffwechseldiagnostik (Bestimmung von Gesamt-, LDL-, HDL-Cholesterin und der Triglyzeride) ergeben.

■ Homocystein

Homocystein ist ein Intermediärprodukt im Stoffwechsel der schwefelhaltigen Aminosäuren Cystein und Methionin. Ein erhöhter Homocysteinspiegel ist ein Risikofaktor für Herzinfarkt und Schlaganfall [37]. Empfohlene Cutoffs für die Abschätzung eines erhöhten kardiovaskulären Risikos schwanken zwischen 12 und 18 mmol/l. Der Homocysteinspiegel sollte bestimmt werden bei Patienten mit frühzeitiger Arteriosklerose, insbesondere wenn die Krankengeschichte auch venöse thromboembolische Ereignisse aufweist [25, 37].

Wichtige Ursachen erhöhter Homocysteinspiegel sind neben genetischen Defekten in Schlüsselenzymen des Homocysteinstoffwechsels die gestörte Nierenfunktion und die ungenügende Aufnahme bzw. niedrige Serumspiegel der Vitamine B_{12}, B_6 und Folsäure [27]. Patienten mit Homocysteinspiegeln > 12 µmol/l sollten vermehrt folsäurereiche Nahrung (Gemüse, Früchte) zu sich nehmen. Bei Homocysteinspiegeln > 18 µmol/l sollte mit 400–800 µg Folsäure, 2–4 mg Vitmin B_6 und 400 µg Vitamin B_{12} supplementiert werden [25, 37]. Klinisch relevant ist der Anstieg der Homocysteinspiegel unter der Therapie mit Fibraten; durch Gabe von Folsäure ist dies allerdings reversibel [14].

■ Hämostase- und Entzündungsfaktoren

Hohe Konzentrationen von Fibrinogen, Gerinnungsfaktor VII, Plasminogen-Aktivator-Inhibitor 1 (PAI 1) und C-reaktivem Protein (CRP) wurden in epidemiologischen Studien als kardiovaskuläre Risikofaktoren identifiziert [31]. In der klinischen Routine haben sich diese Parameter bislang nicht für die Abschätzung des Herzinfarktrisikos durchgesetzt, da ihre Plasma- bzw. Serumkonzentrationen intraindividuell stark variieren, Interventionsmöglichkeiten fehlen und häufig Assoziationen mit anderen Risikofaktoren bestehen (Fibrinogen mit Alter und Rauchen, CRP mit Rauchen, Faktor VII und PAI 1 mit Hypertriglyzeridämie) und da Interventionsmöglichkeiten fehlen [25, 33].

Die antithrombotische und antiinflammatorische Therapie mit Acetylsalizylsäure ist ein wichtiges Standbein in der Sekundärprävention kardiovaskulärer Ereignisse. Plättchenaggregationshemmer sollten verordnet werden an Patienten mit stabiler oder instabiler Angina pectoris, nach Herzinfarkt, Bypass-Operation oder Angioplastie, nach transitorisch-ischämischer Attacke, ischämischem Schlaganfall oder peripherer arterieller Verschlusskrankheit [25, 33].

7.3 Abschätzung des globalen kardiovaskulären Risikos

Das Zusammentreffen mehrerer Risikofaktoren erhöht das Risiko für Herzinfarkt und Schlaganfall überproportional (siehe Abb. 7.2, 7.4, 7.5). Die Aussagekraft eines einzelnen Risikofaktors ist gering. Deshalb bauen die neueren Konsensusempfehlungen zur Primärpävention der koronaren Herzkrankheit auf mathematische Methoden auf, mit denen eine Abschätzung des globalen Herzinfarktrisikos möglich ist. Grundlage dieser Algorithmen sind die prospektiven Datenauswertungen der Framingham-Studie (Gemeinsame Empfehlungen der Europäischen Atherosklerose Gesellschaft, der

Tabelle 7.6. Vergleich von Konsensusmethoden für die Abschätzung des Herzinfarktrisikos durch multiple Risikofaktoren

	EAS [33]	International Task Force [25]	AHA, ACC, NCEP [12, 18]
Berücksichtigte Risikofaktoren	Geschlecht, Alter, Rauchen, systolischer Blutdruck, Cholesterin	Alter, Familiengeschichte, Rauchen, Diabetes mellitus, systolischer Blutdruck, LDL-Cholesterin, HDL-Cholesterin, Triglyzeride	Geschlecht, Alter, Rauchen, Diabetes mellitus, systolischer Blutdruck, Cholesterin, HDL-Cholesterin
Methode der Risikoabschätzung	Tabellen (Sheffield)	Algorithmus (www/chd-taskforce.de) oder Zählen von Risikofaktoren (zukünftig auch Scoring)	Scoring in Kombination mit Tabelle oder Zählen von Risikofaktoren
Datenquelle	Framingham (Weibull)	PROCAM	Framingham
Anwendbarkeit auf Frauen	ja	nein	ja
Altersspanne (Jahre)	30–70	35–65	30–75
Diagnostische Wertigkeit[a]			
■ Sensitivität	50,5%	38,5%	24,6%
■ Spezifität	84,8%	95,7%	94,3%
■ Prädiktiver Wert des positiven Tests	1,7%	4,4%	2,2%
■ Prädiktiver Wert des negativen Tests	96,0%	99,7%	99,6%
■ Diagnostische Effizienz	82,5%	91,8%	89,6%

EAS European Atherosclerosis Society, *AHA* American Heart Association, *ACC* American College of Cardiologists, *NCEP* National Cholesterol Education Programme, *RF* Risikofaktor
[a] Bei der Vorraussage von koronaren Ereignissen aufgrund eines geschätzten globalen Risikos von 2% pro Jahr bei 35–65 Jahre alten Männern während einer 10-jährigen Nachbeobachtung (325 Ereignisse, 4818 Männer, PROCAM-Studie)

Europäischen Gesellschaft für Kardiologie, der Europäischen Hochdruck-Gesellschaft etc. sowie die gemeinsamen Empfehlungen der American Heart Association und des American College of Cardiologists in den USA) [18, 33] oder der PROCAM-Studie (International Task Force for the Prevention of Coronary Heart Disease) [25]. Die Berechnung erfolgt mit Hilfe von Tabellen (sog. Sheffield-Tafeln; [33]), anhand eines Scoring-Systems [18] oder eines Computerprogrammes (abfragbar im Internet unter www/chd-taskforce.de [25]). Gemeinsam ist allen Verfahren, dass ein durchschnittliches absolutes Risiko berechnet wird, im Verlaufe von 10 Jahren einen Herzinfarkt zu erleiden. Die Methoden zur globalen Abschätzung des Herzinfarktrisikos unterscheiden sich durch die berücksichtigten Risikofaktoren, durch die Anwendbarkeit auf Frauen und durch die Art der Auswertung (Tabelle 7.6). Zumindest bei Männern sind wegen der deutlich besseren Spezifität, den prädiktiven Wertigkeiten und der diagnostischen Effizienz die Richtlinien der International Task Force und der AHA/ACC den Richtlinien der EAS deutlich überlegen (siehe Tabelle 7.6). Kritisch angemerkt werden muss für alle Methoden, dass die Datenbasis aus den USA und Deutschland stammt. Da die Wertigkeit von Risikofaktoren stark durch genetische Faktoren und Umweltfaktoren moduliert wird, kann das Risiko mit Hilfe dieser Verfahren in unterschiedlichen Ländern fehleingeschätzt werden [18, 25, 33]. Deshalb enthalten die internationalen Konsensusempfehlungen nationenspezifische Modifikationen.

Bei Männern jenseits des 60. Lebensjahres wird das absolute Risiko eines Herzinfarktes durch die Risikoalgorithmen wegen der überragenden Bedeutung des Faktors „Alter" stark überschätzt. Umgekehrt wird das absolute und damit lebenslange Risiko junger Menschen deutlich unterschätzt. Deshalb empfehlen AHA und ACC dynamische Schwellenwerte für die Abschätzung des Herzinfarktrisikos anstatt der festen 2% pro Jahr (siehe Tabelle 7.5) [18].

7.4 Abschätzung des kardiovaskulären Risikos mittels genetischer Marker

Die familiäre Häufung von Gefäßerkrankungen veranschaulicht die Bedeutung genetischer Prädisposition für das kardiovaskuläre Risiko. Entsprechend werden intensiv Gene bzw. genetische Varianten gesucht, die das Herzinfarktrisiko determinieren. Monogene Erkrankungen sind sehr selten Ursachen für eine frühzeitige koronare Herzerkrankung (siehe Tabelle 7.3). Vielmehr ist die Arteriosklerose eine polygene und multifaktorielle Erkrankung, bei der allelische Varianten verschiedener Gene miteinander und mit Umweltfaktoren interagieren. In Assoziationsstudien wurde eine Vielzahl von Allelen identifiziert, die statistisch signifikant mit koronarer Herzkrankheit assoziiert wurden (Tabelle 7.7) [13]. Allerdings verändert ein

Tabelle 7.7. Auswahl von mit KHK und kardiovaskulären Risikofaktoren assoziierten Genpolymorphismen

	Genloci	Polymorphismen	Assoziierte Risikofaktoren
■ Lipidstoffwechsel	Apolipoprotein B (APOB)	71:Ile; 3500:Gln	LDL-Cholesterin
	ApoC III (APOC3)	−625delT; −482T; −455C; 1100T; 3175G; 3206G	HDL-Cholesterin, Triglyzeride
	ApoE (APOE)	112:Arg; 158:Cys	LDL-Cholesterin, HDL-Cholesterin, Triglyzeride
	Cholesterinestertransferprotein (CETP)	405:Ile; 442:Gly	HDL-Cholesterin, Triglyzeride
	Lipoproteinlipase (LPL)	−93G; −39C; 9:Asn; 291:Ser; 447:End	HDL-Cholesterin, Triglyzeride
	Paraoxonase (PONA)	192:Arg	Paraoxonase
■ Aminosäurestoffwechsel	Cystathionbetasynthase (CBS)	114:Val; 125:Gln; 231:Asp; 278:Thr; 307:Gly	Homocystein
	Methylentetrahydrofolat-Reduktase (MTHFR)	677T; 692T	Homocystein
■ Renin-Angiotensin-System	Angiotensin-Converting-Enzym (ACE)	Del	ACE-Aktivität, Blutdruck
	Angiotensin-Rezeptor II (ATR2)	1166C	Blutdruck
	Angiotensinogen (ATG)	235:Thr	Blutdruck
■ Hämostase	β-Fibrinogen (BFIB)	−455A	Fibrinogen
	Faktor V (FV)	506:Gln	Resistenz gegenüber aktiviertem Protein C
■ Plättchenfunktion	Glykoprotein Ibα(GPIb)	Thr145Met	
	Glykoprotein IIIa (GPIIIa)	33:Pro	
■ Endothelfunktion	Endotheliales Leukozyten-Adhäsionsmolekül (ELAM)	98T; 128Arg; 554:Phe	
	Stickoxidsynthase (ENOS)	intron 13 VNTR	
	Thrombomodulin (TM)	Ala455Val	
■ Gefäßwand, Matrix	Stromyelisin (MMP3)	5A/6A Promotor	

einzelner Polymorphismus das Herzinfarktrisiko nur unwesentlich (häufig nur ±10%). Außerdem wurden viele dieser Assoziationen nicht in allen Populationen reproduziert. In der Konsequenz gibt es heute keine genetischen Marker, deren klinischer Einsatz für die Abschätzung des Herzinfarktrisikos empfohlen werden kann. Die Zukunft wird allerdings wahrscheinlich die Entwicklung und Anwendung multiallelischer oder multiparametrischer

Tests bringen, bei denen die kombinierte Information mehrer genetischer Marker und klinischer und biochemischer Daten das Herzinfarktrisiko optimal berechnen hilft.

Schlussfolgerungen für die Prävention der KHK der Frau

Gefäßerkrankungen sind ein Gesundheitsproblem vor allem für die ältere Frau. Vor der Menopause sind koronare Ereignisse die Ausnahme. Besonderer ärztlicher Aufmerksamkeit und aggressiver Behandlung von Risikofaktoren bedürfen allerdings prämenopausale Frauen mit Diabetes mellitus, ausgeprägter Hypertonie oder seltenen monogenen Lipidstoffwechselstörungen. Darüber hinaus gilt es, bei allen Frauen, also auch vor der Menopause, modifizierbare, d.h. durch den Lebensstil bedingte Risikofaktoren aufzudecken und zu korrigieren: Rauchen, Übergewicht, Fehlernährung, körperliche Inaktivität.

Nach der Menopause tragen kardiovaskuläre Erkrankungen wesentlich zur Morbidität und Mortalität von Frauen bei. Obwohl Östrogene mehrere positive Effekte auf das kardiovaskuläre System und Risikofaktoren ausüben, haben kontrollierte Interventionsstudien gezeigt, dass eine Hormonsubstitutionstherapie (HST) mit Östrogenen in der Sekundärprävention das Risiko für venöse thromboembolische Ereignisse erhöht und keine Herzinfarkte verhindert. Daten kontrollierter Studien zur Primärprävention fehlen. Insofern kann heute keine allgemeine Empfehlung zur Durchführung einer postmenopausalen Hormonsubstitutionstherapie für eine Prävention kardiovaskulärer Erkrankungen ausgesprochen werden. Es werden Marker benötigt, die Frauen identifizieren, welche von der HST profitieren, ohne überdurchschnittliche Risiken für Thrombose oder Mammakarzinom einzugehen. Alternativ müsste der Nachweis erbracht werden, dass die postmenopausale Behandlung mit bestimmten HST-Regimen (Art, Dosierung und Applikation der Östrogene bzw. Gestagene), mit Tibolon, Raloxifen oder ähnlichen substitutiven Steroiden ein günstigeres Chancen-Risiken-Verhältnis aufweist als die konventionelle HST mit Östrogenen und Medroxyprogesteron. Bis dahin sollten bei postmenopausalen Frauen mit erhöhtem KHK-Risiko bevorzugt solche Therapeutika eingesetzt werden, für die in kontrollierten Studien nachgewiesen wurde, dass sie sicher sind und kardiovaskuläre Ereignisse vermeiden helfen: Statine, Betablocker und Acetylsalizylsäure. Bestimmte Risikofaktoren können Anlass sein, eine HST zu beginnen (z.B. Lp(a)-Erhöhung) oder zu unterlassen (z.B. die orale Therapie mit Östrogenen bei Hypertriglyzeridämie oder Thrombophilie).

Literatur

1. Alberti KGMM, Zimmer PT (1998) Definition, diagnosis, and classification of diabetes mellitus and its complications. Part 1: diagnosis and classification of diabetes mellitus. Provisional report of a WHO consultation. Diabetes Med 15:539–553
2. American Diabetes Association (1999) Clinical Practice recommendations. Diabetes Care 22(Suppl 1):S1–S114
3. Barrett-Connor E, Grady D (1998) Hormone replacement therapy, heart disease, and other considerations. Ann Rev Public Health 19:55–72
4. Bolibar I, Eckardstein A von, Assmann G, Thompson S on behalf of the ECAT Angina Pectoris Study Group (2000) Short-term prognostic value of lipid measurements for coronary events in patients with angina pectoris. Thromb Haemost 84:955–960T
5. DeFronzo RA (1999) Pharmacologic therapy for type 2 diabetes mellitus. Ann Int Med 17(131):281–303
6. Depka M von, Nowak-Gottl U, Eisert R, Dieterich C, Barthels M, Scharrer I, Ganser A, Ehrenforth S (2000) Increased lipoprotein (a) levels as an independent risk factor for venous thromboembolism. Blood 96:3364–3368
7. Eckardstein A von, Assmann G (2000) Kardiovaskuläre Wirkungen und Einfluß auf den Lipidstoffwechsel von substitutiven Steroiden. In: Fischl FH, Huber JH (Hrsg) Menopause – Andropause: Die Hormonsubstitution im Wandel der Zeit. Krause & Pachernegg GmbH, Gablitz, S 119–132
8. Eckardstein A von, Assmann G (2000) Prevention of coronary heart disease by raising of HDL cholesterol? Curr Opin Lipidol 11:627–637
9. Eckardstein A von, Huang Y, Assmann G (1994) Physiological role and clinical relevance of high density lipoprotein subclasses. Curr Opin Lipidol 5:404–416
10. Eckardstein A von, Nofer JR, Assmann G (2001) HDL and coronary heart disease: Role of cholesterol efflux and reverse cholesterol transport. Arterioscler Thromb Vasc Biol 20:13–27
11. Eckardstein A von, Schulte H, Cullen P, Assmann G (2001) Lipoprotein(a) further increases the risk of coronary events in men with high global cardiovascular risk. J Am Coll Cardiol 37:2434–2439
12. Expert Panel on detection, evaluation and treatment of high blood cholestreol in adults (Grundy SM, chairman) (1994) The second report of the National Cholesterol Education Program (NCEP) expert panel on detection, evaluation and treatment of high blood cholesterol in adults (Adult Treatment Panel II). Circulation 89:1329–1445
13. Funke H, Assmann G (1999) Strategies for the assessment of genetic coronary artery disease risk. Curr Opin Lipidol 10:285–291
14. Giral P, Bruckert E, Jacob N, Chapman MJ, Foglietti M, Turpin G (2001) Homocysteine and lipid lowering agents. A comparison between atorvastatin and fenofibrate in patients with mixed hyperlipidemia. Atherosclerosis 154:421–427
15. Gordon D, Rifkind BM (1989) Current concepts: high density lipoproteins – the clinical implications of recent studies. N Engl J Med 321:1311–1315
16. Gould AL, Rossouw JE, Santanello NC, Heyse J, Furberg CD (1998) Cholesterol reduction yields clinical benefit. Impact of statin trials. Circulation 97:946–952
17. Grady D, Rubin SN, Petitti DB, Fox CS, Black D, Ettinger B, Ernster VL, Cummings SR (1992) Hormone therapy to prevent disease and prolong life in postmenopausal women. Annual Internal Medicine 117:1016–1037
18. Grundy SM, Pasternak R, Greenland P, Smith S, Fuster V (1999) Assessment of Cardiovascular risk by use of multipe-risk factor assessment equations. A statement for health care professionals from the American Heart Association and the American College of Cardiology. Circulation 100:1481–1492

19. Haffner SM, Lehto S, Ronnemaa T, Pyorala K, Laakso M (1998) Mortality from coronary heart disease in subjects with type 2 diabetes and in nondiabetic subjects with and without prior myocardial infarction. N Engl J Med 339(4):229–234
20. Hobbs HH, White AL (1999) Lipoprotein(a): intrigues and insights. Curr Opin Lipidol 10:225–236 (Review)
21. Hokanson JE, Austin MA (1996) Plasma triglyceride level is a risk factor for cardiovascular disease independent of high-density lipoprotein cholesterol level: a meta-analysis of population-based prospective studies. J Cardiovasc Risc 3:213–219
22. Holvoet P, Collen D, Van de Werf F (1999) Malondialdehyde-modified LDL as a marker of acute coronary syndromes. JAMA 281:1718–1721
23. Hulley S, Grady D, Bush T, Furberg C, Herrington D, Riggs B, Vittinghoff E (1998) Randomized trial of estrogen plus progestin for secondary prevention of coronary heart disease in postmenopausal women. JAMA 280:605–613
24. Hypertension Control Report of a WHO Expert Committee (1996) WHO Technical Report Series No. 862, Worl Health Organization, Geneva
25. International Task Force for Prevention of Coronary Heart Disease (1998) Coronary heart disease: Reducing the risk. The scientific background to primary and secondary prevention of coronary heart disease. A worldwide view. Nutr Metab Cardiovasc Dis 8:205–271
26. Lamarche B, Tchernof A, Mauriege P, Cantin B, Dagenais GR, Lupien PJ, Despres JP (1998) Fasting insulin and apolipoprotein B levels and low-density lipoprotein particle size as risk factors for ischemic heart disease. JAMA 279:1955–1961
27. McNamara JR, Shah PK, Nakajima K, Cupples LA, Wilson PW, Ordovas JM, Schaefer EJ (2001) Remnant-like particle (RLP) cholesterol is an independent cardiovascular disease risk factor in women: results from the framingham heart study. Atherosclerosis 154:229–236
28. Nowak-Göttl U, Junker R, Eckardstein A von, Kosch A, Nohe N, Schobess R, Ehrenforth S, Kruz WD (2001) Risk of recurrent venous thrombosis in children with combined prothrombotic risk factors. Blood 97:858–862
29. Packard C, Caslake M, Shepherd J (2000) The role of small, dense low density lipoprotein (LDL): a new look. Int J Cardiol 74(Suppl 1):S17–22
30. Rader DJ, Hoeg JM, Brewer HB (1994) Quantitation of plasma apolipoproteins in the primary and secondary prevention of coronary artery disease. Ann Intern Med 120:1012–1025 (Review)
31. Ridker PM (1999) Evaluating novel cardiovascular risk factors: can we better predict heart attacks? Ann Intern Med 130:933–937
32. Shlipak MG, Simon JA, Vittinghoff E, Lin F, Barrett-Connor E, Knopp RH, Levy RI, Hulley SB (2000) Estrogen and progestin, lipoprotein(a), and the risk of recurrent coronary heart disease events after menopause. JAMA 283:1845–1852
33. Task Force Report (1998) Prevention of coronary heart disease in clinical practice: Recommendations of the second joint task force of European and Other Societies on coronary prevention. Atherosclerosis 140:199–270
34. The Expert Committee on the Diagnosis and Classification of Diabetes mellitus (1997) Report of the Expert Committee on the Diagnosis and Classification of Diabetes mellitus. Diabetes Care 20:1183–1197
35. The Sixth Report of the Joint National Committee on Prevention, Detection, Evaluation and Treatment of high blood pressure (1997) Arch Intern Med 157:2413–2446
36. UK Prospective Diabetes Study (UKPDS) Group (1998) Intensive blood-glucose control with sulphonylureas or insulin compared with conventional treatment and risk of complications in patients with type 2 diabetes (UKPDS 33). Lancet 352(9131):837–353
37. Welch GN, Loscalzo J (1998) Homocysteine and atherothrombosis. N Engl J Med 338: 1042–1050

KAPITEL 8 Der Einfluss psychosozialer Faktoren auf die KHK bei Frauen

T. SPECHT

8.1 Einführung

Jeder Leser dieses Buches wird am eigenen Leib und am Beispiel seiner Patientinnen und Patienten schon Erfahrungen mit dem engen Wechselspiel zwischen körperlicher und seelischer Befindlichkeit gemacht haben; etwa, dass Menschen, die hohen Belastungen im Alltagsleben ausgesetzt sind, anfälliger sind für körperliche Erkrankungen. So gehen etwa die Hälfte der Patienten bzw. Patientinnen mit einer koronaren Herzkrankheit (KHK) davon aus, dass Stress eine Hauptursache ihrer Erkrankung ist. Und tatsächlich konnte der Einfluss von psychosozialen Faktoren wie Angst, Depression, hoher subjektiver Belastung oder schlechter sozialer Unterstützung auf den somatischen Verlauf der KHK inzwischen durch eine Vielzahl von Studien gut belegt werden. Davon handelt der erste Teil dieses Kapitels.

Daneben ist von besonderer Bedeutung, dass die verschiedenen Risikofaktoren nicht unabhängig voneinander sind, sondern dynamisch zusammenwirken. Das gilt sowohl für die psychosozialen Faktoren untereinander als auch für das Zusammenspiel mit den klassischen somatischen Risikofaktoren. Die Ergebnisse zeigen dabei, wie wichtig die Integration des psychosozialen Kontext, wie wichtig also eine „biopsychosoziale" ärztliche Haltung bei Überlegungen zum Umgang mit KHK-Patienten und -Patientinnen ist. Die Besonderheiten, die sich ergeben, wenn man den psychosozialen Kontext von Frauen und Männern mit KHK getrennt betrachtet, werden im zweiten Teil dieses Kapitels beschrieben.

8.2 Psychosoziale Risikofaktoren

Tabelle 8.1 gibt einen kurzen Überblick über die bekannten psychosozialen Risikofaktoren mit Einfluss auf die KHK.

- Für die *Depression* konnte in einer großen Zahl von Studien ein sehr deutlicher Effekt auf die Krankheitsentwicklung und die Sterblichkeit nachgewiesen werden. So vervierfacht eine Depression nach Myokardinfarkt die Sterblichkeit im folgenden halben Jahr, und das unabhängig

Tabelle 8.1. Für welche psychosozialen Faktoren konnte ein Einfluss auf Entwicklung und Verlauf der KHK gezeigt werden?

Kardiovaskuläre Risikofaktoren		
Bio	**Psycho**	**Sozial**
■ Arterielle Hypertonie ■ Diabetes mellitus ■ Rauchen ■ Hypercholesterinämie ■ Übergewicht ■ Fehlernährung ■ Bewegungsmangel	■ negativer Affekt (Depression, phobische Angst) ■ Feindseligkeit ■ Typ-D-Persönlichkeit (negative Affektivität und soziale Inhibition) ■ hohe subjektive Belastung	■ sozioökonomischer Status (Einkommen, Schichtzugehörigkeit, Ausbildung, Arbeitslosigkeit) ■ soziale Unterstützung, soziale Isolation ■ beruflicher Stress („high demand – low control", „effort-reward-imbalance") ■ „life changes" (Trauerfall, Scheidung, Jobverlust, Umzug, Ferien...)
	Auslöser (akuter Koronarsyndrome): ■ „life events" (Trauerfall, Naturkatastrophen...) ■ „vitale Erschöpfung" (Müdigkeit, Reizbarkeit, Niedergeschlagenheit) ■ akute Ärgerepisoden	
Interaktion: ■ Die Faktoren können sich gegenseitig beeinflussen. ■ Gemeinsames Auftreten kann das Risiko potenzieren.		

von den übrigen Risikofaktoren. Epidemiologisch bedeutsam ist dabei, dass depressive Störungen bei Frauen sowohl in der Normalbevölkerung als auch bei bekannter KHK doppelt so häufig sind. Da Frauen nach Myokardinfarkt bekanntermaßen eine etwas höhere Sterblichkeit als Männer haben, könnte man fragen, ob die Depression dabei einen Beitrag leistet. Im Zusammenhang mit dieser Frage ist eine Studie von Frasure-Smith [10] an einer großen Stichprobe von Post-Infarkt-Patienten interessant. Die untersuchten Frauen waren durchschnittlich fünf Jahre älter, hatten häufiger eine bekannte Hypertonie oder einen Diabetes mellitus, waren häufiger unverheiratet oder alleinlebend und schlechter ausgebildet. Die Hälfte der Frauen und ein Viertel der Männer zeigte im Test eine Depression. Dabei waren unverheiratete, alleinstehende Männer häufiger, unverheiratete, alleinstehende Frauen jedoch seltener depressiv. In der statistischen Auswertung zeigt sich, dass die Depression deutlich und von anderen Faktoren unabhängig mit der kardialen Sterblichkeit verbunden ist; dieser Zusammenhang ist jedoch vom Geschlecht unabhängig. Damit ist die bei Frauen häufigere Depression zwar nicht verantwortlich für den Unterschied in der Sterblichkeit zwischen den Geschlechtern; es bleibt aber festzuhalten, dass depressive Frauen ein erhöhtes Risiko haben.

■ Neben der Depression konnte auch für *Angst* ein Zusammenhang hergestellt werden. Hier ist die Studienlage jedoch nicht so sicher, und vor allem gibt es nur ungenügende Zahlen von Frauen. Interessant ist jedoch, dass sich das Symptom Angst an sich nicht ungünstig auswirken muss: Eine Studie von Herrmann-Lingen [12] zeigt, dass generelle Ängstlichkeit sich auf die Prognose sogar günstig auswirken kann, möglicherweise vermittelt durch ein vermehrtes Hilfesuchen bzw. ein strengeres Einhalten der Behandlungsempfehlungen. Problematisch scheint eher der Aspekt von Angst zu sein, der Ausdruck einer chronisch beeinträchtigten psychischen Befindlichkeit ist und der mit Vermeidungsverhalten einhergeht.

■ Der neben der Depression am besten belegte psychosoziale Risikofaktor ist die sogenannte *soziale Unterstützung*. Dieses Modell ist jedoch noch nicht ganz einheitlich definiert und umfasst sowohl die Quantifizierung sozialer Bindungen als auch die Qualität der subjektiv wahrgenommenen emotionalen Unterstützung. Insgesamt führt eine geringe soziale Unterstützung grob zu einer Verdreifachung der kardialen Sterblichkeit.

Mit Blick auf Frauen sind folgende Daten besonders interessant: Es konnte gezeigt werden, dass die Sterblichkeit nach Infarkt bei alleinstehenden im Vergleich zu verheirateten Männern doppelt so hoch und dass die Lebenserwartung von verwitweten gegenüber verheirateten Männern verringert ist; diese Befunde finden sich nicht bei Frauen [4, 11]. Außerdem haben Männer unter psychischer Belastung im Laborversuch signifikant niedrigere Kortisolspiegel, wenn die Lebenspartnerin unterstützend dabei ist; bei Frauen macht die Anwesenheit des Partners keinen Unterschied. Damit stellt sich die Frage, ob Frauen von sozialer Unterstützung etwa nicht profitieren oder ob die Männer ihnen keine effektive Unterstützung anbieten.

In diesem Zusammenhang führte Glynn [11] ein Experiment durch, bei dem Frauen und Männer im Laborversuch eine freie Rede halten mussten. Sie hatten dabei entweder einen männlichen oder einen weiblichen Zuhörer, der sich entweder unterstützend oder nicht unterstützend verhielt. Es zeigte sich, dass das unterstützende Verhalten der Zuhörerinnen sowohl bei männlichen als auch bei weiblichen Rednern zu einer signifikanten Verringerung der kardiovaskulären Stressreaktion führte. Das unterstützende Verhalten durch einen Mann hatte jedoch weder bei Frauen noch bei Männern einen Effekt, obwohl der Zuhörer als unterstützend wahrgenommen worden war.

Eine weitere Studie von King [15] verglich die soziale Unterstützung, die Patienten und Patientinnen nach Bypassoperation erhielten. Sie zeigt, dass der überwiegende Teil der Männer von ihren Lebenspartnerinnen versorgt wurde. Bei den Frauen war es nur etwas mehr als die Hälfte, denen der Lebenspartner zur Verfügung stand. Statt dessen wurden hier zu einem größeren Teil Töchter oder Freundinnen – also wiederum Frauen – tätig. Aber auch bei der Qualität der Versorgung durch den Partner zeigte sich ein Geschlechterunterschied. Während pflegende Männer den „Management-Aspekt" der Versorgung gut erledigten, fühlte sich ein großer Teil der von ihnen zu pflegenden Frauen emotional unzureichend unterstützt.

Man könnte also vermuten, dass Frauen effektivere soziale Unterstützung anbieten können. Das deckt sich mit dem traditionellen Rollenmodell und passt zu der Beobachtung, dass Männer dazu neigen, Unterstützung überwiegend von einer Person, nämlich ihrer Lebenspartnerin, anzunehmen, während Frauen ein größeres Netzwerk an engen – meist weiblichen – Freunden haben. Auf diese Weise könnte der Verlust des Lebenspartners bei Männern mehr ins Gewicht fallen.

- Für diese Überlegungen ist ein weiterer sozialer Risikofaktor von Bedeutung, der *sozioökonomische Status* (SES). Hierzu gehören Begriffe wie Einkommen, Ausbildung oder Schichtzugehörigkeit. Er kann bis zu einer Verdreifachung der kardialen Mortalität führen und scheint bei Frauen eher einen größeren Effekt zu haben als bei Männern. Bei Frauen wirkt sich überdies auch ein niedriger SES des Lebenspartners ungünstig auf das Risiko aus. Neben niedriger sozialer Schicht konnte gerade für eine schlechte Ausbildung ein starker Zusammenhang mit den klassischen Risikofaktoren wie Rauchen, Fehlernährung, Hypercholesterinämie oder Bluthochdruck aufgezeigt werden.

  Während nun bei Männern verhältnismäßig klar ist, dass sich Berufstätigkeit und Verheiratetsein auf die Gesundheit günstig auswirken, sind die Zusammenhänge bei Frauen komplizierter. Die Wahrnehmung von Abhängigkeit und Kontrollverlust scheint neben der unmittelbaren Belastung eine wichtige Rolle zu spielen. So kann die Ehe für eine Frau zur Verbesserung der sozioökonomischen Situation und zu besserer sozialer Unterstützung führen, aber auch zu ökonomischer Abhängigkeit und zu der Erwartung, für andere sorgen zu müssen. Eine Studie an Ehepaaren zeigt, dass für die Entwicklung einer Depression bei den Frauen nicht die tatsächliche Aufteilung der häuslichen Aufgaben ausschlaggebend ist, sondern die subjektive Wahrnehmung über die Angemessenheit dieser Verteilung.

- Auch bei der *Berufstätigkeit* ist die Interpretation der Ergebnisse für Frauen komplexer. Es konnte gezeigt werden, dass sich die *Berufstätigkeit an sich* günstig auswirkt, wenn auch in geringerem Ausmaß als bei Männern. Ungünstig für beide Geschlechter sind Berufe mit hoher Stressbelastung bei geringer Gegenleistung – z. B. in Form von Gehalt, Sicherheit, Sozialstatus oder Lob; Berufe also, in denen der Frauenanteil relativ hoch ist. Besondere Aufmerksamkeit verdient in diesem Zusammenhang die Frage nach den Folgen der Doppelbelastung durch Beruf und Familie. Es gibt Hinweise, dass das gleichzeitige Vorhandensein von Berufstätigkeit und Familie bei Frauen zu einer Erhöhung der KHK-Inzidenz führt. Diese ist auch erhöht bei Frauen, die das Gefühl haben, durch zwischenmenschliche Verpflichtungen – z. B. Kinder – in ihren beruflichen Entfaltungsmöglichkeiten eingeschränkt zu sein. Insgesamt sind zu diesem Punkt noch wenig Daten vorhanden, aber die Vermutung liegt nahe, dass Maßnahmen, die berufstätige Mütter entlasten würden, diesen auch gesundheitlich zugute kommen könnten.

- Es hat verschiedene Versuche gegeben, die Befunde für die einzelnen psychologischen Konstrukte zu einem Gesamtbild zusammenzufassen. Das ist sinnvoll, weil allgemein akzeptiert ist, dass sie nicht unabhängig voneinander, sondern im Zusammenspiel wirksam werden.

  Ein interessantes Modell stammt von Denollet [6]. Seine *„Typ-D-Persönlichkeit"* – D steht für „distressed", also belastet – verbindet „negative Affektivität" mit „sozialer Inhibition"; also das Gefühl beeinträchtigter psychischer Befindlichkeit auf der einen Seite mit der Unfähigkeit, diese auszudrücken bzw. sich Unterstützung aus dem sozialen Umfeld zu holen auf der anderen. So kann Erschöpfung und sozialer Rückzug auch zu einem Verlust an sozialer Unterstützung führen. Denollet konnte zeigen, dass weniger die Einzelfaktoren als vielmehr ihr gemeinsames Auftreten mit kardialer Erkrankung und Sterblichkeit assoziiert sind.

- Manchem Leser wird auch noch das *Typ-A-Verhalten*, das Ende der 50er Jahre von Friedman und Rosenman nach Verhaltensbeobachtungen beschrieben wurde, in Erinnerung sein. Es umfasst u. a. übersteigerten Tatendrang, Feindseligkeit und Konkurrenzstreben. Im Langzeitverlauf konnte jedoch kein unabhängiger Effekt auf die kardiale Mortalität mehr nachgewiesen werden, weshalb es heute überwiegend verlassen ist. Ein Erklärungsversuch ist, dass nicht das gesamte Typ-A-Konstrukt, sondern nur die Komponente „Feindseligkeit" für das Herz „toxisch" wirkt. Deshalb wird dieser Ansatz noch weiter erforscht.

- *Feindseligkeit* als Überbegriff beschreibt im Sinne eines Persönlichkeitsmerkmals Faktoren wie Ärger, Misstrauen und Zynismus, und man geht davon aus, dass feindselige Menschen bei zwischenmenschlichen Konflikten und Widerständen eine erhöhte „kardiovaskuläre Reagibilität" zeigen, dass also Blutdruck und Herzfrequenz stärker ansteigen. Derzeit ist das Konstrukt aber noch nicht als eigenständiger koronarer Risikofaktor anerkannt. Interessant ist jedoch, dass es bei der Feindseligkeit einige geschlechtsspezifische Unterschiede gibt. Man unterscheidet zwei Dimensionen, nämlich „Einflussnahme" (engl. „agency") und „Gemeinschaftlichkeit" (engl. „communion"), und man geht davon aus, dass Männer und Frauen verschieden anfällig sind für die negativen seelischen und körperlichen Folgen von Belastungen in diesen Bereichen. Bei „Einflussnahme" geht es mehr um zwischenmenschliche Kontrolle und Rangordnung, um Dominanz oder Unterwürfigkeit, Ehrgeiz oder Antriebsarmut. Hier scheinen Männer verwundbarer zu sein. Die Dimension „Gemeinschaftlichkeit" beschreibt Fürsorglichkeit, Zuneigung und das Erreichen gemeinsamer Ziele. Es geht um feindlich oder freundlich bzw. um streitbar oder zustimmend. Belastungen in diesem Bereich scheinen für Frauen schwerer auszuhalten zu sein. Dies passt auch zu den traditionellen Geschlechterrollen.

In einer experimentellen Studie von Smith [22] sollten Ehepaare im Labor ein vorgegebenes Thema diskutieren und dabei entweder gleicher oder verschiedener Meinung sein oder versuchen, den anderen von der eigenen Meinung zu überzeugen. Anschließend wurde die kardiovaskuläre Reagibilität von feindseligen und nichtfeindseligen Menschen verglichen. Dabei zeigten die feindseligen Ehemänner unter dem Druck, zwischenmenschlich die Oberhand gewinnen zu müssen, einen deutlich höheren Blutdruckanstieg, und sie erlebten ihre Frauen als unfreundlicher; bei den Frauen war dieser Effekt nicht nachweisbar. Allerdings zeigten die Frauen feindseliger Männer einen erhöhten Blutdruckanstieg unter dem Druck der Meinungsverschiedenheit.

Gerade mit dem Konzept der sozialen Unterstützung zeigen sich hier mögliche Zusammenhänge: Feindselige Männer profitieren bekanntermaßen weniger von sozialer Unterstützung. Und: Feindseligkeit ist mit kurzer Dauer und schlechter Qualität von Ehen verbunden, das Fehlen einer Partnerschaft wiederum mit der Sterblichkeit.

Der Einfluss psychosozialer Faktoren auf das kardiale Risiko insgesamt ist vor allem bei gemeinsamem Auftreten in der gleichen Größenordnung von Bedeutung wie die sogenannten Standardrisikofaktoren – z.B. Bluthochdruck oder Hypercholesterinämie – oder somatische Prognosefaktoren – z.B. die linksventrikuläre Pumpfunktion.

Dies wird in einer Studie von Welin [24] an Patienten nach Myokardinfarkt anschaulich zusammengefasst: Eine erhöhte Sterblichkeit im Zehn-Jahres-Verlauf war hier verbunden mit weiblichem Geschlecht, Herzinsuffizienz, ventrikulären Rhythmusstörungen drei Monate nach Infarkt, Depression und schlechter sozialer Unterstützung.

Hinzu kommt, dass eine zusätzliche deutliche Risikosteigerung resultiert, wenn psychosoziale und somatische Faktoren zusammenwirken. Das konnte z.B. für das gemeinsame Auftreten von Depression und Rauchen, aber auch für Depression und ventrikuläre Rhythmusstörungen nach Infarkt gezeigt werden.

Tabelle 8.2 zeigt auf, wie man sich diese „somatische Einflussnahme" psychosozialer Faktoren pathophysiologisch vorstellen kann. So konnte für eine Reihe von Mechanismen der Arterioskleroseentwicklung bzw. der Entwicklung von akuten Koronarsyndromen und bedrohlichen Herzrhythmusstörungen ein Zusammenhang hergestellt werden. Das gilt für das Ge-

Tabelle 8.2. Für welche KHK-relevanten pathophysiologischen Vorgänge konnte ein Zusammenhang mit psychosozialen Faktoren gezeigt werden?

Pathophysiologische Mechanismen	
Akut	Chronisch
■ Herzfrequenz / Blutdruck	■ Herzfrequenz / Blutdruck
■ proarrhythmogene Effekte	■ Imbalance des autonomen Nervensystems
■ Plättchenaggregation, Thrombogenese	■ Plättchenaggregation, Thrombogenese
■ Vasokonstriktion	■ neuroendokrines System, Hyperkortisolämie
■ Plaquevulnerabilität	■ Fettstoffwechsel
■ Endotheldysfunktion	■ Inflammation, Immunsystem
■ proinflammatorische Zytokine	■ (subklinische) ovarielle Dysfunktion (funktioneller hypothalamischer Hypogonadismus)
	■ Nichteinhalten der Behandlungsempfehlungen, ungesunder Lebensstil (Rauchen, Fehlernährung, Bewegungsmangel)

rinnungssystem und die Plättchenaggregation, für die Endothelfunktion, den Fettstoffwechsel, das Immunsystem, das autonome Nervensystem, über das z. B. proarrhythmische Effekte vermittelt, aber auch Blutdruck und Herzfrequenz beeinflusst werden, und nicht zuletzt für neurohumerale Mechanismen wie z. B. die Hyperkortisolämie.

Besonders interessant sind in diesem Zusammenhang Hinweise, dass die zentrale Steuerung des weiblichen Zyklus auch durch psychische Stressbelastung beeinträchtigt werden kann. Dieser sogenannte funktionelle hypothalamische Hypogonadismus hat verringerte Östradiolspiegel zur Folge, die ausreichen, um einen vorzeitigen Knochenmassenverlust zu verursachen, auch wenn sie nicht immer klinisch mit Menstruationsstörungen einhergehen. Da man davon ausgeht, dass die Entwicklung der KHK bei Frauen wegen eines schützenden Östrogeneffekts um ca. zehn Jahre verzögert ist, könnte auf diese Weise Stressbelastung bei Frauen mit entsprechender Disposition zu einer vorzeitigen Progression einer KHK beitragen. Im Tiermodell an weiblichen Affen konnte ein Zusammenhang zwischen Unterordnung in der Gruppe, überschießender Stressreaktion, erniedrigten Östradiolspiegeln und verstärkter Arterioskleroseentwicklung aufgezeigt werden [20]. Dabei hing eine vergleichsweise moderate Senkung der Hormonspiegel mit einem deutlichen Arteriosklerosezuwachs zusammen. Beim Menschen ist eine Anamnese mit lebenslangen Unregelmäßigkeiten im Menstruationszyklus mit einem erhöhten Infarktrisiko verbunden. Daneben konnte gezeigt werden, dass Frauen, bei denen vor der Menopause eine KHK angiographisch nachgewiesen wurde, niedrigere Östradiolspiegel haben als ein Kontrollkollektiv [20]. Prospektive Studien mit prämenopausalen Frauen liegen jedoch bislang nicht vor.

Wie bereits oben erwähnt ist das Wissen darum wichtig, dass die psychosozialen Faktoren zusätzlich zu ihrem unabhängigen Effekt auch über ihren Einfluss auf die sogenannten Standardrisikofaktoren wirksam werden können. Besonders interessant sind in diesem Zusammenhang Konzepte wie das von Langosch [16], die solch „selbstschädigendes Verhalten" als Versuche zur Stabilisierung eines labilen Selbstwertgefühls erklären. Sie machen deutlich, warum einfache Aufklärungsgespräche, das Drohen mit gesundheitlichen Risiken oder vorhandene kognitive Einsichten nicht unbedingt zu einer Änderung des Risikoverhaltens führen müssen. Wenn Rauchen, Selbstüberforderung, Fehlernährung oder Bewegungsmangel eine wichtige selbstwertstabilisierende Funktion haben, dann müssen Einsichten, die zu deren Beendigung führen würden, abgewehrt werden. Das Wissen etwa um die Gefahr des Rauchens führt dann nicht zum Aufhören, sondern zu Verdrängung oder Verharmlosung.

Schließlich gibt es auch Hinweise, dass gerade Frauen größere Schwierigkeiten bei der Kontrolle der Standardrisikofaktoren Rauchen, Übergewicht und Bewegungsarmut haben. Etwa bei regelmäßigem körperlichen Training, das neben günstigen Effekten auf den Fettstoffwechsel und die Gewichtskontrolle auch depressive Verstimmung bessern kann, haben Frauen offenbar größere Hürden zu überwinden, beispielsweise durch die stärkere Einbindung in die Versorgung von Kindern, Haushalt oder Angehörigen. Beim Rauchen scheinen die üblichen Ansätze zur Entwöhnung weniger erfolgreich zu sein.

8.3 Psychotherapeutische Intervention

Wenn psychosoziale Faktoren den somatischen Verlauf der KHK beeinflussen können, liegt es nahe auch zu fragen, ob sich die Prognose der KHK durch psychosoziale Interventionen verbessern lässt. Aufgrund zweier jüngerer Metaanalysen von Linden [18] und Dusseldorp [8] kann man wohl inzwischen davon ausgehen, dass dies möglich ist. Ein Grund, warum manche Studie nicht erfolgreich gewesen ist, mag sein, dass es nicht gelungen war, das psychische Therapieziel zu erreichen.

Ein Beispiel dafür ist eine von der Methodik und der Fallzahl her sehr gute, aber erfolglose psychosoziale Interventionsstudie von Frasure-Smith [10]. Infarktpatienten wurden regelmäßig telefonisch durch kardiologische Krankenschwestern ohne psychotherapeutische Zusatzausbildung befragt und bei psychischer Auffälligkeit, z. B. Depressivität, besucht und praktisch unterstützt. Diese Intervention hatte bei Männern keinen Effekt auf die Sterblichkeit und führte bei Frauen sogar tendenziell zu deren Erhöhung. Mögliche Ursachen sind eine Steigerung der Stressbelastung durch Einmischung, die Beeinträchtigung einer stabilisierenden Krankheitsverarbeitung durch Verdrängungsmechanismen oder ein zu unspezifisches bzw. unprofessionelles Hilfsangebot, denn es konnte nur eine minimale Verringerung von Angst und Depression durch die Intervention erreicht werden. In jedem Fall ist dies ein Hinweis auf mögliche geschlechtsspezifische Unterschiede im Coping nach Infarkt, also beim „Wieder-Fuss-fassen-im-Alltagsleben". Leider fehlen dazu bisher weitere Daten.

Letztlich gibt es auch noch keinen Konsens darüber, welche Subgruppe von Patienten, welche Störungen und mit welcher Methode behandelt werden sollte. Klar erscheint nur, dass der Ansatz sich individuell an dem einzelnen Patienten zu orientieren hat und möglichst auch die Modifikation der Standardrisikofaktoren und eine verbesserte Compliance mit anstreben sollte. Im Übrigen mag eine psychosoziale Intervention sinnvollerweise auf der Grundlage einer optimalen somatischen Behandlung stattfinden.

Mit Spannung erwartet wird das Ergebnis zweier großer, kurz vor dem Ende stehender Interventionsstudien, der ENRICHD-Studie mit dem psychotherapeutischen Fokus auf Depression und sozialer Unterstützung und der SADHART-Studie mit Pharmakotherapie gegen Depression.

8.4 Krankheitsverarbeitung und Lebensqualität

Der überwiegende Teil der Studien zur Anpassung nach Myokardinfarkt zeigt, dass die Krankheitsverarbeitung von Frauen im Vergleich zu Männern ungünstiger ist. Die Lebensqualität ist niedriger, und es treten häufiger psychosomatische Beschwerden, Angst, Depression und Schlafstörungen auf. Die Wiederaufnahme der Berufstätigkeit wirkt sich dabei bei beiden Geschlechtern günstig auf die emotionale und soziale Anpassung aus. Der Anteil der Frauen, die nach Infarkt oder nach Bypass-OP ihre Berufstätigkeit aufgeben, ist jedoch unabhängig von der Krankheitsschwere und dem Alter höher als bei Männern. Zum einen mag das daran liegen, dass die ökonomische Notwendigkeit zum Weiterarbeiten besonders bei verheirateten Frauen geringer ist. Zum anderen konnte aber gezeigt werden, dass die Hausärzte Frauen signifikant häufiger zur Aufgabe ihres Berufes raten [4].

Frauen nehmen seltener an kardiologischen Rehabilitationsmaßnahmen teil, und falls sie sie antreten, brechen sie häufiger ab. Der Nutzen der Rehabilitation bezüglich Lebensqualität und Krankheitsverarbeitung ist jedoch genauso groß, wenn nicht größer im Vergleich zu Männern. Mit verantwortlich könnte hierfür eine stärkere Einbindung in soziale Rollenerwartungen sein. So ist die Inanspruchnahme bei jungen Frauen geringer, wenn sie alleinerziehend sind, und bei älteren Frauen, wenn sie einen von ihnen abhängigen Angehörigen pflegen. Daneben konnte gezeigt werden, dass die behandelnden Ärzte unabhängig vom klinischen Profil Frauen seltener und weniger nachdrücklich zur Inanspruchnahme einer Rehabilitation raten [4].

8.5 Werden Frauen schlechter behandelt?

Es gibt inzwischen eine Reihe von Studien, die sich mit Geschlechtsunterschieden bei der Behandlung der KHK befassen. Die Ergebnisse sind zwar nicht ganz einheitlich und können hier auch nicht im Detail diskutiert werden, aber insgesamt scheint sich tatsächlich eine gewisse Ungleichbehandlung abzuzeichnen (Tabelle 8.3). Unter den Patienten mit Verdacht auf eine KHK werden Frauen seltener zur diagnostischen Koronarangiographie überwiesen, und ihre Symptome werden häufiger nichtkardialen Ursachen zugeschrieben. Darüber hinaus müssen Frauen mit Thoraxschmerz länger auf eine ärztliche Untersuchung warten. Im Falle eines Herzinfarktes wird bei Frauen seltener eine Thrombolyse, eine Koronarangiographie, eine Verlegung auf die Intensivstation, eine Ballondilatation oder eine Bypass-Operation durchgeführt. Diese Daten sind statistisch überwiegend auf Alter, Krankheitsschwere oder andere mögliche Einflussfaktoren hin kontrolliert worden.

Eine retrospektive Studie von Chandra [5] an über 350 000 Infarktpatienten zeigt, dass die Frauen im Schnitt älter waren, aber auch nach Korrektur für das Alter eine erhöhte Sterblichkeit hatten. Sie wurden seltener mit Aspirin, Heparin oder Betablockern behandelt und mussten bei gegebener Indikation vierzehn Minuten länger auf eine Thrombolyse warten. Auch hier wurden Herzkatheter, Ballondilatation und Bypass-Operation seltener durchgeführt. Die Autoren halten es für möglich, dass die Unterschiede in der Behandlung den schlechteren Verlauf zum Teil erklären könnten.

Als mögliche Ursachen werden u. a. folgende Faktoren diskutiert: Ärzte unterschätzen die Prävalenz der KHK bei Frauen. Das mag zum einen daran liegen, dass sie bei jüngerem im Gegensatz zu höherem Lebensalter bei Frauen tatsächlich deutlich niedriger ist. Zum anderen haben Frauen, die wegen Thoraxschmerz koronarangiographiert werden, deutlich häufiger einen unauffälligen Befund. Daneben ist interessant, dass Frauen seltener „typische"

Tabelle 8.3. Werden Frauen mit bekannter oder vermuteter KHK anders behandelt als Männer?

Unterschiede[a] in der Behandlung von Frauen im Vergleich zu Männern	
...bei Verdacht auf KHK	...bei bekannter KHK
■ Seltenere Überweisung zur diagnostischen Koronarangiographie ■ Symptome werden häufiger nichtkardialen Ursachen zugeschrieben ■ Längere Wartezeit auf ärztliche Untersuchung bei Thoraxschmerz	■ Seltenere Thrombolyse, Angiographie, Verlegung auf Intensivstation, PTCA und Bypass-OP bei Infarkt ■ Längere Wartezeit auf Thrombolyse

[a] überwiegend nach Korrektur für Confounder wie Alter, Risikofaktoren, Symptomatik, Angina pectoris, Schwere der Erkrankung usw.

pektanginöse Beschwerden haben. So gibt ca. 1/3 der Frauen mit Myokardinfarkt bei Aufnahme keinen Thoraxschmerz an, im Vergleich zu ca. 1/4 der Männer. Schließlich ist bekannt, dass Frauen ein höheres perioperatives Risiko haben, wohl überwiegend wegen ausgeprägterer Grundkrankheit. Dies könnte aber auch die Folge verspäteter Indikationsstellung sein.

In jedem Fall ist es nicht leicht, diese Befunde zu interpretieren; sie legen jedoch die Notwendigkeit einer erhöhten Aufmerksamkeit in den klinischen Entscheidungsprozessen nahe.

Zusammenfassung

Schon aus kardiologischer Sicht stellen junge Frauen – d.h. Frauen unter 65 Jahren – mit nachgewiesener KHK ein Hochrisikokollektiv dar. Hinzu kommt aus psychosozialer Sicht:
- affektive Störung (Depression...),
- soziale Inhibition,
- schlechte soziale Unterstützung,
- niedriger sozioökonomischer Status,
- hohe subjektive Belastung im Alltagsleben („Doppelbelastung").

Besonders wichtig im ärztlichen Gespräch:
- Ein orientierender Eindruck von der psychosozialen Belastung sollte – besonders bei jungen Frauen – obligat sein;
- Frauen sollten stärker zur Wiederaufnahme der Berufstätigkeit und zur Inanspruchnahme einer Rehabilitationsmaßnahme ermutigt werden;
- ein Aufklärungsbedarf bezüglich sexueller Aktivität sollte erfragt werden.

Thure von Üxküll stellte fest, wir hätten eine Medizin für seelenlose Körper und für körperlose Seelen. Mag das auch drastisch ausgedrückt sein, so sollten psychosoziale Aspekte im medizinischen Alltag doch stärker beachtet werden. Dies scheint gerade bei Frauen mit koronarer Herzkrankheit besonders wichtig zu sein.

Literatur

1. Abbey SE, Stewart DE (2000) Gender and psychosomatic aspects of ischemic heart disease. J Psychosom Res 48:417–423
2. Ballantyne PJ (1999) The social determinants of health: a contribution to the analysis of gender differences in health and illness. Scand J Publ Health 27:290–295
3. Brezinka V (1995) Ungleichheiten bei Diagnostik und Behandlung von Frauen mit koronarer Herzkrankheit. Z Kardiol 84:99–104

4. Brezinka V, Kittel F (1995) Psychosocial factors of coronary heart disease in women: a review. Soc Sci Med 42:1351–1365
5. Chandra NC et al (1998) Observations of the treatment of women in the United States with myocardial infarction. Arch Int Med 158:981–988
6. Denollet J (2000) Type D personality. A potential risk factor refined. J Psychosom Res 49:255–266
7. Denollet J et al (1996) Personality as independent predictor of long-term mortality in patients with coronary heart disease. Lancet 347:417–421
8. Dusseldorp E et al (1999) A meta-analysis of psychoeducational programs for coronary heart disease patients. Health Psychol 18:506–519
9. Elliott SJ (1995) Psychosocial stress, women and heart health: a critical review. Soc Sci Med 40:105–115
10. Frasure-Smith N et al (1999) Gender, depression, and one-year prognosis after myocardial infarction. Psychosom Med 61:26–37
11. Glynn LM et al (1999) Gender, social support, and cardiovascular responses to stress. Psychosom Med 61:234–242
12. Herrmann-Lingen C (2000) Biopsychosoziale Faktoren in Genese und Manifestation der koronaren Herzkrankheit. Z Psychosom Med 46:315–330
13. Horsten M et al (2000) Depressive symptoms and lack of social integration in relation to prognosis of CHD in middle-aged women. Eur Heart J 21:1072–1080
14. Hussain KMA et al (1998) Referral pattern and outcome in men and women undergoing coronary artery bypass surgery. A critical review. Angiology 49:243–250
15. King KM, Koop PM (1999) The influence of the cardiac surgery patient's sex and age on care-giving recieved. Soc Sci Med 48:1735–1742
16. Langosch W (1997) Selbstschädliches Verhalten am Beispiel der koronaren Herzkrankheit. In: Adler RH, Herrmann JM, Köhler K, Schonecke OW, von Uexküll T, Wesiack W (Hrsg) Thure von Uexküll – Psychosomatische Medizin. Studienausgabe der 5. Auflage, Urban & Schwarzenberg, München Wien Baltimore, S 553–559
17. Linden W (2000) Psychological treatments in cardiac rehabilitation: review of rationals and outcomes. J Psychosom Res 48:443–454
18. Linden W et al (1996) Psychosocial interventions for patients with coronary artery disease: A meta analysis. Arch Int Med 156:745–752
19. Orth-Gomér K et al (1998) Social relations and extend and severity of coronary artery disease. The Stockholm Female Coronary Risk Study. Eur Heart J 19:1648–1656
20. Rozanski A et al (1999) Impact of psychological factors on the pathogenesis of cardiovascular disease and implications for therapy. Circulation 99:2192–2217
21. Schulman KA et al (1999) The effect of race and sex on physicians recommendations for cardiac catheterization. New Engl J Med 340(8):618–626
22. Smith TW et al (1999) Hostility and cardiovascular reactivity during marital interaction. Psychosom Med 61:436–445
23. Vaccarino V et al (1999) Sex-based differences in early mortality after myocardial infarction. New Engl J Med 341(4):217–225
24. Welin C et al (2000) Independent importance of psychosocial factors for prognosis after myocardial infarction. J Int Med 247:629–639

KAPITEL 9 Besonderheiten der Endothelfunktion bei Frauen

H. DREXLER

9.1 Einführung

Epidemiologische Untersuchungen haben gezeigt, dass Östrogene möglicherweise eine protektive Wirkung hinsichtlich der Entwicklung einer koronaren Herzkrankheit entfalten. Allerdings sind die Mechanismen, die dieser Wirkung zu Grunde liegen, noch unklar. Verschiedene Beobachtungen sprechen jedoch dafür, dass Östrogene unter anderem die Endothelfunktion beeinflussen, wobei dies sicherlich nicht der alleinige Mechanismus ist, über den sie kardiovaskulär protektiv wirken können.

Um die Bedeutung der Östrogene für die Endothelfunktion zu verstehen, sind folgende Aspekte von besonderer Bedeutung:
- die Rolle der Endothelfunktion bei kardiovaskulären Erkrankungen und wichtige Methoden zu deren Untersuchung am Menschen,
- der Einfluss von Östrogenen auf endothelabhängige Mechanismen,
- die Bedeutung von Östrogenrezeptoren.

Die Funktionen des Endothels sind enorm vielfältig, die in Tabelle 9.1 aufgeführte Liste ist keineswegs komplett. Einige Aspekte dieser Endothelfunktionen werden in anderen Beiträgen dieses Buches besprochen, wie beispielsweise der Plasminogenaktivator (die Homöostase von Thrombose und Fibrinolyse wird weitgehend durch das Endothel reguliert) oder die Adhä-

Tabelle 9.1. Funktionen des Endothels

- **Homöostase, Thrombolyse/Fibrinolyse**
  Bildung von Plasminogen-Aktivator, Thrombomodulin (+EDRF, PGI$_2$), Plättchenaktivierender Faktor (PAF), Von-Willebrand-Faktor, „Heparine"
- **Umbau/Abbau vasoaktiver Substanzen**
  Angiotensin I, Bradykinin, Serotonin, ADP, Adenosin, Noradrenalin
- **Regulation von Leukozytenadhäsion, Lipid-uptake**
  Expression von Oberflächenadhäsionsmolekülen, LDL- und Scavenger-Rezeptor, Sekretion von Monozytenstimulationsfaktor
- **Bildung und Freisetzung vasoaktiver Substanzen**
  Endothelin-derived-relaxing-factor (EDRF), Endothelin, Prostazyklin (PGI$_2$)

sion von Leukozyten an das Endothel. Diese Adhäsion wird über Oberflächenadhäsionsmoleküle gesteuert, und auch hier gibt es eine Reihe von Befunden, die zeigen, dass Östrogene bei deren Regulation eine Rolle spielen.

Im folgenden Kapitel sollen vorwiegend die Mechanismen und Funktionen des Endothels in Bezug auf die Vasomotion, also Vasodilatation und Vasokonstriktion, erörtert werden. Eine zentrale Bedeutung nimmt in diesem Zusammenhang lokal gebildetes Stickstoffmonoxid (NO) ein. Die Verfügbarkeit von NO im Endothel ist ein recht guter Indikator für die Endothelfunktion als solche. NO spielt bei der Regulation einer Reihe von endothelialen Funktionen eine wichtige Rolle; bei verminderter Verfügbarkeit des endothelialen NO überwiegen proinflammatorische, prothrombotische, prooxidative und letzlich proatherosklerotische Prozesse. Durch die Messung der endothelialen NO-Verfügbarkeit erhält man wichtige Hinweise auf den Status und die Bedeutung des Endothels in Bezug auf pro- oder antiatherosklerotische Entwicklungen.

9.2 Rolle der Endothelfunktion bei kardiovaskulären Erkrankungen und wichtige Methoden zu deren Untersuchung am Menschen

NO wird in der Endothelzelle aus der Aminosäure L-Arginin synthetisiert, welches sich unter Einwirkung der endothelialen NO-Synthase in Stickstoffmonoxid und Citrullin aufspaltet. NO ist ein kurzlebiges Radikal mit einer Halbwertszeit von wenigen Sekunden. Es diffundiert sowohl frei in das Gefäßlumen (wo es u. a. eine Inhibierung der Plättchenaggregation bewirkt) als auch abluminal zu den subendothelial liegenden glatten Gefäßmuskeln und bewirkt dort eine Relaxation. Dieses System kann durch eine Reihe von Mechanismen aktiviert werden. So bewirkt die Blutströmung in den Gefäßen permanent eine Schubspannung an der Endotheloberfläche, die über eine Kaskade der Signaltransduktion zur Freisetzung von NO führt. Damit wird in vivo permanent NO durch den Blutfluss freigesetzt und hält die Gefäße in einem (partiell) dilatierten Zustand. Eine Reihe von exogenen und endogenen Faktoren wie Acetylcholin (als pharmakologische Substanz) oder Bradykinin (physiologisch) stimulieren ebenfalls die Freisetzung von NO.

NO hat neben seiner vasodilatorischen Wirkung eine Reihe weiterer wichtiger biologischer Funktionen. Neben der Inhibierung der Plättchenaggregation hemmt es die Lipidperoxidation, die endotheliale Apoptose, es reduziert die Gefäßproliferation und die Leukozytenadhäsion.

Diese Vorgänge dürften bei der Entstehung der Atherosklerose eine große Rolle spielen. Das Ross'sche Modell impliziert, dass im Rahmen der Entstehung und Progression der Arteriosklerose einer intakten Endothelfunktion inklusive ungestörter NO-Synthase eine wichtige schützende Funktion zukommt. Eine gestörte Funktion indes fördert die Interaktion von Lipoproteinen, Monozyten und Blutplättchen mit der Endotheloberfläche und stellt eine Voraussetzung für die Einwanderung von Monozyten/Makrophagen in die Gefäßwand dar. Man kann experimentell zeigen, dass chronische Fütterung von Versuchstieren mit fettreicher Nahrung zur Arteriosklerose führt (experimentelle Atherosklerose). Wenn man in diesen Tieren durch Gentransfer der NO-Synthase eine Überexpression dieses Gens induziert, werden die Lipideinlagerungen in die Gefäße dieser Tiere substantiell vermindert. Dabei zeigt sich, dass die Gefäße, die mehr schützendes NO bilden können, weniger Makrophagen in der Gefäßwand, weniger Cholesterin und weniger Entzündungszeichen aufweisen [10]. Dies stützt die These, dass NO in der Frühphase eine protektive Wirkung gegenüber atherosklerotischen Veränderungen haben kann.

Die Endothelfunktion scheint eine Bedeutung für die Prognose bzw. das Auftreten kardiovaskulärer Ereignisse zu haben. In klinischen Studien zeigte sich bei Patienten mit Endotheldysfunktion eine erhöhte Rate an koronaren Ereignissen (Infarkt, instabile Angina, Bypass-Operationen und kardiovaskulärer Tod), während bei Patienten ohne Endotheldysfunktion praktisch kein koronar-vaskuläres Ereignis auftrat [13, 16].

9.3 Einfluss von Östrogenen auf endothelabhängige Mechanismen

Erstmals vor dreizehn Jahren wurde eher zufällig von der Arbeitsgruppe um Paul Vanhoutte festgestellt, dass Östrogene einen Einfluss auf die endothelabhängige Vasodilatation haben [4]. In der Folge konnte gezeigt werden, dass die basale Freisetzung von NO aus dem Endothel durch Östrogene moduliert werden kann.

Die Arbeitsgruppe um Ignarro zeigte, dass bei weiblichen Versuchstieren eine stärkere Vasokonstriktion auftritt, wenn die Synthese und Freisetzung von NO inhibiert wird. Bei ovarektomierten Tieren war dieser Effekt nicht mehr nachweisbar. In diesem experimentellen Ansatz war die Wirkung exogener NO-Donatoren bei ovarektomierten und nichtovarektomierten Tieren gleich, sodass die Reagibilität der glatten Gefäßmuskelzellen gegenüber NO nicht durch Östrogene beeinflusst zu werden scheint [6].

Unter klinischen Bedingungen lässt sich die endothelabhängige Vasodilatation nichtinvasiv untersuchen. Dazu wird bei Patienten bzw. Probanden eine vorübergehende arterielle Okklusion oberhalb des Handgelenkes angelegt. Nach Lösung dieser Sperre resultiert eine reaktive Hyperämie, die endothelabhängig ist und mit speziellen Dopplergeräten gemessen werden kann.

Vergleicht man mit dieser Methode Frauen in der Prämenopause mit Frauen in der Postmenopause, zeigt sich, dass die endothelabhängige Vasodilatation bei postmenopausalen Frauen herabgesetzt ist (Abb. 9.1). Aller-

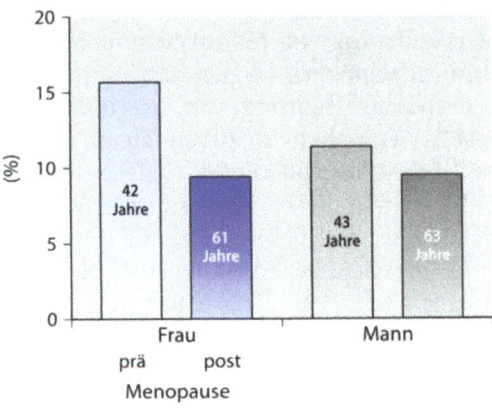

Abb. 9.1. Endothelfunktion in Abhängigkeit von Prä- und Postmenopause

dings ist bekannt, dass im Alter die Endothelfunktion generell eingeschränkt ist. Um abschätzen zu können, welche Rolle die Hormonumstellung in der Menopause spielt, braucht man den Vergleich zur Altersabhängigkeit bei Männern. Die endothelabhängige Vasodilatation bei jüngeren Männern (vergleichbar zur Prämenopause) ist signifikant geringer als bei gleichaltrigen Frauen. In der Tat variiert die endotheliale NO-Verfügbarkeit innerhalb des Menstruationszyklus der Frau [2].

Alle bekannten kardiovaskulären Risikofaktoren verschlechtern die Endothelfunktion, dies gilt auch für die Hypercholesterinämie. Die Arbeitsgruppe um Ritter in London hat den Einfluss der Hypercholesterinämie auf die Endothelfunktion in Abhängigkeit vom Geschlecht untersucht [1]. Dabei bestätigte sich, dass Acetylcholin eine Flusssteigerung bei gesunden Probanden verursacht (bedingt durch Stimulation der endothelialen NO-Freisetzung), während dieser Effekt bei männlichen Individuen mit Hypercholesterinämie erheblich vermindert oder vollständig aufgehoben ist. Im Gegensatz dazu bleibt bei Patientinnen mit Hypercholesterinämie die Acetylcholin-vermittelte Vasodilation vollständig erhalten. Demzufolge scheinen Frauen in der Prämenopause gewissermaßen vor einer Hypercholesterinämie-bedingten Endotheldysfunktion geschützt zu sein.

Passend zu diesen Befunden lässt sich die Endothelzellfunktion postmenopausaler Frauen durch Östrogensubstitution verbessern oder normalisieren [9, 18]. Im Gegensatz dazu ist die Kombination von Östrogenen und Progesteron hinsichtlich einer Verbesserung der Endothelfunktion deutlich weniger wirksam. In einigen Studien wurde praktisch kein positiver Einfluss einer kombinierten Östrogen-Gestagen-Substitution auf die Endothelabhängige Dilatation gesehen. Insgesamt bleibt die Wirkung einer Kombinationstherapie auf Endothelfunktion und Atherogenese umstritten, zumal eine prospektive randomisierte Studie diesbezüglich keinen positiven Effekt nachweisen konnte [7].

Östrogene können selbst in atherosklerotisch veränderten Koronararterien noch eine Verbesserung der Endothelfunktion bewirken. Dies wurde zunächst von Williams et al. in einem Tiermodell gezeigt [17]. Diese Befunde bestätigten sich sowohl bei kurzfristiger als auch bei langfristiger Substitution von Östrogenen. Bei chronischer Behandlung können Östrogene auch indirekt über Senkung des Serumcholesterins die Endothelfunktion verbessern, während die positiven Effekte einer kurzfristigen Östrogenapplikation nicht durch andere Mechanismen erklärt werden können.

Auch bei Patientinnen mit koronarer Herzerkrankung zeigte sich bei Applikation von Östrogenen während einer Herzkatheteruntersuchung eine weitgehende Aufhebung der (pathologischen) Acetylcholin-induzierten Vasokonstriktion. Das galt sowohl für die großen Gefäße als auch für die Mikrozirkulation [5].

9.4 Bedeutung der Östrogenrezeptoren

Die Wirkung der Östrogene hängt nicht nur von den Östrogenspiegeln ab, sondern mindestens ebenso auch von der Expression und Verteilung der Östrogenrezeptoren. Dabei bestehen deutliche Unterschiede zwischen dem Effekt von Östrogen bei Männern und Frauen. Insgesamt sind die vaskulären Effekte von Östrogenen bei Frauen offenbar stärker ausgeprägt als bei Männern [3, 8]. Andererseits führt im Tierversuch die reduzierte Expression von Östrogenrezeptoren bei männlichen Mäusen zu einer verminderten basalen NO-Freisetzung [12].

Neuere Arbeiten weisen darauf hin, dass ein Gendefekt im Östrogenrezeptor beim Mann zu einer Endotheldysfunktion führen kann [15]. Möglicherweise spielt ein Mangel an Östrogenrezeptoren bei Männern und Frauen eine Rolle für die vaskuläre NO-Verfügbarkeit und das vorzeitige Entstehen der Arteriosklerose.

Auch bei Frauen in der Postmenopause findet sich eine verminderte Expression von Östrogenrezeptoren in atherosklerotischen Gefäßen. Erste Beobachtungen deuten darauf hin, dass eine direkte Korrelation besteht zwischen einer verminderten Expression von Östrogenrezeptoren und dem Ausmaß einer Arteriosklerose [11].

Folgende Mechanismen sind in diesem Zusammenhang zu diskutieren: Zum einen können Östrogene die Expression des endothelialen NO-Synthase-Gens stimulieren. Zum anderen haben Östrogene antioxidative Wirkungen und hemmen beispielsweise auch die Oxidation von Fetten. Außerdem gibt es experimentelle Daten, die darauf hinweisen, dass es nach Aktivierung des Östrogenrezeptors direkt zu einer Stimulierung einer Phosphatidylinositolkinase mit nachfolgender Aktivierung der NO-Synthase kommt [14].

Zusammenfassung

Insgesamt zeichnet sich ab, dass Östrogene offensichtlich eine große Rolle für die vaskuläre Homöostase spielen. Östrogene wirken sich auf wichtige Funktionen des Endothels positiv aus. Bei Frauen finden sich nicht nur höhere Östrogenspiegel, sondern auch stärkere biologische Effekte der Östrogenrezeptoren. Beim Übergang in die Menopause werden sowohl die Östrogensynthese als auch die Funktion der Östrogenrezeptoren beeinflusst. Östrogensubstitution kann die Endothelfunktion der Frau wiederherstellen, während dies mit einer Kombination aus Östrogen und Progesteron in weitaus geringerem Maße gelingt.

Literatur

1. Chowienczyk PJ, Watts GF, Cockcroft JR, Brett SE, Ritter JM (1994) Sex differences in endothelial function in normal and hypercholesterolaemic subjects. Lancet 344(8918):305–306
2. Cicinelli E, Ignarro L, Lograno M, Galantino P, Balzano G, Schonauer L (1996) Circulating levels of nitric oxide in fertile women in relation to the menstrual cycle. Fertility and Sterility 66:1036–1038
3. Collins P, Rosano GM, Sarrel PM, Ulrich L, Adamopoulos S, Beale CM, McNeill JG, Poole-Wilson PA (1995) 17 beta-Estradiol attenuates acetylcholine-induced coronary arterial constriction in women but not men with coronary heart disease. Circulation 92(1):24–30
4. Gisclard V, Miller VM, Vanhoutte PM (1988) Effect of 17 beta-estradiol on endothelium-dependent responses in the rabbit. J Pharmacol Exp Ther 244(1):19–22
5. Guetta V, Quyyumi AA, Prasad A, Panza JA, Waclawiw M, Cannon RO 3rd (1997) The role of nitric oxide in coronary vascular effects of estrogen in postmenopausal women. Circulation 96(9):2795–2801
6. Hayashi T, Fukuto J, Ignarro L, Chaudhuri G (1992) Basal release of nitric oxide from aortic rings is greater in female rabbits than in male rabbits: Implications for atherosclerosis. Proc Natl Acad Sci USA 89:11259–11263
7. Hulley S, Grady D, Bush TA et al (1998) Randomized trial of estrogen plus progestin for secondary prevention of coronary heart disease in postmenopausal women. J Am Med Assoc 280:605–618
8. Kawano H, Motoyama T, Kugiyama K, Hirashima O, Ohgushi M, Fujii H, Ogawa H, Yasue H (1997) Gender difference in improvement of endothelium-dependent vasodilation after estrogen supplementation. J Am Coll Cardiol 30(4):914–919
9. Lieberman EH, Gerhard MD, Uehata A, Walsh BW, Selwyn AP, Ganz P, Yeung AC, Creager MA (1994) Estrogen improves endothelium-dependent, flow-mediated vasodilation in postmenopausal women. Ann Intern Med 121(12):936–941
10. Qian H, Neplioueva V, Shetty GA, Channon KM, George SE (1999) Nitric oxide synthase gene therapy rapidly reduces adhesion molecule expression and inflammatory cell infiltration in carotid arteries of cholesterol-fed rabbits. Circulation 99(23):2979–2982

11. Rubanyi GM (2000) Estrogen receptor deficiency leads to impaired endothelial nitric oxide production and premature coronary arteriosclerosis. Ann NY Acad Sci 902:302–306
12. Rubanyi GM, Freay AD, Kauser K, Sukovich D, Burton G, Lubahn DB, Couse JF, Curtis SW, Korach KS (1997) Vascular estrogen receptors and endothelium-derived nitric oxide production in the mouse aorta. Gender difference and effect of estrogen receptor gene disruption. J Clin Invest 99(10):2429–2437
13. Schachinger V, Britten MB, Zeiher AM (2000) Prognostic impact of coronary vasodilator dysfunction on adverse long-term outcome of coronary heart disease. Circulation 101(16):1899–19906
14. Simoncini T, Hafezi-Moghadam A, Brazil DP, Ley K, Chin WW, Liao JK (2000) Interaction of oestrogen receptor with the regulatory subunit of phosphatidylinositol-3-OH kinase. Nature 407(6803):538–541
15. Sudhir K, Chou MC, Messina LM, Hutchison SJ, Korach KS, Chatterjee K, Rubanyi GM (1997) Endothelial dysfunction in a man with disruptive mutation in oestrogen-receptor gene. Lancet 349:1146–1147
16. Suwaidi JA, Hamasaki S, Higano ST, Nishimura RA, Holmes DR Jr, Lerman A (2000) Long-term follow-up of patients with mild coronary artery disease endothelial dysfunction. Circulation 101(9):948–954
17. Williams JK, Adams MR, Klopfenstein HS (1990) Estrogen modulates responses of atherosclerotic coronary arteries. Circulation 81(5):1680–1687
18. Yukihito Higashi et al (2001) Effect of Estrogen Replacement Therapy on endothelial function in peripheral resistance arteries in normotensive and hypertensive women. Hypertension 37:651

KAPITEL **10** Hormonsubstitution und hämostasiologisches Gleichgewicht bei Frauen

W. LANKES, D. C. GULBA

10.2 Blutgerinnung und Thrombophilie

Während Schwangerschaft und Wochenbett besteht bekanntermaßen ein deutlich erhöhtes Risiko für tiefe Venenthrombosen oder sogar Lungenembolien. Auch der pharmakologische Eingriff in das Hormonsystem ist daher erwartungsgemäß mit einer Erhöhung der Thromboserate vergesellschaftet. Neuere Entwicklungen der Ovulationshemmer haben unter anderem darauf hingezielt, dieses Risiko zu reduzieren. Dennoch bleibt ein Restrisiko auch mit den neuesten Präparaten bestehen. Naturgemäß sind insbesondere die Frauen betroffen, bei denen bereits ein erworbenes oder ererbtes Risiko aufgrund prädisponierender Faktoren besteht. Bei der Beratung der betroffenen Patientinnen ist daher die Kenntnis der individuellen Risikokonstellation in besonderem Maße hilfreich. Die ausgiebige und teilweise emotionalisierte Diskussion der Thromboserisiken unter Dritt-Generations-Ovulationshemmern weist dabei noch einmal auf die Erfordernisse präziser Kenntnisse in dem betroffenen System hin. Die individuelle Einschätzung der Risiken, die Frauen unter einer Hormonsubstitution eingehen, zieht im Einzelfall praktische Konsequenzen für deren Lebensführung und Verhaltensweise nach sich. Im folgenden Abschnitt wird versucht, einen komprimierten Überblick über den thrombophilen Hintergrund der hormonellen Substitutionstherapie der Frauen zu geben.

10.1 Einführung

Als Grundlage für die Erörterung der bestehenden Risiken und Störungen soll hier zunächst der Versuch unternommen werden, die betroffenen physiologischen Regulationssysteme der Blutgerinnung in vereinfachter und verständlicher Form darzustellen.

In nativen, komplett endothelialisierten Blutgefäßen tendiert das Risiko einer Thrombose gegen Null. Nach allgemeiner Ansicht bedarf es zur Auslösung einer Blutgerinnung in arteriellen oder venösen Gefäßen einer Störung der Kontinuität des Endothels (vaskuläre Wunde), an der die Blut-

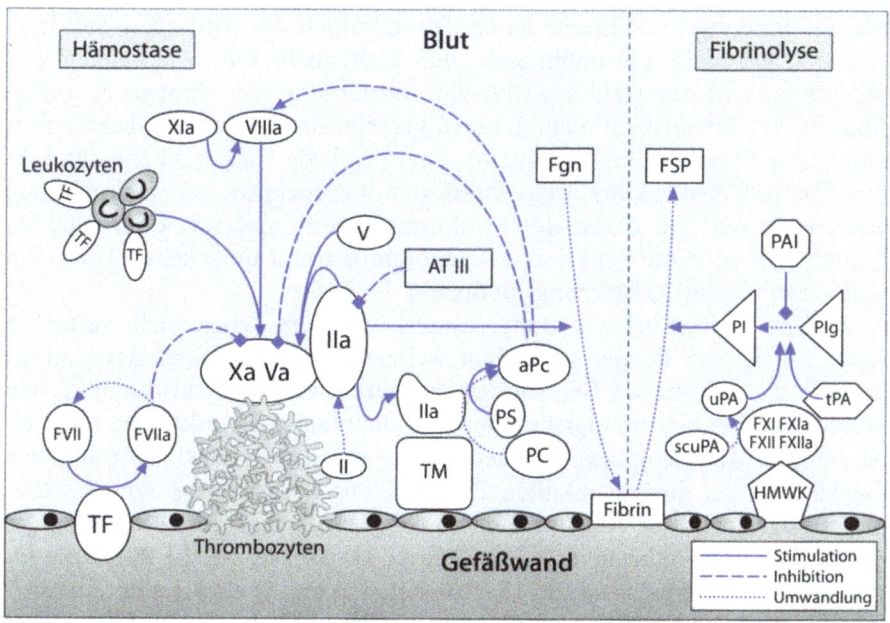

Abb. 10.1. Schema der Blutgerinnung und Fibrinolyse. *aPC* aktiviertes Protein C, *AT III* Antithrombin III, *Fgn* Fibrinogen, *FSP* Fibrinogenspaltprodukte, *HMWK* hochmolekularer Kinasekomplex, *PAI* Plasminogenaktivator-Inhibitor, *PC* Protein C, *Pl* Plasmin, *Plg* Plasminogen, *PS* Protein S, *scuPA* einkettiger Urokinasetyp-Plasminogenaktivator, *TM* Thrombomodulin, *TF* Tissue-Faktor, *tPA* Gewebeplasminogenaktivator, *uPA* Urokinasetyp-Plasminogenaktivator

gerinnung initiiert werden kann. Dem heutigen Kenntnisstand zufolge wird nach Auftreten einer solchen Gefäßläsion die Blutgerinnung dominant durch die extrinsische Blutgerinnungskaskade initiiert (Abb. 10.1). Im Vordergrund steht die Expression des Tissue-factor an Endothelialdefekten. Dies führt zur Aktivierung des zirkulierenden Faktor VII. An der Gefäßwand adhärierende und aggregierende Plättchen bilden dann die Oberfläche, an der die Gerinnungskomplexe interagieren können. Tissue-factor und Faktor VIIa bilden den sogenannten Tenase-Komplex, der den zirkulierenden Faktor Xa aktivieren kann. Dieser bildet gemeinsam mit Faktor V den Prothrombinase-Komplex, der zur Aktivierung des zirkulierenden Prothrombins in das aktive Thrombin führt, welches wiederum die Polymerisation und Präzipitation von Fibrin initiiert. Thrombin wirkt jedoch nicht nur einseitig auf die Aktivierung des Fibrins, durch einen Rückkopplungsmechanismus führt Thrombin auch zur Aktivierung der intrinsischen Kaskade, welche wiederum die Generierung des Prothrombinase-Komplexes verstärkt. Auf diese Weise wird der Gerinnungsprozess dort wo er erforderlich ist, verstärkt und unterhalten.

Wird die Gerinnung über den Endotheldefekt hinaus aktiviert, trifft Thrombin auf gesunde Endothelzellen. Diese exprimieren einen Thrombinrezeptor, das Thrombomodulin, welcher Thrombin stöchiometrisch bindet. Bei der Bindung des Thrombins an Thrombomodulin wird seine Substratspezifität geändert. Thrombin kann nun nicht mehr Fibrin aktivieren und polymerisieren, sondern bewirkt die Aktivierung des Protein C (siehe Abb. 10.1). Aktiviertes Protein C führt, gemeinsam mit dem Co-Faktor Protein S, zur Inaktivierung der intrinsischen Kaskade auf der Ebene des Faktors Va und des Faktors VIIIa, und somit konsekutiv zur Inaktivierung von Faktor Va und damit des Prothrombinase-Komplexes. Über intakten Endothelien wird die Funktion des Thrombins somit umgekehrt, Thrombin wirkt dort als ein Aktivierungsmodulator.

Da eine überschießende Blutgerinnung mit dem Leben nicht vereinbar wäre, verfügt der Körper noch über weitere Kontrollsysteme. Das sind einerseits die natürlichen Gerinnungsinhibitoren, von den Antithrombin, ein physiologischer Gerinnungsinhibitor mit Hauptangriffspunkt Thrombin, eine zentrale Rolle einnimmt. Daneben existiert als weiteres Kontrollsystem die Fibrinolyse, die am intakten Endothel durch Expression von Gewebeplasminogenaktivator (tPA) und im zirkulierenden Blut durch Spaltung der einkettigen Prourokinase in die zweikettige Urokinase, welche durch die intrinsische Gerinnungskaskade (Faktor XII, Faktor XI und Kallikrein) vermittelt wird, aktiviert werden kann (siehe Abb. 10.1). Beide Systeme können präzipitiertes Fibrin in seine Spaltprodukte abbauen. Diese besitzen ebenfalls eine intrinsische antikoagulatorische Aktivität.

Das fibrinolytische System wiederum wird durch intrinsische Inhibitoren kontrolliert (Abb. 10.1), von denen dem Plasminogenaktivator-Inhibitor I (PAI 1) die größte Bedeutung zukommt. Insbesondere den Störungen in den Kontrollmechanismen und dem Protein-C-assoziierten System der Antikoagulation, den Gerinnungsinhibitoren und der Verminderung des fibrinolytischen Potentials kommt neben aktivierenden Genmutationen beispielsweise des Prothrombins dominante Bedeutung für die prothrombotische Dysbalance des Hämostasesystems zu.

10.3 Thrombophilie und thrombophile Gerinnungsstörungen

Unter Thrombophilie versteht man die Neigung, ohne adäquate Ursache thromboembolische Erkrankungen oder Komplikationen auszubilden. Insbesondere beim Auftreten wiederholter thromboembolischer Ereignisse bei jungen Patienten ist an eine thrombophile Störung zu denken. Häufig findet sich bei diesen Patienten auch eine familiäre Häufung thromboembolischer Erkrankungen.

Die häufigste erbliche thrombophile Gerinnungsstörung ist die Resistenz gegen das aktivierende Protein C. Dabei kann die Gerinnungskaskade überproportional schnell ablaufen, weil der Rückkopplungsmechanismus, über den der aktivierende Faktor VIII und der aktivierende Faktor V inaktiviert werden, wesentlich verlangsamt abläuft. Diese Störung wird überwiegend durch eine Mutation im Faktor V verursacht (Faktor-V-Leiden). Diese Genmutation findet sich in Zentraleuropa bei 3–7% der Bevölkerung. Sie bewirkt eine Steigerung des thrombophilen Risikos auf das 8fache, manifeste Thrombosen treten jedoch in der Regel nicht vor dem 40. Lebensjahr auf [2]. Demgegenüber sehr viel seltener sind die Genmutationen, die zu Protein-C- und Protein-S-Mangel führen. Sie werden in Mitteleuropa mit einer Häufigkeit von 0,1–0,5% gefunden und erhöhen das thrombophile Risiko ebenfalls auf das ca. 8–9fache. Da der Protein-C-Mangel mit der Purpura fulminans des Säuglings- und Kleinkindesalters ebenso wie mit dem Auftreten von sogenannten Marcumarnekrosen assoziiert ist, hat er trotz seiner relativen Seltenheit eine gewisse Prominenz der Beachtung gewonnen. Auch er führt in der Regel erst in der 4.–5. Lebensdekade zu thromboembolischen Ereignissen. Dagegen treten die thrombotischen Ereignisse bei Protein-S-Mangel in der Regel bereits in der 2. oder 3. Lebensdekade auf. Der klassische ererbte thrombophile Faktor, der Antithrombin-Mangel, ist eine vergleichsweise sehr seltene Erkrankung, die in der mitteleuropäischen Bevölkerung nur mit einer Inzidenz zwischen 0,02 und 0,2% auftritt und als heterozygote Störung das thromboembolische Risiko auf das 4fache erhöht. Alle diese Störungen multiplizieren das Risiko jedoch, wenn sie nicht heterozygot, sondern homozygot auftreten.

Neben diesen ererbten thrombophilen Störungen existieren auch erworbene Thrombophilien, von denen die prominenteste das Antiphospholipid-Antikörpersyndrom darstellt. Antiphospholipid-Antikörper sind vor allem gekennzeichnet durch das sogenannte Lupus-Antikoagulans und führen trotz verstärkter Thromboseneigung im Reagenzglas zur Verlängerung der Gerinnungszeit in vivo. Das Antiphospholipid-Antikörpersyndrom tritt häufig auch infektassoziiert auf und kann dann nach Ausheilung solcher Infekte wieder verschwinden. Die Prävalenz in der mitteleuropäischen Bevölkerung wird mit 2–9% angegeben. Das Antiphospholipid-Antikörpersyndrom führt bereits in jungen Jahren zu Thrombosen, das thrombophile Risiko wird auf das 10- bis 12fache von Normalpersonen angehoben.

Es muss darauf hingewiesen werden, dass definierte Gerinnungsstörungen nur bei einem Drittel aller Patienten gefunden werden, die wegen rezidivierender Thrombosen einem Thrombophilie-Screening unterzogen werden, in zwei Drittel aller Fälle bleiben diese Untersuchungen ergebnislos. Zu dem ererbten Thrombophilierisiko addiert sich insbesondere bei der Frau ein altersabhängiges Thrombophilierisiko, welches im Klimakterium stark ansteigt.

10.4 Schwangerschaft als Modell der hormonassoziierten Thrombophilie

Als Vorbereitung auf die Anforderungen an das Blutgerinnungssystem zur Stillung des hohen peripartalen Blutverlustes stellt sich das Hämostasesystem während der Schwangerschaft progressiv um. Durch Syntheseverstärkung kommt es zum Anstieg der Gerinnungsfaktoren II, V und VII auf das 1,5- bis 3fache der Normwerte, der Faktoren IX, X und XII auf das 1,5- bis 2fache der Normwerte.

Allein dadurch erhöht sich das Gerinnungspotenzial des Blutes. Gleichzeitig kommt es zur Verdoppelung der Expression von Gewebeplasminogenaktivator und Plasminogenaktivator-Inhibitor I (PAI I). Da Letzterer bereits im Normalbereich im wesentlichen (bis zu 10fachen) Überschuss vorliegt, überwiegt letztendlich quantitativ die Hemmung der Fibrinolyse. Auch die Gerinnungsmodulatoren zeigen systematische thrombophile Veränderungen. So beträgt die aPC-Ratio als Maß der aPC-Resistenz regelhaft unter 2 und liegt somit im Risikobereich, gleichzeitig fällt die Protein-S-Aktivität auf unter 60% des Normwertes und damit in den pathologischen Bereich ab. Im Gegensatz dazu bleibt die Protein-C-Konzentration unverändert. Auch weisen viele Frauen in der Schwangerschaft niedrige Konzentrationen von Antiphospholipid-Antikörpern auf. Dies alles bewirkt, dass das Thromboserisiko von Schwangeren präpartal mit 1–2% auf das 5fache von nichtschwangeren Frauen ansteigt. Peripartal bei vaginaler Entbindung steigt das Thromboserisiko sogar auf das 25fache, bei Entbindung mittels Sectio auf das 50fache des Risikos Nichtschwangerer an. 4–6 Wochen postpartal haben sich die Gerinnungswerte der Frauen wieder normalisiert, das Thromboserisiko ist auf das Niveau Nichtschwangerer Frauen zurückgekehrt (Tabelle 10.1).

In ähnlicher Weise werden hämostaseologische Parameter auch durch orale Kontrazeptiva beeinflusst. Diese führen zu einem Anstieg von Faktor VII, Faktor XII und Protein C und zu einer Verminderung von Antithrombin, der aPC-Ratio und Protein S. Die Effekte auf Faktor VII, Antithrombin, der aPC-Ratio und Protein C sind besonders ausgeprägt bei Frauen, die anamnestisch eine Thrombose erlitten hatten. Möglicherweise gibt es Frauen, die als „high-hemostatic responders" einem besonderen Thromboserisiko unter Hormongabe ausgesetzt sind [3].

Tabelle 10.1. Thromboserisiko der Frau

	Inzidenz	Relatives Risiko
■ Allgemeines Thromboserisiko	0,1%	1
■ Schwangerschaft präpartal	1–2%	5
■ Postpartal nach natürlicher Geburt	1–2%	25
■ Postpartal nach Sectio	2–3%	50

10.5 Orale Kontrazeption und Thrombophilie

Nicht nur die endogene Hormonausschüttung, sondern auch die exogene, pharmakologische Zufuhr von Schwangerschaftshormonen führt zur Erhöhung des Thromboserisikos bei Frauen. Kontrazeptiva der 1. Generation haben einen Östrogengehalt, der mit 75–150 µg Ethinylestradiol etwa zehnfach höher als die postmenopausale Substitutionsdosis liegt. Darunter ist das Thromboserisiko auf das 11fache dessen vergleichbarer Frauen ohne orale Kontrazeption erhöht [12]. Durch Reduktion des Östrogengehalts in Kontrazeptiva der 2. Generation konnte das additive Risiko auf das lediglich 4fache vermindert werden. Man hat sich versprochen, dass durch weitere Senkung des Östrogengehalts auf 30 µg mit der Pille der 3. Generation das Thromboserisiko weiter sinken würde. Jedoch hat sich das Thromboserisiko im Vergleich zur 2. Generation wieder mehr als verdoppelt, das heißt auf das 9fache vergleichbarer Frauen ohne orale Kontrazeption erhöht (Tabelle 10.2). Ursache hierfür ist vermutlich die Änderung der Gestagenkomponente, die bei Präparaten der 2. Generation in der Regel aus Nevonorgestrel oder Norethisteron besteht. Im Gegensatz hierzu wird bei Kontrazeptiva der 3. Generation in der Regel Desogestrel oder Gestoden eingesetzt. Offensichtlich beeinflusst also auch die Gestagenkomponente das Thromboserisiko unter oraler Kontrazeption.

Während bei gesunden Frauen ohne thrombophile Grundstörungen das Thromboserisiko trotz der wesentlichen Erhöhung der Risiken kaum ins

Tabelle 10.2. Thrombophiles Potential oraler Kontrazeptiva

Kontrazeptivum	Östrogengehalt	Gestagengehalt	Thromboseinzidenz
1. Generation	75–100 µg	Nicht vorhanden	11fach
2. Generation	<50 µg	Levonorgestrel Norethisteron	4fach
3. Generation	<30 µg	Desogestrel Gestoden	9fach

Tabelle 10.3. Thromboserisiko bei Gerinnungsstörungen

	Prävalenz	Relatives Risiko ohne Kontrazeption	Relatives Risiko mit Kontrazeption
Antiphospholipid-Antikörpersyndrom	2–9%	10–12fach	?
aPC-Resistenz	3–7%	8fach	50fach
Protein-C-Mangel	0,1–0,5%	9fach	15fach
Protein-S-Mangel	0,1–0,5%	6–8fach	8fach
Antithrombin-Mangel	0,02–0,2%	4fach	32fach

Gewicht fällt, ist die Morbiditätserhöhung bei Patientinnen mit ererbten Hämostasestörungen grundsätzlich anders zu bewerten (Tabelle 10.3). Das Risiko ist am höchsten in den jüngsten Altersgruppen. Altersadjustiert ist das zusätzliche Risiko einer venösen Thrombose unter Desogestrel-haltigen Kontrazeptiva etwa 9fach erhöht für Patientinnen, die nicht Trägerin der Faktor-V-Leiden-Mutation sind; um das 6fache erhöht sich das Risiko bei Trägerinnen der Mutation. Dieses Risiko multipliziert sich aber für Letzere mit der durch die Heterozygosität bereits auf 8fache erhöhten Thromboseinzidenz auf das nahezu 50fache [2]. Bei Patientinnen mit heterozygoter aPC-Resistenz ist das Risiko unter oraler Kontrazeption nochmals um das 4fache, bei Antithrombinmangel sogar um das 16fache und beim Protein-C-Mangel immer noch auf das Doppelte vergleichbarer Patientinnen ohne hereditäre Gerinnungsstörungen erhöht. Somit beträgt das Thromboserisiko bei Patientinnen mit aPC-Resistenz, Antithrombinmangel und Protein-C-Mangel das 35fache, 32fache und 15fache von Patientinnen, die nicht Merkmalsträgerinnen sind und keine orale Kontrazeptiva einnehmen. Bei Protein-S-Mangel erhöht sich hingegen das inkrementale Risiko durch die orale Kontrazeption nicht weiter. Für das Antiphospholipid-Antikörpersyndrom liegen ebenso wie für die Hyperhomocysteinämie keine Daten vor.

Besondere Vorsicht ist geboten bei Raucherinnen über 35 Jahre, wenn sie zusätzliche kardiovaskuläre Risikofaktoren aufweisen. Zwar erhöhen orale Kontrazeptiva hier nicht das Risiko venöser Thromboembolien, im arteriellen System jedoch wirkt die Kombination von Nikotin und Östrogen durch direkte Gefäßwandschädigung einerseits und Beeinflussung der Thrombusbildung andererseits synergistisch prothrombotisch und erhöht das Infarktrisiko [11].

10.6 Hormonsubstitution im Klimakterium und Thrombophilie

Die Thromboembolieinzidenz postklimakterischer Frauen, die keine hereditäre oder erworbene thrombophile Störung aufweisen, wird mit 0,01% angegeben. Die Mortalität beträgt 1:1 000 000 Frauen. Mit Hormonsubstitution wird eine Inzidenz von 1:5000 angegeben, entsprechend einer Verdoppelung des Risikos [6] (Tabelle 10.4). Dies wird durch eine prospektive Studie bestätigt, die außerdem fand, dass insbesondere Frakturen der unteren Extremität, Krebserkrankungen, chirurgische Eingriffe und Hospitalisation das Risiko zusätzlich erhöhen, während die gleichzeitige Gabe von Aspirin oder Statinen das Risiko vermindert [7].

Auch Lungenembolien scheinen doppelt so häufig zu sein wie ohne Hormonsubstitution [8]. Dem sind jedoch verminderte Risiken für Osteoporose und koronare Herzkrankheit gegenüber zu stellen. Das Herzinfarktrisiko wird älteren Studien zu Folge halbiert (Tabelle 10.5). Neuere Studien widersprechen inzwischen dem einstmals postulierten koronarprotektiven Effekt der Hormonsubstitution [10].

Tabelle 10.4. Thromboembolie-Inzidenz unter Hormonsubstitution

	Ohne Hormonsubstitution	Mit Hormonsubstitution	Relatives Risiko
■ Inzidenz	1:10 000	2:10 000	2
■ Sterblichkeit	1:1 000 000	3:1 000 000	0,5–0,8

Tabelle 10.5. Herzinfarktrisiko unter Hormonsubstitution

	Ohne Hormonsubstitution	Mit Hormonsubstitution	Relatives Risiko
■ Inzidenz	100–150:10 000	50–80:10 000	0,3–0,5
■ Sterblichkeit	30–50:10 000	20–30:1 000 000	0,5–0,8

Postmenopausal steigt die Plasmakonzentration von verschiedenen Gerinnungsfaktoren, darunter Faktor VII und Plasminogen, an, während Antithrombin abfällt. Ein Östrogen-Gestagen-Antagonismus zeigt sich auch bei den Gerinnungsfaktoren. Die Fibrinogenkonzentration im Plasma ist bei postmenopausaler Östrogensubstitution vermindert. Bei der etwa 2- bis 3fach höheren Östrogenkonzentration oraler Kontrazeptiva jedoch ist die Plasma-Fibrinogenkonzentration erhöht. In der PEPI-Studie fielen unter alleiniger Gestagentherapie die Fibrinogenspiegel um 20 mg/dl, während sie unter einer kombinierten Hormontherapie nahezu unverändert waren und unter Placebo (in Kombination mit Östrogen) um 10 mg/dl anstiegen.

Grundsätzlich besteht ein erhöhtes Thromboserisiko unter der Hormonsubstitutionstherapie, aus hämostaseologischer Sicht ist dieses Risiko jedoch nur moderat und muss bei der Indikationsstellung für oder gegen die Hormonsubstitution in ein Verhältnis zu der Schwere der klimakterischen Beschwerden gestellt werden. Bei mittlerem und hohen Leidensdruck ist die Risikorelation bei Patientinnen ohne bekannte thrombophile Risikokonstellation in der Regel als günstig zu bewerten.

10.7 Ist ein systematisches Thrombophilie-Screening sinnvoll?

Abschließend stellt sich die Frage, ob bei Patientinnen, die eine orale Kontrazeptionsbehandlung wünschen oder bei denen die Indikation zur Hormonsubstitution im Klimakterium besteht, ein systematisches Thrombophilie-Screening durchgeführt werden sollte. Nimmt man die Prävalenz heterozygoter thrombophiler Gerinnungsstörungen in der Normalbevölkerung, so wird diese korrekt mit ca. 10% im mitteleuropäischen Raum angegeben. Von diesen Merkmalsträgerinnen wird jede Vierhundertste eine Thrombose erleiden, von denen wiederum jede Eintausendfünfhundertste an den Folgen der thrombotischen Erkrankung versterben wird [1].

Somit wird jede sechshunderttausendste Merkmalsträgerin einer thrombophilen Gerinnungsstörung, jede sechsmillionste Frau im Querschnitt der Bevölkerung an den Folgen einer thrombotischen Erkrankung versterben. Dieses Risiko erhöht sich unter der oralen Kontrazeption oder unter der Hormonsubstitution im Klimakterium auf das Dreifache, das heißt, jede 2000000. Frau, jede 200000. Merkmalsträgerin einer thrombophilen Gerinnungsstörung wird an den Folgen einer thromboembolischen Erkrankung versterben. Mehr als eine halbe Million Frauen müssten beispielsweise für die Faktor-V-Leiden-Mutation gescreent werden, um einen einzigen Todesfall zu verhindern [14]. Würde ein systematisches Thrombophilie-Screening durchgeführt und wäre dieses Thrombophilie-Screening für € 100,-/Patientin zu realisieren, würden Kosten von € 400000,- zur Vermeidung von einer Thrombose entstehen und Kosten von 1,5 Mio. € zur Vermeidung eines thromboembolischen Todesfalles. Bei höheren Kosten für das Thrombophilie-Screening erhöhen sich die Kosten entsprechend, ein Faktor, der auch in der Präventivmedizin unseres Gesundheitssystems derzeit nicht tragbar ist. Deshalb kommt ein systematisches Thrombophilie-Screening nur bei Patientinnen mit hereditärem Risiko oder anamnestisch rezidivierenden thromboembolischen Ereignissen in Frage. Dabei ist zu beachten, dass auch ein ausgedehntes Thrombophilie-Screening nur bei einer von drei der anamnestisch betroffenen Frauen tatsächlich in einer definitiven Diagnosestellung resultiert. Entscheidet man sich für ein systematisches Thrombophilie-Screening, so sollte dies grundsätzlich die Suche nach aPC-Resistenz, Protein-C-Mangel, Protein-S-Mangel, AT-III-Mangel, Prothrombinmutation, C1-Inhibitor-Mangel, Fibrinolysedefekten und Hyperhomocysteinämie beinhalten. Sofern man jedoch die tatsächliche Inzidenz thrombophiler Störungen mit in die Kalkulation einbezieht, so kann sich das Thrombophilie-Screening im Wesentlichen auf die aPC-Resistenz und gegebenenfalls zusätzlich auf die Bestimmung von Antiphospholipid-Antikörpern, Protein-C-Konzentration und AT-Konzentration beschränken.

Bei jungen Frauen mit Kontrazeptionswunsch und Frauen im Klimakterium ohne anamnestische thrombophile Auffälligkeiten kann ganz grundsätzlich auf ein Thrombophilie-Screening verzichtet und die Hormonsubstitution unmittelbar verschrieben werden [1].

Patientinnen mit ererbter Gerinnungsstörung erleiden nicht nur häufiger, sondern auch früher als gesunde Patientinnen eine Thrombose. Daher ist besonders bei Frauen mit thromboembolischem Ereignis bei der Erstanwendung von Hormonpräparaten an eine ererbte Gerinnungsstörung zu denken und eine entsprechende Diagnostik zu betreiben [5].

Zusammenfassung

Orale Kontrazeptiva führen ebenso wie die Hormonsubstitution im Klimakterium zur Erhöhung der Gerinnungsfaktoren II, V, VIII, IX und XII bei gleichzeitiger Erniedrigung der Protein-S-Aktivität und einer Verstärkung einer zuvor bestehenden aPC-Resistenz. Dadurch wird die Thromboseinzidenz um das 10fache gegenüber Frauen ohne Hormonsubstitution erhöht. Bei Frauen mit bekannten erblichen Gerinnungsstörungen beträgt das Risiko sogar das 15- bis 50fache der Frauen ohne Gerinnungsstörungen und ohne Hormonsubstitution. Während bei den bekannten hereditären thrombophilen Störungen aPC-Resistenz, Protein-C-Mangel und AT-Mangel sowohl auf eine orale Kontrazeption als auch auf eine Hormonsubstitution im Klimakterium verzichtet werden sollte, ist diese durchaus vertretbar bei einem bekannten Protein-S-Mangel und heterozygoter Merkmalsträgerin sowie bei Phospholipid-Antikörpersyndrom und bei Patientinnen mit Hyperhomocysteinämie.

Aufgrund der geringen Inzidenz thromboembolischer Ereignisse (1 pro 10 000 Personenjahre) und der nur moderaten Erhöhung (3–4 pro 10 000 Personenjahre [13]) kann den übrigen Patientinnen die orale Kontrazeption ebenso wie Hormonsubstitution im Klimakterium aus hämostaseologischer Sicht ohne Vorbehalt verschrieben werden [9]. Die geringe Detektionsrate und die hohen assoziierten Kosten machen hingegen ein systematisches Thrombophilie-Screening vor Verschreibung von Hormonsubstitutionstherapien verzichtbar.

Literatur

1. Bauersachs S, Kuhl H et al (1996) Thromboserisiko bei oralen Kontraceptiva: Stellenwert eines Thrombophilie-Screenings. Vasa 25(3):209–220
2. Bloemenkamp KW, Rosendaal FR et al (1995) Enhancement by factor V Leiden mutation of risk of deep-vein thrombosis associated with oral contraceptives containing a third-generation progestagen. Lancet 346(8990):1593–1596
3. Bloemenkamp KW, Rosendaal FR et al (1998) Hemostatic effects of oral contraceptives in women who developed deep-vein thrombosis while using oral contraceptives. Thromb Haemost 80(3):382–387
4. Bloemenkamp KW, Rosendaal FR et al (1999) Risk of venous thrombosis with use of current low-dose oral contraceptives is not explained by diagnostic suspicion and referral bias. Arch Intern Med 159(1):65–70
5. Bloemenkamp KW, Rosendaal FR et al (2000) Higher risk of venous thrombosis during early use of oral contraceptives in women with inherited clotting defects. Arch Intern Med 160(1):49–52
6. Daly E, Vessey MP et al (1996) Risk of venous thromboembolism in users of hormone replacement therapy. Lancet 348(9033):977–980

7. Grady D, Wenger NK et al (2000) Postmenopausal hormone therapy increases risk for venous thromboembolic disease. The Heart and Estrogen/progestin Replacement Study. Ann Intern Med 132(9):689–696
8. Grodstein F, Stampfer MJ et al (1996) Prospective study of exogenous hormones and risk of pulmonary embolism in women. Lancet 348(9033):983–987
9. Hannaford PC, Owen-Smith V (1998). Using epidemiological data to guide clinical practice: review of studies on cardiovascular disease and use of combined oral contraceptives. BMJ 316:984–987
10. McPherson R (2000) Is hormone replacement therapy cardioprotective? Decision-making after the heart and estrogen/progestin replacement study. Can J Cardiol 16(Suppl A):14A–9A
11. Petitti DB, Sidney S et al (1998) Oral contraceptive use and myocardial infarction. Contraception 57:143–155
12. Stadel BV (1981) Oral contraceptives and cardiovascular disease. New Engl J Med 305:612–618
13. Vandenbroucke JP, Rosing J et al (2001) Oral contraceptives and the risk of venous thrombosis. New Engl J Med 344(20):1527–1535
14. Vandenbroucke JP, van den Meer FJM et al (1996) The Factor V Leiden: should we screen oral contraceptive users and pregnant women? BMJ 313:1127–1130

Kapitel 11: Hormontherapie der KHK bei Frauen: Kardioprotektion oder Risiko?

Chr. Gohlke-Bärwolf

11.1 Einführung

Ein Zusammenhang zwischen protektiver Wirkung von Sexualhormonen und der koronaren Herzerkrankung bei Frauen wurde schon sehr früh durch epidemiologische Studien hergestellt, aus denen hervorgeht, dass die Inzidenz der koronaren Herzerkrankung bei Frauen während der reproduktiven Lebensphase im Vergleich zu Männern seltener ist und ein deutlicher Anstieg mit Zunahme um das Vierfache nach dem Auftreten der Menopause erfolgt [29, 34, 62].

Weiterhin legte die erhöhte Inzidenz der koronaren Herzerkrankung bei jungen Frauen nach Ovarektomie und bei Frauen mit polyzystischen Ovarien den Verdacht nahe, dass eine Beziehung zwischen Sexualhormonen und koronarer Herzerkrankung besteht [1, 3, 49, 53]. Ovarektomierte Frauen hatten eine exzessive Atherosklerose der Koronararterien und gehäuft Myokardinfarkte, die mit zunehmendem Zeitabstand von der Ovarektomie zunahmen und dann besonders stark ausgeprägt waren, wenn die bilaterale Ovarektomie vor dem Alter von 40 Jahren durchgeführt wurde [3, 50, 73].

Das Alter zum Zeitpunkt des Auftretens der Menopause steht in Beziehung zur Häufigkeit der KHK [10, 17]. Je früher die Menopause eintritt, umso früher kommt es zur Entwicklung einer KHK. Tritt die Menopause um ein Jahr verzögert auf, verringert sich die Häufigkeit der KHK um 2% [25].

Pathologisch-anatomische Untersuchungen an Unfalltoten zeigen, dass das Ausmaß atherosklerotischer Plaques bei Frauen dem von etwa 10–15 Jahre jüngeren Männer gleicht, ebenfalls ein Hinweis darauf, dass Sexualhormone einen Schutzfaktor darstellen [61, 64].

Koronarangiographische Untersuchungen bestätigen die pathologisch-anatomischen mit einem etwa 10–15 Jahre ausmachenden Altersunterschied im Schweregrad des atherosklerotischen Befalles der Koronararterien zwischen Männern und Frauen [16, 18].

Bereits in den 50er Jahren wurde anhand von experimentellen Studien gezeigt, dass die Gabe von Sexualhormonen das Auftreten einer koronaren Herzerkrankung und das Ausmaß arteriosklerotischer Plaques deutlich verzögern kann. Diese Beobachtung wurde zwischenzeitlich an verschiedenen Tiermodellen bestätigt [6].

Frauen, die nach einer Ovarektomie mit Östrogenen behandelt wurden, hatten weniger Manifestationen der KHK als unbehandelte ovarektomierte Frauen [3, 5, 8].

Klinische Beobachtungsstudien zeigten, dass Frauen in der Menopause, die Sexualhormone erhielten, eine geringere Inzidenz einer koronaren Herzerkrankung hatten als Frauen, die sie nicht erhielten. In diesen Studien wurde eine Reduktion der KHK-Inzidenz um 50% in der Primär- und um 80% in der Sekundärprävention festgestellt [19, 63, 66]. Bis auf eine kleine Studie [48] handelt es sich bei allen Untersuchungen um nichtrandomisierte Studien mit den inhärenten Problemen der möglichen Selbstselektion. Frauen, die Hormone einnehmen, haben einen gesundheitsbewussteren Lebensstil mit weniger Risikofaktoren, höherer Schulbildung und somit einem geringeren koronaren Risiko als Frauen, die keine Hormone einnehmen. Diese Zusammenhänge wurden als sogenanntes „Healthy User Bias-Syndrome" bezeichnet [1].

Über die günstigen Wirkungen der Sexualsteroide zur Behandlung von Menopausenbeschwerden und zur Prophylaxe und Therapie der Osteoporose sind zahlreiche Studien veröffentlicht worden [23, 26]. Sie sind jedoch nicht Gegenstand der nachfolgenden Übersicht.

11.2 Mechanismen der kardioprotektiven Wirkungen der Sexualhormone

Für die kardioprotektiven Wirkungen der Sexualhormone wurden unterschiedliche Mechanismen postuliert, die sich auf den Lipidstoffwechsel, den Glukose- und Insulinmetabolismus, hämostasiologische und direkte Gefäßwirkungen beziehen.

Dabei ist zu berücksichtigen, dass die Wirkungen vom Typ des Sexualsteroids, der Dosis und der Applikationsart abhängen. Zunächst ist zu unterscheiden zwischen Östrogenen und Gestagenen, die z.T. gegensätzliche Wirkungen haben.

Unter den *Östrogenen* ist zu differenzieren zwischen den sogenannten natürlichen Östrogenen, z.B. dem 17β-Östradiol, das vom weiblichen humanen Ovar produziert und bei der Hormonersatztherapie verwandt wird und den synthetischen Östrogenen, z.B. dem Ethinyl-Östradiol, das bei der hormonellen Kontrazeption Anwendung findet.

Die ebenfalls zur Hormonersatztherapie verwandten konjugierten, equinen Östrogene werden häufig auch als natürliche Östrogene bezeichnet, dies trifft jedoch in Bezug auf die Frau nicht zu. Diese Östrogene werden aus dem Harn trächtiger Stuten isoliert und enthalten ein Gemisch von mehr als 10 verschiedenen Östrogenmetaboliten, die großenteils bei der Frau nicht vorkommen, sondern nur bei Pferden [37].

Die *Gestagene* unterscheiden sich in ihrer Wirkung entsprechend dem Ausmaß ihrer Androgenität. Die protektive Wirkung der Sexualhormone wird allein mit den Östrogenen in Verbindung gebracht. Diese sind auch am besten in ihrem Wirkungsspektrum untersucht.

Zunächst wurde der protektive Effekt der Östrogene auf den Lipidmetabolismus zurückgeführt [5, 22]. Östrogene greifen auf mehreren Ebenen in den hepatischen Lipidmetabolismus ein und sind wichtige Regulatoren. In den letzten Jahren sind jedoch zusätzliche Wirkungen auf den Glukose- und Insulinmetabolismus [4, 36], das hämostaseologische System [13] sowie vielfältige direkte und indirekte Gefäßwirkungen beschrieben worden [14, 31, 43, 52]. Orale Östrogene hemmen die Aktivität der hepatischen Triglyzeridlipase und erhöhen das HDL-Cholesterin, speziell das HDL-2 um 10–20% [5, 43, 67]. Transdermale Östrogene haben diesen günstigen Effekt auf das HDL nicht oder nur in geringem Ausmaß [38, 44].

Diese günstige Wirkung der oralen Östrogene wird durch Gestagene antagonisiert, am geringsten durch das mikronisierte Progesteron, am stärksten durch androgen wirkende Gestagene [67].

Östrogene steigern die Aktivität der hepatischen LDL-Rezeptoren und senken das LDL-Cholesterin um etwa 10–20%. Diese Wirkung wird durch die Gestagene nicht beeinflusst [44, 67]. Das Lipoprotein (a) wird durch Östrogene um etwa 5–10% gesenk [27, 28, 31, 58, 67], das Apolipoprotein-A_I nimmt um 13–22% zu [47].

Neben diesen günstigen Effekten ist die Östrogengabe mit einer bezüglich der koronaren Herzerkrankung ungünstigen Wirkung verbunden: einer Erhöhung der Triglyzeride um 16–42%, wobei deren Ausmaß vom Ausgangswert abhängig ist. Dieser ungünstige Effekt wird durch die Gestagene antagonisiert [67].

Die günstige Wirkung der Östrogene auf die Lipide wird noch ergänzt durch eine Hemmung der LDL-Oxidation und des Einbaus des LDL in die Gefäßwand [43, 54]. Zunächst ging man davon aus, dass die Lipidwirkung für 50% des günstigen Effektes auf die KHK verantwortlich ist [5, 22]. Nach der Entdeckung der zahlreichen Gefäßwirkungen besteht der Eindruck, dass die Lipidwirkung wahrscheinlich nur zu 25% zu den günstigen Hormoneffekten beiträgt [43].

Östrogene und Kohlenhydratstoffwechsel

Der Einfluss der Östrogene auf den Glukose- und Insulinmetabolismus wird kontrovers diskutiert. In der PEPI-Studie [67] wurde der Insulinspiegel nach Provokation gemessen. Dabei wurden keine signifikanten Änderungen festgestellt, jedoch fand sich ein signifikanter Anstieg des Glukosespiegels zwei Stunden nach Belastung im Vergleich zu Placebo. Die Nüchtern-Insulin- und Glukosespiegel waren hingegen in den aktiven Behandlungsgruppen geringfügig niedriger als in der Placebogruppe. Dies wurde auch in anderen Studien bestätigt [4, 36].

Gefäßwirkungen der Östrogene

Östrogene entfalten ihre Wirkung über eine Bindung an Östrogenrezeptoren. Funktionelle Östrogenrezeptoren wurden im kardiovaskulären System von Tieren und beim Menschen in der glatten Gefäßmuskulatur und in den Endothelzellen der Koronararterien identifiziert. Glatte Muskelzellen arteriosklerotischer Koronararterien prämenopausaler Frauen haben eine geringere Östrogenrezeptorenzahl als solche von Frauen ohne arteriosklerotische Veränderungen [30, 39].

Östrogengaben vermindern die Hyperplasie der Gefäßmuskulatur sowie die Kollagenbiosynthese. Die postmenopausale Östrogengabe ist mit einer Reduktion der Wanddicke der Arteria carotis sowie einer Häufung subklinischer Karotisstenosen verbunden [40]. Der Pulsatilitätsindex der Karotiden und die Compliance der Aorta werden günstig beeinflusst [71]. Im Tierversuch wurde gezeigt, dass Östrogene die myointimale Proliferation nach Ballonverletzung der Arteria carotis reduzieren. Die Reaktivität der Monozyten und des Tumornekrosefaktors wird günstig beeinflusst.

Sowohl tierexperimentelle Untersuchungen als auch Befunde bei Menschen zeigen, dass unter akuter Gabe von 17β-Östradiol die arterielle Flussgeschwindigkeit in den Koronarien um etwa 20% steigt, der koronare Gefäßwiderstand um etwa 15% sinkt und der Gefäßquerschnitt um etwa 20% zunimmt [72].

Acetylcholin führt in normalen Koronararterien zu einer Gefäßdilatation. Bei Patienten mit arteriosklerotischen Veränderungen in den Koronararterien bewirkt Acetylcholin jedoch eine Vasokonstriktion. Diese Vasokonstriktion wird durch Vorbehandlung mit Östrogenen deutlich vermindert bzw. aufgehoben, eine Wirkung, die der von Nitroglyzerin vergleichbar und ein Hinweis auf die vasodilatatorische Kapazität der Östrogene ist [15]. Diese Befunde sprechen für einen endothelabhängigen Effekt des Östrogens, der sowohl in den großen epikardialen Koronargefäßen als auch in den kleinen intramyokardialen Gefäßen nachweisbar ist [15, 43, 70, 71].

■ Wirkungsmechanismus

Die dilatierende Wirkung wird auf mehrere Mechanismen zurückgeführt (Tabelle 11.1): auf eine vermehrte Produktion von EDRF durch Steigerung der Transkription und Aktivität der NO-Synthase sowie auf eine erhöhte Prostazyklinsynthese (Prostaglandin I_2) und eine verminderte Produktion von Thromboxan A_2 [43, 68]. Östrogene senken die Plasmaendothelinspiegel und blockieren den Endothelinrezeptor [35]. Sie steigern die endotheliale NO-Produktion unter körperlicher Belastung [44–46]. Eine weitere Erklärung liegt in einer kalziumantagonistischen Wirkung, die in tierexperimentellen Untersuchungen gefunden wurde [9].

Orale und transdermale Östrogene unterscheiden sich auch bezüglich der Endothelfunktion. Während orale Östrogene zu einer ausgeprägten Verbesserung des endothelabhängigen und in geringerem Ausmaß auch des

Tabelle 11.1. Kardioprotektive Wirkungen der Östrogene: Günstige Wirkung auf Lipide, Lipoproteine und Gefäße

- Senkung des LDL-Cholesterins
- Erhöhung des HDL-Cholesterins
- Senkung des Lp(a)
- Verminderung der LDL-Oxidierung
- Verminderung des Einbaus von Cholesterins in die Gefäßwand
- Stimulation der endothelialen NO-Produktion
- Verbesserung der Endothelfunktion und Compliance der großen Gefäße

endothelunabhängigen Blutflusses in den Unterarmwiderstandsgefäßen führen, ist dies bei transdermaler Applikation nicht nachweisbar [69]. Inwieweit die gleichzeitige Gabe unterschiedlicher Gestagene diese günstigen Gefäßwirkungen wieder aufheben kann, ist noch nicht geklärt. Mikronisiertes, natürliches Progesteron, in Kombination mit konjugierten equinen Östrogenen verabreicht, zeigte keine Unterschiede im Vergleich zu Medroxyprogesteronacetat, einem synthetischen Progesteron, bezüglich der Verbesserung der endothelabhängigen vasodilatatorischen Wirkung, den Parametern der Entzündungsreaktion und der Hemmung der Fibrinolyse [32].

11.3 Epidemiologische Studien zur Prävalenz der koronaren Herzerkrankung unter Hormonersatztherapie

Bisher wurden mehr als 30 Studien bei über 150 000 Frauen durchgeführt, in denen der Zusammenhang zwischen KHK-Prävalenz bei Frauen und Östrogentherapie überprüft wurde. Metaanalysen von mehr als 13 Fallkontrollstudien und 17 prospektiven epidemiologischen Studien [19–21, 59, 63] ergaben, dass das relative Risiko von Frauen, die Östrogene einnahmen, im Vergleich zu denen, die keine einnahmen, bei 0,56 lag (95-%-CI, 0,50–0,61). In angiographischen Querschnittsuntersuchungen und Fallkontrollstudien hatten Hormonbenutzerinnen signifikant weniger arteriosklerotische Gefäßveränderungen im Vergleich zu Patientinnen, die keine Hormone einnahmen [22, 42, 65]. In der Nurses-Health-Studie wurde eine 33%ige Reduktion der Gesamtmortalität und der kardialen Mortalität festgestellt [21].

In einer schwedischen Kohortenstudie betrug das relative Risiko für Myokardinfarkte bei Frauen, die Östrogene einnahmen, 0,74 (95-%-CI, 0,61–0,88), bei Frauen, die Östrogene plus zyklisch verabreichtes Levonorgestrel einnahmen, 0,50 (95-%-CI, 0,28–0,80) im Vergleich zur Allgemeinbevölkerung [12].

Bis auf eine kleine, randomisierte Studie [48] handelt es sich dabei um Beobachtungsstudien in Form von Fallkontroll-, Kohorten- und Querschnittsstudien. In einer Metaanalyse aller epidemiologischen Studien [19] wurde ein relatives Risiko von 0,55 gefunden. Die Querschnittsuntersuchungen bei Patientinnen mit angiographisch dokumentierter koronarer Herzerkrankung ergaben das günstigste relative Risiko mit 0,38 für Patientinnen, die zum Zeitpunkt der Untersuchung eine Hormonersatztherapie einnahmen [66].

All diesen Studien liegt das Problem der fehlenden Randomisierung und damit die Möglichkeit der Selektion zugrunde. Es ist denkbar, dass der günstige Effekt durch eine positive Auslese der Hormonbenutzerinnen zustande kommt („healthy estrogen user-bias"). In mehreren dieser Studien wurde festgestellt, dass die Hormonbenutzerinnen ein günstigeres Risikofaktorenprofil für die koronare Herzerkrankung hatten, eine höhere Schulbildung, gesundheitsbewusster leben, mehr körperliche Bewegung haben und häufiger den Arzt aufsuchen [1, 41, 51]. Erst durch randomisierte Studien war diese Frage des möglichen Bias zu lösen. Diese Studie liegt nun seit 1998 vor.

Heart and Estrogen/Progestin Replacement Study (HERS)

Die erste große, randomisierte Studie zur Frage der Sekundärprävention der koronaren Herzerkrankung bei postmenopausalen Frauen ist die sogenannte HERS-Studie. In dieser Studie wurde 0,6 mg konjugiertes, equines Östrogen und Medroxyprogesteronacetat – dem in der BRD verwandten Presomen compositum entsprechend – im Vergleich zu Placebo untersucht [28]. Das primäre Studienziel war die Beantwortung der Frage, ob die Kombinationsgabe die koronare Ereignisrate bei postmenopausalen Frauen mit bekannter koronarer Herzerkrankung und ohne Hysterektomie günstig beeinflusst. Die Ergebnisse der Studie zeigten keinen signifikanten Unterschied zwischen Verum und Placebo. Im ersten Jahr der Verabfolgung war es sogar zu einer leichten Zunahme tödlicher koronarer Ereignisse gekommen, der Unterschied war jedoch im gesamten Verabfolgungszeitraum nicht signifikant und bei einer Jahr-zu-Jahr-Auswertung war die Häufigkeit dieser Ereignisse in den Jahren 3 und 4 im Vergleich zu Placebo wieder geringer ausgeprägt. Als sekundäre Studienendpunkte wurden venöse Thromboembolien, tiefe Beinvenenthrombosen und Lungenembolien untersucht. Tiefe Beinvenenthrombosen und Lungenembolien waren in der Verumgruppe um das Dreifache gegenüber Placebo erhöht. Ebenso größer war das Risiko für Gallenblasenerkrankungen. Im Verlauf der Studie kam es zu einer signifikanten Senkung des LDL-Cholesterins und des Lp(a) um etwa 10% und einer Zunahme des HDL-Cholesterins um ebenfalls 10%.

In der EWA-Studie und der ERA-Studie, zwei angiographischen Studien, konnte mit Hilfe der quantitativen Koronarangiographie in der Verumgruppe, die mit equinen Östrogenen in Kombination mit Medroxyprogesteronacetat behandelt wurde, kein Effekt auf die angiographische Progression der koronaren Herzerkrankung nachgewiesen werden, obwohl es zu einer bedeutsamen Senkung der Lipide – insbesondere des LDL und des Lp(a) – von etwa 10% kam, HDL stieg um ebenfalls 10% an [24, 33].

In einer vorläufigen Pressemitteilung der noch laufenden Women's-Health-Initiative (WHI-Studie), der größten bisher an Frauen durchgeführten primären Präventionsstudie mit 160 000 Teilnehmerinnen, wurde ebenfalls auf das früh erhöhte Risiko für kardiovaskuläre Ereignisse bei den Teilnehmerinnen, die Hormone erhalten, hingewiesen.

Diese unerwarteten negativen Ergebnisse führten zu kontroversen Diskussionen.

Die Diskrepanz zwischen der HERS-Studie und den epidemiologischen, nichtrandomisierten Studien wurde zunächst auf die Selektion der an diesen Studien teilnehmenden Frauen, das sogenannte „Healthy-user-bias-Phänomen" zurückgeführt.

Weiterhin besteht die Möglichkeit, dass Frauen mit präexistenten Gerinnungsstörungen und einer erhöhten Thromboembolieneigung eingeschlossen wurden, wie z. B. einer Faktor-V-Mutation, die unter der Hormontherapie klinisch manifest wurde. Es ist auch unklar, inwieweit die gleichzeitige Gabe von Gestagenen die potenziell günstigen Wirkungen der Östrogene neutralisiert hat.

Darüber hinaus werden verschiedene statistische Probleme der Studie angeführt wie die Tatsache, dass die von den Studienautoren vorauskalkulierte Ereignisrate nicht eingetreten ist, sondern deutlich niedriger liegt, wodurch die statistische Aussagekraft der Studie eingeschränkt ist. Die Rate der Patientinnen, die nicht nachuntersucht werden konnten, war höher als geplant und die Verabfolgungsdauer um 7 Monate kürzer [52].

Ungeklärt ist die Frage, ob die in der HERS-Studie verwandten konjugierten, equinen Östrogene eine ungünstige Wirkung entfaltet haben. Sie enthalten eine Vielzahl von Östrogenmetaboliten, die pferdespezifisch sind und bei der Frau natürlicherweise nicht vorkommen [37]. Da sie sehr starke östrogene Wirkungen entfalten, könnten sie durch eine starke Stimulation der Gerinnungsfaktoren zu einer erhöhten Thromboseneigung im venösen und arteriellen System beitragen und auf diese Weise die erhöhte venöse Thromboserate und eventuell auch die arterielle Thromboembolierate erklären. Darüber hinaus besteht die Möglichkeit, dass bei denjenigen Patientinnen, die eine bisher unentdeckte angeborene oder erworbene Thromboembolieneigung haben, diese durch die Hormongabe manifest wurde. Der Anstieg proinflammatorischer Parameter, z. B. des CRP, könnte ebenfalls eine ungünstige Wirkung ausüben [11].

Ein weiteres Problem wurde von Rosano et al. [52] angeführt: In der Placebogruppe erhielt eine größere Anzahl von Patientinnen nach dem ersten Jahr Lipidsenker (CSE-Hemmer) als in der Verumgruppe. Auf diese Weise könnte die Prognose der Placebo-behandelten Patientinnen durch diese Medikamente günstig beeinflusst worden sein.

Es ist nicht bekannt, inwieweit diese Ergebnisse auf die übrigen, vorwiegend in Europa verwandten natürlichen Östrogene und Östrogen-Gestagen-Kombinationen anwendbar sind.

Tabelle 11.2. Publizierte randomisierte Studien zur Sekundärprävention der KHK

Studienakronym	Jahr	Verwandte Hormone	Endpunkte	Ergebnis
■ HERS	1998	equine Östrogene + MPA	klinisch	negativ
■ ERA	2000	equine Östrogene + MPA	angiographisch	negativ
■ PHASE	2000	17β-Östradiol + zykl Progesteron	klinisch	negativ

ERA Estrogen Replacement and Atherosclerosis Trial, *PHASE* Papworth HRT Atherosclerosis Study Enquiry

Tabelle 11.3. Publizierte randomisierte Studie zur Primärprävention der KHK

Studienakronym	Jahr	Verwandte Hormone	Endpunkte	Ergebnis
■ EPAT	2000	17β-Östradiol 1 mg	Karotisdicke	positiv

EPAT Estrogen and Prevention of Atherosclerosis Trial

Tabelle 11.4. Laufende randomisierte Studien zur Primärprävention der KHK

Studienakronym	Verwandte Hormone	Endpunkte
■ WISDOM	equine Östrogene + MPA	klinische
■ WHI	equine Östrogene + MPA	klinisch

WISDOM Women's International Study of long Duration Oestrogen after Menopause, *WHI* Womens Health Initiative

Tabelle 11.5. Laufende randomisierte Studien zur Sekundärprävention der KHK

Studienakronym	Verwandte Hormone	Endpunkte
■ HERS II	equine Östrogene + Progesteron	klinisch
■ WEST	17β-Östradiol	klinsch, TIA, Apoplex
■ WELL-HEART	Östrogene + Progesteron	angiographisch
■ WAVE	Östrogen + Progesteron/Vitamine	angiographisch
■ EAGAR	Östrogen + Progesteron	angiographisch/BP

WEST Women's Estrogen Stroke Study, *WELL-HEART* Women's Estrogen-progestin Lipid Lowering Hormone Atherosclerosis Regression Trial, *WAVE* Women's Angiographic Vitamin and Estrogen Trial, *EAGAR* Estrogen and Graft Atherosclerosis Research

Eine Vielzahl von weiteren Studien zur Primär- und Sekundärprävention der KHK wird derzeit durchgeführt (Tabelle 11.2–11.5): die HERS II-, die WHI-, die WELL-HEART-, die WAVE-, die WISDOM-, die EAGAR- und die WEST-Studie. Es ist bemerkenswert und bedauerlich, dass die BRD an keiner dieser Studien beteiligt ist. Es besteht ein großer Bedarf für vergleichbare Studien mit denjenigen Substanzen, die am häufigsten in der BRD zur Hormonersatztherapie verwandt werden.

11.4 Ungünstige Wirkungen der Sexualhormone

Neben der vermehrten Bildung von Gallensteinen kann es unter der Therapie mit Sexualhormonen zu einem um das Dreifache erhöhten relativen Risiko für venöse Thromboembolien und Lungenembolien kommen [28]. Bei Frauen mit ausgeprägter Hypertriglyzeridämie kann ein starker Anstieg der Triglyzeride auftreten.

Unter alleiniger Östrogentherapie ist das Risiko für Endometriumhyperplasie und Endometriumkarzinome deutlich erhöht. Durch die gleichzeitige Gabe von Gestagenen wird dies jedoch neutralisiert [2].

Weiterhin wird über ein gesteigertes Risiko für Brustkarzinome berichtet. Aufgrund von Metaanalysen verschiedener Studien ist von einer Erhöhung des Mammakarzinomrisikos durch eine Langzeittherapie mit Hormonen von etwa 30% auszugehen. Das relative Risiko steigt pro Jahr der Anwendung um 2,3% an und ist bei kombinierter Östrogen-Gestagen-Gabe etwas höher als bei alleiniger Östrogengabe [7, 55, 56, 60]. Auch bezüglich dieser wichtigen Frage wird eine endgültige Klärung nur durch randomisierte Studien zu erreichen sein.

Eine ausführliche Nutzen-Risiko-Analyse sollte mit jeder Patientin bei Neubeginn einer Therapie individuell durchgeführt und besprochen werden, außerdem ist auf das Auftreten von tiefen Beinvenenthrombosen und Lungenembolien zu achten.

Somit sind aus den bisher publizierten, randomisierten Studien folgende Schlussfolgerungen zu ziehen:
- Der Neubeginn einer Hormonersatztherapie zur Prophylaxe kardiovaskulärer Ereignisse bei Patientinnen mit koronarer Herzerkrankung (Sekundärprävention) kann derzeit nicht empfohlen werden.
- Der Neubeginn einer Hormonersatztherapie zur Prophylaxe kardiovaskulärer Ereignisse bei gesunden Frauen zur Primärprävention kann derzeit ebenfalls noch nicht empfohlen werden.
- Frauen, die bisher eine Hormonersatztherapie gut vertragen haben, können diese auch weiterhin fortführen.
- Der Neubeginn einer Hormonersatztherapie zur Therapie von Menopausenbeschwerden und Osteoporose ist weiterhin möglich, jedoch unter Berücksichtigung der Kontraindikationen:
  – Familienanamnese für Brustkrebs,
  – Thromboembolien in der Anamnese,
  – Bekannte kongenitale oder erworbene Hyperkoagulabilität
  – in den ersten 12 Monaten nach Herzinfarkt und Schlaganfall,
  – aktive Lebererkrankungen.

- Bei hysterektomierten Frauen sollten Östrogene allein gegeben werden.
- Bei Frauen, die noch einen Uterus haben, sollte Östrogen plus Gestagen kombiniert verabreicht werden, um das Risiko für Endometriumkarzinome aufgrund der alleinigen Gabe von Östrogenen zu vermeiden.
- Gestagene mit geringer androgener Wirkung sollten bevorzugt angewendet werden.
- Bei der Verschreibung von Hormonen ist zu berücksichtigen, dass die Wirkung der Östrogene von der Art des Östrogens, der Dosis und der Applikationsart abhängig ist.

Diese Empfehlungen sind weitgehend in Übereinstimmung mit denjenigen der ESC und der Deutschen Menopausen-Gesellschaft [57, 60].

Zusammenfassung

Die koronare Herzerkrankung ist auch bei Frauen die häufigste Todesursache. Die Prävalenz der Erkrankung nimmt nach der spontan auftretenden oder chirurgisch induzierten Menopause deutlich zu. Die Menopause ist ein bei den meisten Frauen mit einem Hormonmangel verbundener Zustand, der im Alter zwischen dem 50. und 54. Lebensjahr auftritt. In diesem Hormonmangelzustand verbringen Frauen, deren Lebenserwartung in den meisten Industrieländern bei etwa 80 Jahren liegt, etwa 30 Jahre, ein Drittel ihrer Lebenszeit. In dieser Zeit fallen 30–50% der Frauen kardiovaskulären Erkrankungen zum Opfer. Obwohl nach den bisherigen experimentellen, klinischen und epidemiologischen Studien, die auf eine Vielzahl von günstigen Wirkungen der Östrogene hinweisen, der Eindruck entstand, dass die Zahl der Todesopfer durch eine Hormonersatztherapie um etwa 30% reduziert werden könnte, konnte dies mit der ersten bisher durchgeführten randomisierten Studie (HERS) nicht nachgewiesen werden.

Aus diesem Grunde besteht keine Indikation zur Gabe von Östrogenen zur Sekundärprävention kardiovaskulärer Erkrankungen. Sofern eine Hormonersatztherapie zur Behandlung von Menopausenbeschwerden, zur Osteoporoseprophylaxe oder anderen medizinischen Gründen bereits durchgeführt und gut vertragen wurde, kann diese auch fortgeführt werden.

Literatur

1. Barrett-Connor E, Bush TL (1991) Estrogen and coronary heart disease in women. JAMA 265:1861–1867
2. Behresford SA, Weiss NS, Voigt LF, McKnight B (1997) Risk of endometrial cancer in relation to use of estrogen combined with cyclic progestagen therapy in postmenopausal women. Lancet 349:458–461

3. Birdsall MA, Farquhar CM, White HD (1997) Association between polycystic ovaries and extent of coronary artery disease in women having cardiac catheterisation. Ann Intern Med 126:32-35
4. Brussaard HE, Gevers Leuven JA, Fröhlich M, Kluft C, Krans HMJ (1997) Short-term oestrogen replacement therapy improves insulin resistance, lipids and fibrinolysis in postmenopausal women with NIDDM. Diabetologia 40:843-849
5. Bush TI, Barrett-Connor E, Cowan LD (1987) Cardiovascular mortality and non-contraceptive use of estrogen in women: results from Lipid Research Clinics Program Follow up Study. Circulation 75:1102-1109
6. Clarkson TB, Anthony MB, Potvin-Klein K (1994) Effects of estrogen treatment on arterial wall structure and function. Drugs 47:42-51
7. Clemons M, Goss P (2001) Estrogen and the risk of breast cancer. N Engl J Med 344:276-285
8. Colditz GA, Willett WC, Stampfer MJ, Rosner B, Speizer FE, Hennekens HC (1987) Menopause and the risk of coronary heart disease in women. N Engl J Med 316:1105-1110
9. Collins P, Beale CM, Rosano GM (1996) Oestrogen as a calcium channel blocker. Eur Heart J 17(Suppl D):27-31
10. Cooper G, Sandler DP (1998) Age at natural menopause and mortality. Ann Epidemiol 8:229-235
11. Cushman M, Legault C, Barrett-Connor E et al (1999) Effect of postmenopausal hormones on inflammation – sensitive proteins. The Postmenopausal Estrogen/Progestin Interventions (PEPI) Study. Circulation 100:717-722
12. Falkeborn M, Persson I, Adami HO et al (1992) The risk of acute myocardial infarction after estrogen and estrogen-progestogen replacement. Br J Obstet Gynecol 99:821-828
13. Gebara OCE, Mittelmann MA, Sutherland P, Lipinska I, Matheney T, Xu P et al (1995) Association between increased oestrogen status and increased fibrinolytic potential in the Framingham Offspring Study. Circulation 91:1052-1058
14. Gerhard M, Walsh BW, Tawakol A et al (1998) Estradiol therapy combined with progesterone and endothelium-dependent vasodilatation in postmenopausal women. Circulation 98:1158-1163
15. Gilligan DM, Quyyumi AA, Cannon RO (1994) Effects of physiological levels of estrogen on coronary vasomotor function in postmenopausal women. Circulation 89:2545-2551
16. Gohlke H (1983) Der transmurale Herzinfarkt vor dem 40. Lebensjahr. Habilitationsschrift, Universität Freiburg
17. Gohlke-Bärwolf C (2000) Coronary artery disease – is menopause a risk factor ? Basic Res Cardiol 95(Suppl 1)I/77-I/83
18. Gohlke-Bärwolf C, Kettner U, Roskamm H (1987) Die Häufigkeit der koronaren Herzkrankheit bei Frauen und die Beziehung zu verschiedenen Risikofaktoren im Spiegel der kardiologischen Literatur. In: Weidemann H (Hrsg) Die koronare Herzkrankheit der Frau. Steinkopff, Darmstadt , S 5-16
19. Grodstein F, Stampfer M (1995) The epidemiology of coronary heart disease and estrogen replacement in postmenopausal women. Prog Cardiovasc Dis 38:199-210
20. Grodstein F, Stampfer MJ, Manson JE, Colditz GA, Willett WC, Rosner B et al (1996) Postmenopausal estrogen and progestin use and the risk of cardiovascular disease. N Engl J Med 335:453-461
21. Grodstein F, Stampfer MJ, Colditz G et al (1997) Postmenopausal hormone replacement therapy and mortality. N Engl J Med 336:1769-1775
22. Gruchow HW, Anderson AJ, Barboriak JJ, Sobocinski KA (1988) Postmenopausal use of estrogen and occlusion of coronary arteries. Am Heart J 115:954-963

23. Hall G, Pripp U, Schenck-Gustafsson K, Landgren B-M (1998) Long-term effects of hormone replacement therapy on symptoms of angina pectoris, quality of life and compliance in women with coronary artery disease. Maturitas 28:235–242
24. Herrington DM, Rebussin DM, Brosnihan B et al (2000) Effects of estrogen replacement on the progression of coronary artery atherosclerosis. N Engl J Med 343:522–529
25. Hu FB, Grodstein F, Hennekens CH, Colditz GA, Johnson M, Manson JE, Rosner B, Stampfer MJ (1999) Age at natural menopause and risk of cardiovascular disease. Arch Intern Med 159:1061–1066
26. Huber J (1995) Klimakterium: Diagnose und Therapie, 2. Aufl. Berliner Medizinische Verlagesanstalt, Berlin
27. Hulley S (2000) Estrogens should not be initiated for the secondary prevention of coronary artery disease: A debate. Can J Cardiol (Suppl E):10E–12E
28. Hulley S, Grady D, Bush T, Furberg C, Herrington D, Riggs B et al (1998) Randomized trial of estrogen plus progestin for secondary prevention of coronary disease in postmenopausal women. Heart and Estrogen/progestin Replacement Study (HERS) Research Group. JAMA 280:605–613
29. Kannel WB, Hjortland MC, McNamara PM, Gordon T (1976) Menopause and the risk of cardiovascular disease: the Framingham Study. Ann Intern Med 85:447–452
30. Karas RH, Patterson BL, Mendelsohn ME (1994) Human vascular smooth muscle cells contain functional estrogen receptor. Circulation 89:1943–1950
31. Koh KK, Cardillo C, Bui MN, Hathaway L, Csako G, Waclawiw MA et al (1999) Vascular effects of estrogen and cholesterol – lowering therapies in hypercholesteroemic postmenopausal women. Circulation 99:354–360
32. Koh KK, Jin DK, Yang SH, Lee SK, Hwang HY, Kang MH, Kim DS, Choi IS, Shin EK (2001) Vascular Effects of Synthetic or Natural Progestagen Combined With Conjugated Equine Estrogen in Healthy Postmenopausal Women. Circulation 103:1961–1966
33. Larsen A, Midbo K, Westheim A (2000) Estrogen in Women with Atherosclerosis. J Intern Med 247:433–441
34. Lerner DJ, Kannel WB (1986) Patterns of coronary heart disease morbidity and mortality in the sexes: a 26-year follow-up of the Framingham population. Am Heart J 111:383–390
35. Liebermann EH, Gerhard MD, Uehata A et al (1994) Estrogen improves endothelium-dependent, flow mediated vasodilatation in postmenopausal women. Ann Intern Med 121:936–941
36. Lindheim SR, Vijod MA, Presser SC, Stanczyk FZ, Ditkoff EC, Lobo RA (1993) A possible bimodal effect of estrogen on insulin sensitivity in postmenopausal women and the attenuating effect of added progestin. Fertil Steril 60:664–667
37. Lippert TH, Seeger H, Mück AO (1999) Klinisch-pharmakologische Besonderheiten der konjugierten equinen Estrogene. Arzneimitteltherapie 17(11):362–364
38. Lobo RA (1991) Clinical review: effects of hormonal replacement on lipids and lipoproteins in postmenopausal women. J Clin Endocrinol Metab 73:925–930
39. Losordo DW, Kearney M, Kim EA et al (1994) Variable expression of the estrogen receptor in normal and atherosclerotic coronary arteries of premenopausal women. Circulation 89:1501–1510
40. Manolio TA, Furberg CD, Shemanski L, Psaty BM, O'Leary DH, Tracy RP, Bush TL (1993) Association of postmenopausal estrogen use with cardiovascular disease and its risk factors in older women. The CHS Collaborative Research Group. Circulation 88:2163–2171
41. Matthews KA, Kuller LH, Wing RR, Meilahn EN, Plantinga P (1996) Prior to use of estrogen replacement therapy, are users healthier than nonusers? Am J Epidemiol 143:971–978

42. McFarland KF, Boniface ME, Hornung CA, Earnhardt W, Humphries JO (1989) Risk factors and noncontraceptive estrogen use in women with and without coronary disease. Am Heart J 117:1209–1214
43. Mendelsohn ME, Karas RH (1999) The protective effects of estrogen on the cardiovascular system. Mechanism of disease. Review article. N Engl J Med 340:1801–1811
44. Mueck AO, Seeger H, Lippert TH (1998) Kontinuierlich-kombinierte Östrogen-Gestagen-Behandlung: Anwendung des Transdermalen Therapeutischen Systems (TTS). In: Römer T, Mueck AO (Hrsg) Endometrium und Hormonsubstitution. Thieme, Stuttgart, S 112–119
45. Mueck AO, Gohlke-Bärwolf C, Hurst M, Seeger H, Haasis R, Lippert TH (1998) Effect of estradiol on cGMP and Serotonin during exercise tolerance test in women with coronary artery disease (CAD) compared to healthy women. Eur J Clin Pharm 54(6):A 18
46. Mueck AO, Seeger H, Haasis R, Gohlke-Bärwolf C, Schieber M, Schuchert A, Meinertz T (1999) Effect of oral vs. transdermal estradiol on cGMP during exercise in women with coronary artery disease. Circulation 100(Suppl 18):A 1386
47. Nabulshi AA, Folsom AR, White A et al (1993) Association of hormone-replacement therapy with various cardiovascular risk factors in postmenopausal women. N Engl J Med 328:1069–1075
48. Nachtigall LE, Nachtigall RH, Nachtigall RD, Beckman EM (1979) Estrogen replacement therapy II: a prospective study in the relationship to carcinoma and cardiovascular and metabolic problems. Obstet Gynecol 54:74–79
49. Oliver MF, Boyd GS (1959) Effect of bilateral ovariectomy on coronary-artery disease and serum-lipids. Lancet 2:690–694
50. Parrish HM, Carr LA, Hall DG (1967) Time interval from castration in premenopausal women to development of excessive coronary atherosclerosis. Am J Obstet Gynecol 99:155–162
51. Rödström K, Bengtsson C, Lissner L, Björkelund C (1999) Pre-existing risk factor profiles in users and nonusers of hormone replacement therapy: prospective cohort study in Gothenburg, Sweden. Br Med J 319:890–893
52. Rosano GMC, Simon T, Mercuro G, Sans S, Schenck-Gustaffson K, Stevenson JC, Swahn E, Jaillon P (2001) Hormone replacement therapy: where we stand in Europe. Eur Heart J 22:439–441
53. Rosenberg L, Hennekens CH, Rosner B, Belanger C, Rothmann KJ, Speizner FE (1981) Early menopause and the risk of myocardial infarction. Am J Obstet Gynecol 139:47–51
54. Sack MN, Rader DJ, Cannon RO (1994) Oestrogen and inhibition of oxidation of low-density lipoproteins in postmenopausal women. Lancet 343:269–270
55. Santen R, Petroni G (1999) Relative risk versus attributable risk of breast cancer from estrogen replacement therapy. J Clin Endocrinol Metab 84:1798–1811
56. Schairer C, Lubin J, Troisi R, Sturgeon S, Brinton L, Hoover R (2000) Menopausal estrogen and estrogen-progestin replacement therapy and breast cancer risk. JAMA 282:485–491
57. Schenck-Gustafsson K, Swahn E (2000) Guidelines for the European cardiologist concerning hormone replacement therapy in postmenopausal women. Eur Heart J 2(Suppl G):G15–G16
58. Schlipak M, Simon J, Vittinghoff E et al (2000) Estrogen, Progestin, Lipoprotein(a) and the Risk of Recurrent Coronary Heart Disease Events After Menopause. JAMA 283:1845–1852
59. Simon T, Jaillon P (2000) Hormone replacement therapy in postmenopausal women at cardiovascular risk: epidemiology and clinical trials. Eur Heart J 2(Suppl G):G2–G6

60. Sören D, v. Holst T, Distler W et al (2000) Stellungnahme der Deutschen Menopause Gesellschaft e.V. Hormonsubstitution im Klimakterium und Postmenopause. Gegenwärtiger Erkenntnisstand. J Menopause 7 (1):2-11
61. Spain DM (1978) Concerning the pathology of acute coronary heart disease in young women. In: Oliver MF (ed) Coronary heart disease in young women. Churchill Livingstone, New York, pp 61-70
62. Stampfer MJ, Colditz GA, Willett WC (1990) Menopause and heart disease: a review. Ann NY Acad Sci 592:193-203
63. Stampfer MJ, Colditz GA, Willett WC et al (1991) Postmenopausal estrogen therapy and cardiovascular disease. N Engl J Med 325:756-762
64. Sternby NH (1968) Atherosclerosis in a defined population. Acta Pathol Microbiol Scand (Suppl) 194:1-69
65. Sullivan JM, Vander Zwaag R, Lemp GF et al (1988) Postmenopausal estrogen use and coronary atherosclerosis. Ann Intern Med 108:358-363
66. Sullivan JM, Vander-Zwaag R, Lemp GF, Hughes J, Maddock V, Kroetz DF, Ramanathan KB, Mirvis DM (1990) Estrogen replacement and coronary artery disease. Effect on survival in postmenopausal women. Arch Intern Med 150:2557-2562
67. The Writing Group for the PEPI Trial (1995) Effects of estrogen or estrogen/progestin regimens on heart disease risk factors in postmenopausal women. The Postmenopausal Estrogen/Progestin Interventions (PEPI) Trial. JAMA 273:199-208
68. Thompson L, Pinkas G, Weiner CP (2000) Chronic 17 β-Estradiol Replacement Increases Nitric Oxide-Mediated Vasodilatation of Guinea Pig Coronary Microcirculation. Circulation 102:445-451
69. Vehkavaara S, Hakala-Ala-Pietil Ä, Virkamäki A, Bergholm R, Ehnholm C, Hovatta O, Taskinen MR, Yki-Järvinen H (2000) Differential Effects of Oral and Transdermal Estrogen Replacement Therapy on Endothelial Function in Postmenopausal Women. Circulation 102:2687-2693
70. Volterrani M, Rosano G, Coats A, Beale C, Collins P (1995) Estrogen acutely increases peripheral blood flow in postmenopausal women. Am J Med 99:119-122
71. Westendorp IC, Bots ML, Grobbee DE et al (1999) Menopause status and distensibility of common carotid artery. Arterioscler Thromb Vasc Biol 19:713-717
72. Williams JK, Adams MR, Herrington DM, Clarkson TB (1992) Short-term administration of estrogen and vascular responses of atherosclerotic coronary arteries. JACC 20:452-457
73. Wuest JH, Dry TJ, Edwards JE (1953) The degree of coronary atherosclerosis in bilaterally oophorectomized women. Circulation 7:801-809

KAPITEL 12 Geschlechtsunterschiede im Aussagewert der Diagnostik der KHK

A. ARBOGAST, U. SECHTEM

12.1 Einführung

Kardiovaskuläre Erkrankungen sind die häufigste Todesursache der Frauen in den Vereinigten Staaten. Es sterben mehr Frauen an Gefäßerkrankungen als an Krebs, Unfällen und Diabetes mellitus zusammengenommen [7]. Entgegen der weitverbreiteten Meinung haben nicht Männer mittleren Alters das höchste Erkrankungsrisiko, sondern postmenopausale Frauen [27]. In jedem einzelnen Jahr seit 1984 haben kardiovaskuläre Erkrankungen mehr Leben von Frauen als von Männern gefordert [11]. Während die Gesamttodeszahlen durch kardiovaskuläre Erkrankungen abnehmen, steigt die Zahl der Frauen, welche an kardiovaskulären Erkrankungen sterben, jährlich an. Gefäßerkrankungen verursachen hohe Kosten und ein hohes Maß an Behinderung und Minderung der Lebensqualität [7].

Vergleicht man das Risiko einer koronaren Herzkrankheit (KHK) zwischen Männern und Frauen, so zeigt sich ein signifikant niedrigeres altersspezifisches Risiko für die Frauen. Die Mortalität der Frauen durch KHK ist in etwa vergleichbar mit derjenigen von 10 Jahre jüngeren Männern. Weil Frauen ein durchschnittlich höheres Lebensalter erreichen als Männer, kommt es jedoch dazu, dass die Gesamtzahl der Todesfälle durch KHK bei beiden Geschlechtern annähernd gleich hoch ist. Frauen bekommen durchschnittlich etwa 10 Jahre später klinische Beschwerden und etwa 20 Jahre später einen Myokardinfarkt als Männer [2]. Das fortgeschrittene Alter erklärt unter anderem die schlechtere Prognose der weiblichen Infarktpatienten [18].

Die Diagnose der koronaren Herzkrankheit bei Frauen ist eine Herausforderung für den betreuenden Arzt. Unterschiede in der Wertung der kardiovaskulären Risikofaktoren und der klinischen Symptomatik sowie eine verminderte Aussagekraft der üblichen diagnostischen Methoden erschweren die Diagnosestellung.

Eine frühe Diagnosestellung ist entscheidend für eine angemessene Therapie und eine konsequente Einstellung der kardiovaskulären Risikofaktoren. Aufgrund der hohen Mortalitätsraten im Zusammenhang mit dem ersten Myokardinfarkt ist die frühe Diagnose einer beginnenden KHK von großer Bedeutung für Frauen. Eine breite Aufklärung über die Ursachen von Thoraxschmerz sowie ein erweitertes Bewusstsein für die atypischen

Symptome der KHK bei Frauen sind notwendig, um eine rechtzeitige Diagnosestellung zu ermöglichen.

12.2 Klinische Beschwerden

Die Daten der Framingham-Studie haben gezeigt, dass Frauen häufiger über thorakale Schmerzen klagen als Männer, dabei aber eine geringere Wahrscheinlichkeit haben, einen Myokardinfarkt zu erleiden [21]. Dies hat dazu geführt, dass Thoraxschmerzen von weiblichen Patienten als sehr unsicherer diagnostischer und prognostischer Faktor gelten. In der gleichen Population konnte jedoch nachgewiesen werden, dass die prognostische Aussagekraft der thorakalen Schmerzen mit höherem Lebensalter der Frauen zunimmt [14].

Tatsächlich haben unspezifische Brustschmerzen bei Frauen eine gute Prognose und sind selten mit einer signifikanten koronaren Herzkrankheit assoziiert. In der CASS-Studie konnte bei ungefähr 50% aller Frauen mit thorakalen Schmerzen eine signifikante KHK angiographisch ausgeschlossen werden [16]. Dies steht im Gegensatz zu der Feststellung, dass Frauen zum Zeitpunkt der Herzkatheteruntersuchung stärkere Beschwerden angaben als Männer. Belastungsangina und ein positiver Belastungstest bei angiographisch unauffälligen Koronararterien (= Syndrom X) kommt überwiegend bei postmenopausalen Frauen vor. Obwohl die Beschwerden typisch für eine Angina pectoris sein können, ist eine Behandlung mit konventionellen antianginösen Medikamenten nicht immer möglich. Die Prognose ist gut, da die Langzeitüberlebensraten für Frauen mit dem Syndrom X nicht erniedrigt sind [15].

Möglicherweise erklärt sich diese gute Prognose durch die höhere Prävalenz seltener Ursachen einer kardialen Ischämie bei Frauen, etwa Vasospasmen und mikrovaskuläre Veränderungen. Ebenso besteht eine vermehrte Häufigkeit von Syndromen mit nichtischämischen Herzbeschwerden wie ein Mitralklappenprolaps [6].

Trotz des geringen diagnostischen Wertes sind thorakale Schmerzen das häufigste Frühsymptom der KHK bei Frauen. Bei Männern ist im Gegensatz dazu der Myokardinfarkt die häufigste Erstmanifestation. Atypische Symptome kardialer Ischämie wie Dyspnoe, Oberbauchschmerzen, Übelkeit und Leistungsminderung kommen bei Frauen signifikant häufiger vor als bei Männern [6].

Bei Frauen sind alle Formen von Herzbeschwerden im Vergleich zu Männern mit einer niedrigeren Prävalenz von angiographisch gesicherter KHK verbunden. Eine KHK fand sich nur bei 26–37% aller Frauen, welche aufgrund klinischer Beschwerden angiographiert wurden [2]. Trotzdem ist eine sorgfältige Beurteilung der Schmerzqualität von besonderer Bedeutung, da in verschiedenen klinischen Untersuchungen nachgewiesen werden konnte, dass durch eine genaue Evaluation der klinischen Beschwerden

Tabelle 12.1. Risikofaktoren für das Vorhandensein einer KHK bei Frauen (nach [6])

Starke Risikofaktoren	Mäßige Risikofaktoren	Geringe Risikofaktoren
■ Thoraxschmerzen	Hypertonie	Alter über 65 Jahre
■ Hormonstatus	Zigarettenrauchen	Adipositas
■ Diabetes mellitus	Lipoproteine	sitzender Lebensstil
■ periphere AVK		Familienanamnese sonstige Faktoren

eine Einteilung in Gruppen mit niedrigem, mittlerem und hohem Erkrankungsrisiko möglich ist. Frauen mit typischen pektanginösen Beschwerden hatten eine Prävalenz der KHK von 60–72%, während bei Frauen mit atypischen Symptomen nur in 2–7% eine KHK nachgewiesen werden konnte [2]. Anhand des Beschwerdecharakters können Frauen mit einem hohen Risiko für Mehrgefäßerkrankung und Hauptstammstenose identifiziert werden. Auch hierbei spielt das Lebensalter eine bedeutende Rolle. Prämenopausale Frauen haben bei typischen pektanginösen Beschwerden ein deutlich niedrigeres Erkrankungsrisiko als ältere Frauen (50 vs. 90%) [43].

Die Erkrankungswahrscheinlichkeit von Frauen kann besser eingeschätzt werden, wenn man das Vorhandensein von atherogenen Risikofaktoren mit größerem und geringerem Einfluss berücksichtigt (Tabelle 12.1). Das niedrigste Risiko haben Frauen, welche keinen starken Risikofaktor und nicht mehr als einen mittleren oder zwei schwächere Risikofaktoren vorweisen. Die Hochrisikogruppe mit über 80% Wahrscheinlichkeit für eine KHK enthält Frauen mit zwei oder mehr Hauptrisikofaktoren oder mit einem Hauptrisikofaktor und mehr als einem mittleren oder geringen Risikofaktor. Die meisten Frauen jedoch gehören zu der mittleren Risikogruppe, bei welcher eine koronare Herzkrankheit weder ausgeschlossen noch angenommen werden kann [6].

Eine präzise Aussage über die Wahrscheinlichkeit einer KHK ist durch die Einteilung in Risikogruppen nicht sicher möglich. Jedoch können weitere diagnostische Untersuchungen durch eine risikostratifizierte Voreinteilung anhand der Beschwerdesymptomatik und der Risikofaktoren ergänzt und kosteneffektiv gestaltet werden. So wird man Patientinnen mit einer Vortestwahrscheinlichkeit von mehr als 80% direkt koronarangiographieren, während man sich bei einer Vortestwahrscheinlichkeit von unter 15% zunächst abwartend verhalten wird.

12.3 Nichtinvasive Testverfahren

Die Auswahl aus einem breiten Aufgebot an nichtinvasiven Testverfahren und die Interpretation des Ergebnisses bei Frauen birgt einzigartige Herausforderungen. Verschiedene Faktoren haben einen Einfluss auf Geschlechtsunterschiede in der Genauigkeit der diagnostischen Tests. Die niedrigere Prävalenz von KHK und Mehrgefäßerkrankung bei Frauen, geschlechtsspezifische Unterschiede in der Pathophysiologie der KHK, eine unterschiedliche Wertung der Risikofaktoren und veränderte Zuweisungsmuster bei Männern und Frauen spielen hierbei genauso eine Rolle wie Merkmale innerhalb der Testverfahren selbst [30]. Allgemein werden nichtinvasive Verfahren zur Diagnostik der KHK bei Frauen seltener als bei Männern eingesetzt [32].

Auch nach Durchführung der Testverfahren zeigt sich ein Unterschied zwischen den Geschlechtern. Frauen mit einem positiven Belastungstest werden seltener weiteren nichtinvasiven diagnostischen Untersuchungen oder einer Koronarangiographie zugeführt als Männer [20, 35].

Belastungselektrokardiographie

Die konventionelle Ergometrie ist eine preiswerte und einfach durchführbare Untersuchung zur Diagnostik der koronaren Herzkrankheit. Mit diesem Verfahren wurden bislang weltweit die meisten Erfahrungen gesammelt. Allerdings hat das Belastungs-EKG bei Frauen eine niedrigere Sensitivität und Spezifität im Vergleich zu Männern. Die Sensitivität der Ergometrie bei Frauen liegt in verschiedenen Untersuchungen zwischen 27 und 91%, die Spezifität wird mit 51–86% angegeben [19]. Wie bei allen diagnostischen Tests ist die Wahrscheinlichkeit, die Erkrankung zu erkennen, um so höher, je größer das Ausmaß der koronaren Herzerkrankung in der untersuchten Population ist. Entsprechend ist das Auftreten von falsch positiven Ergebnissen in einer solchen Population niedriger. Die niedrige Inzidenz von Mehrgefäßerkrankung bei angiographierten Frauen beeinflusst sowohl die Sensitivität als auch die Spezifität der ergometrischen Untersuchung. Eine inadäquate Dauer der Belastung wird bei Frauen häufiger beobachtet als bei Männern und führt zu einer niedrigeren Sensitivität des Belastungs-EKG. Frauen sind zum Zeitpunkt der Untersuchung meist älter als Männer und haben häufig Begleiterkrankungen, welche eine ausreichende Belastungsdauer und einen adäquaten Anstieg der Herzfrequenz verhindern. Im Vergleich mit Männern der gleichen Altersgruppe sind Frauen durchschnittlich weniger trainiert und zeigen eine geringere maximale Belastungsherzfrequenz. Zusätzlich zu den bisher angeführten Einschränkungen kommt hinzu, dass Frauen häufiger Repolarisationsstörungen im Ruhe- und Belastungs-EKG haben, die es schwierig machen, ischämische Veränderungen während der Belastung zu identifizieren [2]. Ein weiterer Mechanismus, welcher zu falsch positiven Ergebnissen führt, ist der mögliche Digitalis-ähnliche Effekt von Östrogen auf die ST-Strecke. Prämenopausale Frauen haben eine mit Männern vergleichbare Spezifität der Ergometrie, während postmenopausale Frauen mit Östrogensubstitutionstherapie eine erniedrigte Spezifität aufweisen. Es ist daher möglich, dass hauptsächlich die Östrogensubstitution und nicht die natürlich vorkommenden Hormone eine Rolle bei der Entstehung von falsch positiven Ergometrien spielen [29]. Östrogen hat möglicherweise einen vasodilatatorischen Effekt, sodass eine Hormonersatztherapie sich auf das Ausmaß von Belastbarkeit und ST-Streckensenkungen auswirken kann und zu einer Verschleierung von Perfusionsstörungen führt [33].

Zusätzliche EKG-Analysen wie die Bestimmung der QT-Verbreiterung können zu einer Steigerung der Genauigkeit der Ergometrie bei Frauen beitragen [38]. Bislang hat diese Methode jedoch keine weite klinische Anwendung gefunden.

Bei jüngeren Frauen werden durch die niedrige Prävalenz der KHK in dieser Altersgruppe häufig falsch positive Ergebnisse erzielt. Bei diesen Frauen hat jedoch ein normales Testergebnis eine gute Aussagekraft darüber, dass keine KHK vorliegt. Dagegen ist die Ergometrie bei älteren Frauen aufgrund mangelnder Belastbarkeit oft falsch negativ. Bei diesen Patientinnen sind weitere Untersuchungsverfahren wie Stressechokardiographie und Myokardszintigraphie von klinischem Nutzen.

Stressechokardiographie

Mittels Stressechokardiographie können Veränderungen der regionalen Kontraktilität des linksventrikulären Myokards während körperlicher Anstrengung oder pharmakologischer Belastung erfasst werden. Es wird das Neuauftreten beziehungsweise eine Zunahme von vorbestehenden Wandbewegungsstörungen ermittelt.

Die Sensitivität der Stressechokardiographie liegt mit 79–88% [25, 26, 44] höher als die der Ergometrie. Ein signifikanter statistischer Unterschied bezüglich der Sensitivität konnte jedoch nicht in allen Untersuchungen nachgewiesen werden. Im Vergleich zum konventionellen Belastungs-EKG hat die Stressechokardiographie jedoch eine signifikant höhere Spezifität in der Diagnose der KHK bei Frauen [25, 26, 44]. Aus diesem Grund sind stressechokardiographische Untersuchungen kosteneffektiv, da unnötige Angiographien vermieden werden können. Weitere Vorteile der echokardiographischen Untersuchung sind die allgemein hohe Verfügbarkeit, die gute diagnostische Sicherheit sowie die Vermeidung von Strahlenbelastung. Allerdings ist die Stressechokardiographie, wie auch alle anderen Belastungsverfahren, weniger genau in der Detektion einer Eingefäßerkrankung [22].

Die verschiedenen Methoden der Belastung mittels Ergometrie oder pharmakologischen Substanzen sind bei Frauen in ihrem Aussagewert vergleichbar [39]. Zur pharmakologischen Belastung werden Dobutamin, Adenosin und Dipyridamol verwendet. Die meisten Untersuchungen existieren zur ergometrischen und zur Dobutamin-Belastung. Dobutamin führt zu einer peripheren Vasodilatation und zu einem Anstieg der Herzleistung. Frauen haben eine höhere Ruhefrequenz als Männer und zeigen einen schnelleren Anstieg der Herzfrequenz bei niedrigen Dosen von Dobutamin [34]. Schwere Nebenwirkungen der Dobutamin-Infusion werden selten beobachtet. Unterschiede in der Häufigkeit der Nebenwirkungen bei Frauen und Männern konnten nicht nachgewiesen werden [34].

Die geschlechtsvergleichenden Analysen zur Belastungsechokardiographie zeigten eine zum Teil ähnliche, zum Teil eine signifikant niedrigere Sensitivität der Dobutamin-Stressechokardiographie bei Frauen im Vergleich zu Männern. Die Ursachen dieses Phänomens sind noch unklar [31, 34]. Die Spezifität der Stressechokardiographie ist bei beiden Geschlechtern vergleichbar, möglicherweise sogar bei Frauen höher als bei Männern [8].

Bei Frauen, welche einer Stressechokardiographie unterzogen werden, treten thorakale Schmerzen in 26% der Fälle auf. Die Beschwerden scheinen aber nicht mit einer induzierbaren kardialen Ischämie in Beziehung zu stehen. Elektrokardiographische Veränderungen kommen häufiger bei Patienten vor, welche Thoraxschmerzen verspüren, sind jedoch meistens ebenso ohne Bezug zu induzierbarer Myokardischämie [36].

Ein echokardiographischer Nachweis einer kardialen Ischämie oder von Myokardnarben ist neben linksventrikulärer Hypertrophie, Diabetes mellitus und vorausgegangenem Koronarereignis ein unabhängiger Risikofaktor für kardiovaskuläre Mortalität und kardiovaskuläre Ereignisse bei Frauen [12]. Frauen mit einer unauffälligen Stressechokardiographie haben eine exzellente Prognose [28]. Insgesamt ist die Stressechokardiographie bei Frauen eine sicher und einfach durchführbare Untersuchung, welche effektiv zur Risikostratifikation verwendet werden kann, obwohl sie möglicherweise eine niedrigere Sensitivität und einen niedrigeren positiven Vorhersagewert hat als bei Männern.

Die Limitationen der echokardiographischen Diagnostik bei Frauen liegen in dem Risiko von falsch negativen Ergebnissen bei inadäquater Belastung und in der eingeschränkten Bildqualität bei Adipositas, tiefer Atmung, übermäßiger Bewegung und instabiler Schallkopfplatzierung. Zusätzlich schränkt die Abhängigkeit des Testverfahrens vom Untersucher die Aussagekraft der Stressechokardiographie ein [4, 23–25].

Nuklearmedizinische Methoden

1982 wurden die ersten Daten über die Diagnostik der KHK bei Frauen mittels Thalliummyokardszintigraphie veröffentlicht [10]. Bei den 60 untersuchten Frauen, welche alle auch koronarangiographiert wurden, konnte eine koronare Herzkrankheit durch Thalliummyokardszintigraphie mit einer Sensitivität von 79% und einer Spezifität von 88% festgestellt werden. Auf den Szintigraphiebildern fielen bei einigen Patientinnen mit unauffälliger Koronarangiographie fixierte anterolaterale Wanddefekte auf, welche durch eine Abschwächung des Thallium-201 aufgrund einer Überlagerung von Brustgewebe erklärt wurden. Durch Identifikation und Berücksichtigung dieser Defekte als Abschwächungseffekt konnte die Spezifität auf 97% angehoben werden.

Der Vorteil der Thalliummyokardszintigraphie gegenüber der Ergometrie war auch nach Ausschluss von Frauen mit pathologischen Ausgangs-EKGs,

Medikation mit Einfluss auf das EKG und Patientinnen, welche weniger als 85% der Zielherzfrequenz erreichten, nachweisbar [13]. Die Sensitivität der beiden Methoden war vergleichbar (73 vs. 75%), die Spezifität war bei der Szintigraphie höher. Die Spezifität der Thalliummyokardszintigraphie betrug 81%, wenn fixierte Brustüberlagerungsdefekte anteroseptal als pathologisch gewertet wurden, und 91%, wenn sie als nichtischämische Artefakte berücksichtigt wurden.

Ähnliche Ergebnisse bezüglich einer verbesserten diagnostischen Genauigkeit durch Thalliummyokardszintigraphie fanden sich auch in anderen Untersuchungen.

Die höhere Sensitivität der Untersuchung bei männlichen Patienten wird durch die höhere Prävalenz der KHK und Mehrgefäßerkrankung bei Männern erklärt. Die Spezifität ist höher als bei der Ergometrie und kann durch eine Berücksichtigung der Abschwächungsartefakte um etwa 10% gesteigert werden.

Obwohl in den meisten Fällen die Artefakte durch Brustüberlagerung zu fixen Defekten führen, können durch eine Veränderung der Brustposition zwischen Belastungs- und Ruheaufnahmen auch eine reversible Ischämie oder eine reverse Redistribution vorgetäuscht werden.

Die Kombination von medikamentöser Belastung mit Dipyridamol und Thallium-201-Szintigraphie hat eine gute diagnostische Genauigkeit bei Frauen und zeigt keine geschlechtsspezifischen Unterschiede der Sensitivität und Spezifität [17]. Bei der pharmakologischen Belastung mit Adenosin haben Frauen ein erhöhtes Risiko für unerwünschte Nebenwirkungen wie Thoraxschmerzen, Atemnot und andere unerwünschte Effekte, welche durch eine periphere Vasodilatation zustande kommen [2].

Bei den heutzutage angewendeten moderneren Verfahren wie SPECT (single-photon emission computed tomography) Thallium-201-Szintigraphie und Technetium-99m-Sestamibi-Szintigraphie können Brustüberlagerungsartefakte zum Teil ausgeglichen werden. Besonders bei schwer untersuchbaren Patienten kann durch Verbesserung der Bildqualität bei Anwendung von Technetium-99m-Sestamibi die diagnostische Genauigkeit verbessert werden. Die höhere Energie des Tc-99m-Sestamibi kann Abschwächung durch Brustgewebe überwinden und führt zu weniger falsch positiven Ergebnissen. Zusätzlich ist durch „gated imaging" eine Aussage über die linksventrikuläre Funktion, die Wanddicke und Wandbewegung möglich. Mit einer Gated-Tc-99m-Sestamibi-Szintigraphie kann durch Charakterisierung von fixen Defekten zwischen Weichteilüberlagerung und Myokardnarben nach Infarkt unterschieden werden [5]. Bezüglich der Sensitivität sind Technetium- und Thalliummyokardszintigraphie bei Frauen vergleichbar. Hinsichtlich der Spezifität zeigen sich jedoch signifikante Vorteile der Tc-99m-Sestamibi-Untersuchung [40]. Geschlechtsunterschiede wurden für die Tc-99m-Sestamibi-Szintigraphie bislang nicht berichtet.

Nuklearmedizinische Verfahren bringen wertvolle Informationen über die Wahrscheinlichkeit einer KHK bei Frauen und ermöglichen eine Abschätzung des Risikos für kardiovaskuläre Ereignisse. Eine normale Belastungsszintigraphie ist mit einer exzellenten Langzeitprognose verbunden [1]. Im Gegensatz dazu haben Patienten mit mäßigen bis schweren pathologischen Ergebnissen ein erhöhtes Risiko für kardiale Ereignisse. Eine schwere KHK bei Frauen wird durch eine szintigraphische Untersuchung mit einer hohen diagnostischen Sicherheit erfasst [3]. Hinsichtlich der Erfassung einer Mehrgefäßerkrankung gibt es keine Unterschiede zwischen Männern und Frauen. Die Sensitivität für die Identifikation von Stenosen der LAD ist bei Frauen höher als bei Männern. Für RCA und RCX konnten keine Unterschiede festgestellt werden [42].

Der direkte Vergleich mit der Stressechokardiographie zeigt eine vergleichbare Sensitivität und eine niedrigere Spezifität der szintigraphischen Untersuchungen [9, 37, 41].

12.4 Empfehlungen

Mit herkömmlichen nichtinvasiven Verfahren ist die Diagnose der KHK bei Frauen schwieriger zu stellen als bei Männern. Das liegt zum einen an der niedrigeren Prävalenz und Schwere der Erkrankung bei Frauen und zum anderen an den eher subtilen klinischen Symptomen. Die Belastungselektrokardiographie ist mit einer hohen Rate falsch positiver Ergebnisse verbunden. Im Gegensatz dazu bietet die Stressechokardiographie eine hohe Sensitivität und Spezifität sowie einen guten Vorhersagewert für Frauen, vergleichbar mit den Ergebnissen der männlichen Bevölkerung. Obwohl die Thalliummyokardszintigraphie eine hohe diagnostische Genauigkeit bietet, ist sie aufgrund der Kosten, der Verfügbarkeit und der Strahlenbelastung möglicherweise nicht die ideale Basisuntersuchung. In der Diagnostik der koronaren Herzkrankheit bei Frauen sollte der erste Schritt eine klinische Einteilung in Risikogruppen mit niedriger, mittlerer und hoher Erkrankungswahrscheinlichkeit sein. Die Risikostratifikation sollte anhand von Alter, Symptomen und kardiovaskulären Risikofaktoren erfolgen. Bei Frauen mit atypischen Thoraxschmerzen und einer niedrigen Erkrankungswahrscheinlichkeit ist es ratsam, weitere Tests zu vermeiden, da jedes positive Ergebnis falsch positiv sein könnte. Liegt in dieser Gruppe eine unauffällige Ergometrie bei ausreichender Belastungsherzfrequenz vor, so ist eine koronare Herzkrankheit extrem unwahrscheinlich. Bei Frauen mit einer mäßigen Wahrscheinlichkeit für eine KHK ist die Stressechokardiographie das effizienteste und kosteneffektivste Testverfahren in der Basisdiagnostik. Ersatzweise kommen nuklearmedizinische Methoden in Betracht, welche allerdings mit höheren Kosten und einer Strahlenbelastung verbunden sind.

Diese Vorgehensweise in der initialen Diagnostik vermeidet eine hohe Anzahl von falsch positiven Testergebnissen und daraus folgenden unnötigen Angiographien. Es ist aber so auch möglich, die Anzahl von falsch negativen Ergebnissen zu minimieren, welche ansonsten durch Verzögerung der Diagnosestellung zu einem Anstieg der Morbidität und Mortalität der Frauen führen können. Die direkte Herzkatheteruntersuchung ist als erster diagnostischer Schritt bei Frauen mit einem hohen Erkrankungsrisiko zu empfehlen. Die rasche Koronarangiographie ist das diagnostische Verfahren der Wahl bei Frauen mit instabiler Angina, bei denen ein Belastungstest unangemessen ist.

Da KHK meist bei älteren Frauen auftritt, sollte das diagnostische Ziel sein, Patienten zu identifizieren, welche hochsymptomatisch sind oder welche ein hohes Risiko für eine koronare Herzkrankheit haben, um sie einer weiterführenden invasiven Diagnostik mit entsprechenden Therapieoptionen zuzuführen.

Obwohl die Diagnostik der KHK bei Frauen anders sein mag als bei Männern, ist sie deshalb nicht unbedingt komplizierter. Eine sorgfältige Analyse der klinischen Parameter in Kombination mit einem sachverständigen Gebrauch der diagnostischen Testverfahren erbringt hervorragende Ergebnisse.

Literatur

1. Amanullah AM, Berman DS, Erel J, Kiat H, Cohen I, Germano G, Friedman JD, Hachamovitch R (1998) Incremental prognostic value of adenosine myocardial perfusion single-photon emission computed tomography in women with suspected coronary artery disease. Am J Cardiol 82:725–730
2. Cerqueira MD (1995) Diagnostic testing strategies for coronary artery disease: special issues related to gender. Am J Cardiol 75:52D–60D
3. Chae SC, Heo J, Iskandrian AS, Wasserleben V, Cave V (1993) Identification of extensive coronary artery disease in women by exercise single-photon emission computed tomographic (SPECT) thallium imaging. J Am Coll Cardiol 21:1305–1311
4. Cigarroa CG, deFilippi CR, Brickner ME, Alvarez LG, Wait MA, Grayburn PA (1993) Dobutamine stress echocardiography identifies hibernating myocardium and predicts recovery of left ventricular function after coronary revascularization. Circulation 88:430–436
5. DePuey EG, Rozanski A (1995) Using gated technetium-99m-sestamibi SPECT to characterize fixed myocardial defects as infarct or artifact. J Nucl Med 36:952–955
6. Douglas PS, Ginsburg GS (1996) The evaluation of chest pain in women. N Engl J Med 334:1311–1315
7. Eaker ED, Chesebro JH, Sacks FM, Wenger NK, Whisnant JP, Winston M (1993) Cardiovascular disease in women. Circulation 88:1999–2009
8. Elhendy A, Geleijnse ML, van Domburg RT, Nierop PR, Poldermans D, Bax JJ, TenCate FJ, Nosir YF, Ibrahim MM, Roelandt JR (1997) Gender differences in the accuracy of dobutamine stress echocardiography for the diagnosis of coronary artery disease. Am J Cardiol 80:1414–1418
9. Elhendy A, van Domburg RT, Bax JJ, Nierop PR, Geleijnse ML, Ibrahim MM, Roelandt JR (1998) Noninvasive diagnosis of coronary artery stenosis in women with limited exercise capacity: comparison of dobutamine stress echocardiography and 99mTc sestamibi single-photon emission CT. Chest 114:1097–1104

10. Friedman TD, Greene AC, Iskandrian AS, Hakki AH, Kane SA, Segal BL (1982) Exercise thallium-201 myocardial scintigraphy in women: correlation with coronary arteriography. Am J Cardiol 49:1632-1637
11. Giardina EG (2000) Heart disease in women. Int J Fertil Womens Med 45:350-357
12. Heupler S, Mehta R, Lobo A, Leung D, Marwick TH (1997) Prognostic implications of exercise echocardiography in women with known or suspected coronary artery disease. J Am Coll Cardiol 30:414-420
13. Hung J, Chaitman BR, Lam J, Lesperance J, Dupras G, Fines P, Bourassa MG (1984) Noninvasive diagnostic test choices for the evaluation of coronary artery disease in women: a multivariate comparison of cardiac fluoroscopy, exercise echocardiography and exercise thallium myocardial perfusion scintigraphy. Am J Cardiol 4:8-16
14. Kannel WB, Feinleib M (1972) Natural history of angina pectoris in the Framingham study. Prognosis and survival. Am J Cardiol 29:154-163
15. Kaski JC, Rosano GM, Collins P, Nihoyannopoulos P, Maseri A, Poole-Wilson PA (1995) Cardiac syndrome X: clinical characteristics and left ventricular function. Long-term follow-up study. J Am Coll Cardiol 25:807-814
16. Kennedy JW, Killip T, Fisher LD, Alderman EL, Gillespie MJ, Mock MB (1982) The clinical spectrum of coronary artery disease and its surgical and medical management, 1974-1979. The Coronary Artery Surgery study. Circulation 66:III16-23
17. Kong BA, Shaw L, Miller DD, Chaitman BR (1992) Comparison of accuracy for detecting coronary artery disease and side-effect profile of dipyridamole thallium-201 myocardial perfusion imaging in women versus men. Am J Cardiol 70:168-173
18. Kudenchuk PJ, Maynard C, Martin JS, Wirkus M, Weaver WD (1996) Comparison of presentation, treatment, and outcome of acute myocardial infarction in men versus women (the Myocardial Infarction Triage and Intervention Registry). Am J Cardiol 78:9-14
19. Kwok Y, Kim C, Grady D, Segal M, Redberg R (1999) Meta-analysis of exercise testing to detect coronary artery disease in women. Am J Cardiol 83:660-666
20. Lauer MS, Pashkow FJ, Snader CE, Harvey SA, Thomas JD, Marwick TH (1997) Sex and diagnostic evaluation of possible coronary artery disease after exercise treadmill testing at one academic teaching center. Am Heart J 134:807-813
21. Lerner DJ, Kannel WB (1986) Patterns of coronary heart disease morbidity and mortality in the sexes: a 26-year follow-up of the Framingham population. Am Heart J 111:383-390
22. Lewis JF, Lin L, McGorray S, Pepine CJ, Doyle M, Edmundowicz D, Holubkov R, Pohost G, Reichek N, Rogers W, Sharaf BL, Sopko G, Merz CN (1999) Dobutamine stress echocardiography in women with chest pain. Pilot phase data from the National Heart, Lung and Blood Institute Women's Ischemia Syndrome Evaluation (WISE). J Am Coll Cardiol 33:1462-1468
23. Marwick T (1995) Current status of stress echocardiography in the diagnosis of coronary artery disease. Cleve Clin J Med 62:227-234
24. Marwick T, D'Hondt AM, Baudhuin T, Willemart B, Wijns W, Detry JM, Melin J (1993) Optimal use of dobutamine stress for the detection and evaluation of coronary artery disease: combination with echocardiography or scintigraphy, or both? J Am Coll Cardiol 22:159-167
25. Marwick TH, Anderson T, Williams MJ, Haluska B, Melin JA, Pashkow F, Thomas JD (1995) Exercise echocardiography is an accurate and cost-efficient technique for detection of coronary artery disease in women. J Am Coll Cardiol 26:335-341
26. Masini M, Picano E, Lattanzi F, Distante A, L'Abbate A (1988) High dose dipyridamole-echocardiography test in women: correlation with exercise-electrocardiography test and coronary arteriography. J Am Coll Cardiol 12:682-685

27. McFetridge J, Hanley J, Allen DM, Cheek A, Kelly A, Cheek DJ (2000) Women and cardiovascular disease. Nurs Clin North Am 35:833–839
28. Mesa A, Falcone M, Hernandez A, Stainback RF, Wilansky S (1999) Long-term prognosis in women with normal dobutamine stress echocardiography. Am J Cardiol 83:1127–1129, A9
29. Morise AP, Beto R (1997) The specificity of exercise electrocardiography in women grouped by estrogen status. Int J Cardiol 60:55–65
30. Mosca L, Manson JE, Sutherland SE, Langer RD, Manolio T, Barrett-Connor E (1997) Cardiovascular disease in women: a statement for healthcare professionals from the American Heart Association. Writing Group. Circulation 96:2468–2482
31. Roger VL, Pellikka PA, Bell MR, Chow CW, Bailey KR, Seward JB (1997) Sex and test verification bias. Impact on the diagnostic value of exercise echocardiography. Circulation 95:405–410
32. Roger VL, Jacobsen SJ, Pellikka PA, Miller TD, Bailey KR, Gersh BJ (1998) Gender differences in use of stress testing and coronary heart disease mortality: a population-based study in Olmsted County, Minnesota. J Am Cardiol 32:345–352
33. Rosano GM, Sarrel PM, Poole-Wilson PA, Collins P (1993) Beneficial effect of oestrogen on exercise-induced myocardial ischaemia in women with coronary artery disease. Lancet 342:133–136
34. Secknus MA, Marwick TH (1997) Influence of gender on physiologic response and accuracy of dobutamine echocardiography. Am J Cardiol 80:721–724
35. Shaw LJ, Miller DD, Romeis JC, Kargl D, Younis LT, Chaitman BR (1994) Gender differences in the noninvasive evaluation and management of patients with suspected coronary artery disease. Ann Intern Med 120:559–566
36. Sizemore C, Lewis JF (1999) Clinical relevance of chest pain during dobutamine stress echocardiography in women. Clin Cardiol 22:715–718
37. Smart SC, Bhatia A, Hellman R, Stoiber T, Krasnow A, Collier BD, Sagar KB (2000) Dobutamine-atropine stress echocardiography and dipyridamole sestamibi scintigraphy for the detection of coronary artery disease: limitations and concordance. J Am Coll Cardiol 36:1265–1273
38. Stoletniy LN, Pai RG (1997) Value of QT dispersion in the interpretation of exercise stress test in women. Circulation 96:904–910
39. Sze L, Attenhofer Jost CH, Luscher TF, Amann FW, Jenni R (2000) Stress echocardiography: analysis of results in 100 coronary angiography patients. Schweiz Med Wochenschr 130:878–888
40. Taillefer R, DePuey EG, Udelson JE, Beller GA, Latour Y, Reeves F (1997) Comparative diagnostic accuracy of Tl-201 and Tc-99m sestamibi SPECT imaging (perfusion and ECG-gated SPECT) in detecting coronary artery disease in women. J Am Coll Cardiol 29:69–77
41. Takeuchi M, Sonoda S, Miura Y, Kuroiwa A (1996) Comparative diagnostic value of dobutamine stress echocardiography and stress thallium-201 single-photon emission computed tomography for detecting coronary artery disease in women. Coron Artery Dis 7:831–835
42. Travin MI, Katz MS, Moulton AW, Miele NJ, Sharaf BL, Johnson LL (2000) Accuracy of dipyridamole SPECT imaging in identifying individual coronary stenoses and multivessel disease in women versus men. J Nucl Cardiol 7:213–220
43. Welch CC, Proudfit WL, Sheldon WC (1975) Coronary angiographic findings in 1000 women under age 50. Am J Cardiol 35:211–215
44. Williams MJ, Marwick TH, O'Gorman D, Foale RA (1994) Comparison of exercise echocardiography with an exercise score to diagnose coronary artery disease in women. Am J Cardiol 74:435–438

KAPITEL 13 Geschlechtsunterschiede bei der Spiroergometrie

A. GITT, J. SENGES

13.1 Einführung

Die Spiroergometrie („cardiopulmonary exercise testing" CPX) mit der Aufzeichnung des Gasaustausches bietet neben dem konventionellen Belastungselektrokardiogramm eine Vielzahl von zusätzlichen Informationen zum integrativen Zusammenspiel von Ventilation, Zirkulation und Muskelstoffwechsel und ermöglicht so die Diagnostik und Differentialdiagnostik der Leistungslimitation. Durch die Bestimmung der Sauerstoffaufnahme bei maximaler Belastung sowie an der anaeroben Schwelle dient sie zudem der objektiven Graduierung der aktuellen kardiopulmonalen Leistungsfähigkeit, unabhängig von der Ursache der Leistungseinschränkung. Die Sauerstoffaufnahme als Maß der kardiopulmonalen Leistungsfähigkeit ist neben Alter, Größe und Gewicht auch abhängig von dem Geschlecht. Frauen erreichen in der Regel niedrigere Werte der Sauerstoffaufnahme als Männer gleichen Alters. Die kardiopulmonale Leistungsfähigkeit nimmt zudem – bei Frauen und Männern gleichermaßen – mit dem Alter ab.

Die koronare Herzkrankheit führt sowohl durch Belastungs-Angina als auch durch eine Einschränkung der linksventrikulären Funktion zu einer Verminderung der kardiopulmonalen Leistungsfähigkeit. Die Einschränkung der maximalen Sauerstoffaufnahme sowie die Veränderungen der Ventilation dienen bei Patienten mit Herzinsuffizienz als Folgestadium der koronaren Herzkrankheit der Risikostratifikation und tragen zur Indikationsstellung und zeitlichen Planung der Herztransplantation bei.

Durch die Fortentwicklung der Spiroergometriesysteme mit dem Einsatz moderner Computertechnik bedarf die ergospirometrische Untersuchung lediglich eines geringen zeitlichen Mehraufwandes im Vergleich zur konventionellen Belastungsuntersuchung.

13.2 Physiologie der Belastung – geschlechtliche Unterschiede

Körperliche Belastung bedarf der koordinierten physiologischen Interaktion des kardiovaskulären und des respiratorischen Systems, um die Energiebereitstellung im arbeitenden Muskels zu gewährleisten. Der O_2-Bedarf des

Muskels muss gedeckt, das durch den Stoffwechsel anfallende CO_2 aus dem Blut eliminiert werden können. Die Kopplung der Vorgänge der internen (Muskulatur) und externen Respiration (Lunge) ist durch das Herz-Kreislaufsystem als Transportmedium gewährleistet [32, 34]. Unter Belastung müssen deshalb sowohl die Ventilation als auch das Herzzeitvolumen dem gesteigerten Stoffwechsel angepasst werden. Hierzu dient das enge Zusammenspiel physiologischer Mechanismen der Lungen, des Herzens und des Gefäßsystems [34] (Abb. 13.1).

Reicht bei zunehmender Belastung die O_2-Zufuhr nicht mehr aus, so setzt in der arbeitenden Muskulatur eine zusätzliche Energiebereitstellung über anaerobe Stoffwechselprozesse ein [5]. Es kommt zu einem deutlichen Anstieg des Blutlaktatspiegels [25, 26]. Durch die Pufferung der sauren Valenzen mittels Bikarbonat fällt vermehrt CO_2 an, das wiederum zu einem steilen Anstieg des Atemminutenvolumens (V_E) führt. Der Beginn der anaeroben Energiegewinnung (anaerobe Schwelle) ist das wesentliche Kriterium für die Ausbelastung des kardiopulmonalen Systems. Als objektives Maß für die individuelle kardiopulmonale Leistungsfähigkeit gilt die erreichte Sauerstoffaufnahme bei maximaler Belastung (Peak-VO_2) und an der anaeroben Schwelle

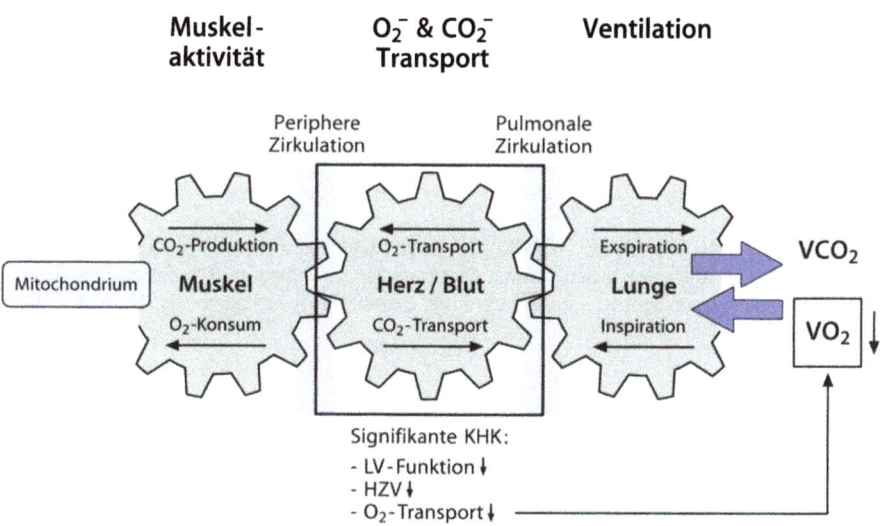

Abb. 13.1. Schematische Darstellung der Interaktion des externen Gasaustauschs in der Lunge, des Gastransportes durch das Herz-Kreislauf-System sowie des intramuskulären Gasaustauschs. Der gesteigerte Sauerstoffbedarf des stoffwechselaktiven Muskels wird unter anderem gedeckt durch eine Steigerung des Herzzeitvolumens. Bei koronarer Herzkrankheit kommt es unter körperlicher Belastung zu einer Sauerstoffminderversorgung des poststenotischen Myokards und dadurch zu einer Einschränkung der linksventrikulären Pumpfunktion, die z.B. in der Stressechokardiographie als Wandbewegungsstörung sichtbar wird. Das Herzzeitvolumen kann nicht weiter gesteigert werden, die O_2-Transportfunktion ist eingeschränkt. Mittels Spiroergometrie kann eine verminderte Sauerstoffaufnahme und somit das Ausmaß der kardialen Leistungslimitation dokumentiert werden. (*VCO2* CO_2-Abgabe, *VO2* O_2-Aufnahme, *HZV* Herzzeitvolumen) (mod. n. [34])

(VO$_2$AT). VO$_2$AT kann durch die Spiroergometrie nichtinvasiv nach den Kriterien nach Wasserman et al. [3, 9, 27–31, 33–35] ermittelt werden.

Normalwerte für die Parameter des Gasaustausches wurden durch zahlreiche Untersuchungen an gesunden Probanden ermittelt [6, 12, 24]. Dabei zeigte sich eine Abhängigkeit der Sauerstoffaufnahme einerseits vom Geschlecht sowie andererseits von Alter, Größe und Gewicht. Peak-VO$_2$ bei Frauen ist niedriger als bei Männern. Bereits 1956 beschrieb Astrand [2] geschlechtliche Unterschiede für die Sauerstoffaufnahme (Abb. 13.2). Mit Einsetzen der Pubertät ist die Körpergewichts-bezogene Sauerstoffaufnahme der Frauen vor allem wegen der geringeren Muskelmasse zunächst um 17%, später im Erwachsenenalter um ungefähr 29% niedriger als bei Männern gleichen Alters. In einer Longitudinalstudie untersuchte Astrand [1] 35 gesunde Frauen und 31 gesunde Männer im Alter von 20–33 Jahren und wiederholte die Studie nach 21 Jahren. Peak-VO$_2$ nahm in diesem Zeitraum

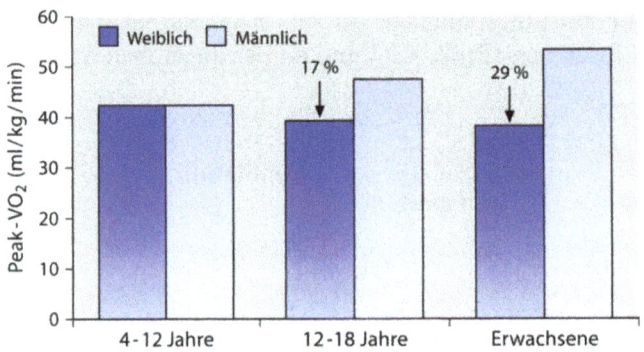

Abb. 13.2. Maximale O$_2$-Aufnahme (*Peak-VO$_2$*) in Abhängigkeit von Alter und Geschlecht. Bei in der Kindheit gleicher O$_2$-Aufnahme bilden sich mit dem Einsetzen der Pubertät durch die größere Muskelmasse der Männer physiologische Unterschiede in der maximalen O$_2$-Aufnahme aus [1] (mod. n. [2])

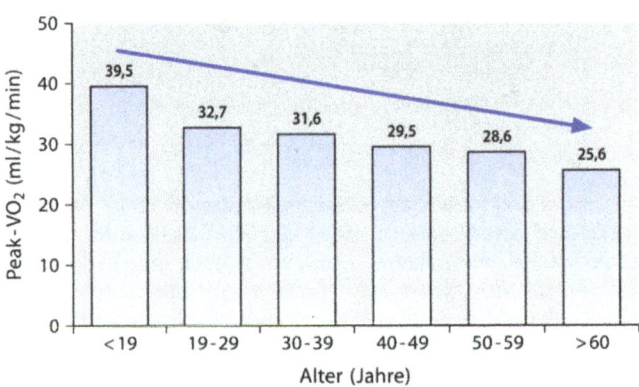

Abb. 13.3. Abnahme der maximalen O$_2$-Aufnahme (*Peak-VO$_2$*) der Frauen in Abhängigkeit vom Alter (mod. n. [7])

Tabelle 13.1. Klassifikation des Schweregrades der Einschränkung der kardiopulmonalen Leistungsfähigkeit (Ludwigshafen-Schema) [8]

Kardiopulmonale Leistungsfähigkeit	Peak VO_2 in % des max. Normalwertes
■ Normal	≥85%
■ Leichtgradig eingeschränkt	70–84%
■ Mittelgradig eingeschränkt	50–69%
■ Schwergradig eingeschränkt	<50%

um 22% bei den Frauen und um 20% bei den Männern ab. Den Einfluss des Alters auf die Leistungsfähigkeit wurde 1975 von Drinkwater et al. [7] an 109 gesunden weiblichen Probanden untersucht. Die Sauerstoffaufnahme nimmt mit zunehmendem Alter kontinuierlich ab (Abb. 13.3). Zahlreiche Untersucher haben aus den gewonnenen Daten Algorithmen zur Bestimmung der Normalwerte entwickelt [6, 12, 24].

Für die Beurteilung der kardiopulmonalen Leistungsfähigkeit im klinischen Alltag sind die geschlechtlichen Unterschiede ebenso wie Alter, Größe und Gewicht der Patienten zu berücksichtigen. Ein Peak-VO_2 von 20 ml/kg/min kann für eine 60-jährige Patientin normal, für einen 40-jährigen Patienten jedoch bereits deutlich reduziert sein. Klassifikationen anhand von Absolutwerten der Sauerstoffaufnahme lassen diese Unterschiede völlig außer Acht und sind vor allem für einen Vergleich der Befunde von Frauen und Männern ungeeignet. Die Einteilung in den Schweregrad der Einschränkung der kardiopulmonalen Leistungsfähigkeit sollte daher vielmehr unter Berücksichtigung der individuellen Normalwerte erfolgen. Eine solche klinische Einteilung beschreibt Tabelle 13.1 (Ludwigshafen-Schema) [8].

13.3 Pathophysiologie der Belastung – koronare Herzkrankheit

Die Sauerstoffaufnahme nimmt bei gesunden Probanden linear zur steigenden Belastung bis zur Ausbelastung mit einer Steigung von 10 ml/Watt/min zu [12, 13]. Bei hämodynamisch relevanter koronarer Herzkrankheit kommt es unter Belastung zu einer Minderperfusion des poststenotischen Myokards. Die Kontraktilität des minderversorgten linksventrikulären Muskelanteils nimmt ab, das Herzzeitvolumen kann nicht weiter gesteigert werden (siehe Abb. 13.1). Dadurch kommt es zu einer Beeinträchtigung des Sauerstofftransportes zur arbeitenden Muskulatur. Die Sauerstoffaufnahme maximal (Peak-VO_2) und auch an der anaeroben Schwelle (VO_2AT) ist eingeschränkt. Die Steigerung der Sauerstoffaufnahme relativ zur Belastungszunahme wird flacher und unterschreitet den beschriebenen Normalwert von 10 ml/Watt/min (siehe Abb. 13.6).

In Einzelfällen ist diese Veränderung in der Sauerstoffaufnahme unter Belastung simultan zu ischämietypischen EKG-Veränderungen und Angina-pectoris-Symptomatik zu sehen (siehe Abb. 13.7). Geschlechtliche Unterschiede finden sich bei diesen pathophysiologischen Veränderungen nicht.

13.4 Spiroergometrie bei koronarer Herzkrankheit

Geschlechtliche Unterschiede: Ergebnisse aus dem klinischen Alltag

In den Jahren 1999 und 2000 wurden am Herzzentrum Ludwigshafen bei 415 Patienten (62 Frauen; 353 Männer) mit angiographisch gesicherter koronarer Herzerkrankung ergospirometrische Untersuchungen zur Bestimmung der kardiopulmonalen Leistungsfähigkeit durchgeführt. Die Untersuchungen erfolgten symptomlimitiert mittels Rampenprotokoll mit einer Belastungssteigerung von 20 Watt/min auf einem Fahrradergometer. Das Atemminutenvolumen sowie die Gasaustauschparameter O_2-Aufnahme und CO_2-Abgabe wurden Atemzug-um-Atemzug aufgezeichnet. Die Bestimmung der anaeroben Schwelle (VO_2AT) erfolgte nach den Kriterien nach Wasserman et al. [34] sowie nach der V-slope-Methode nach Beaver [3]. Bei allen Patienten war mittels Bodyplethysmographie eine wesentliche obstruktive oder restriktive Ventilationsstörung ausgeschlossen worden.

Patientencharakteristika. Die Patientencharakteristika sind in Tabelle 13.2 zusammengefasst. Trotz fehlender Unterschiede zwischen Frauen und Männern bezüglich des Alters, des Ausmaßes der koronaren Herzerkrankung und des Ausmaßes der stabilen Angina-Symptomatik hatten die männlichen Patienten im Vergleich zu den Frauen häufiger eine mittelschwer bis schwer eingeschränkte linksventrikuläre Pumpfunktion. Die Frauen erhielten häufiger Nitratpräparate zur Therapie der stabilen Angina.

Gasaustausch – kardiopulmonale Leistungsfähigkeit. Die Frauen waren mit einer maximalen Belastung von 85±30 Watt deutlich schlechter belastbar als die männlichen Patienten mit 119±47 Watt ($p<0,001$). Die kardiopulmonale Leistungsfähigkeit, gemessen als O_2-Aufnahme, war bei allen Patienten mit koronarer Herzerkrankung eingeschränkt. Die O_2-Aufnahme sowohl maximal (Peak-VO_2) als auch an der anaeroben Schwelle (VO_2AT) war als absoluter Wert bei Frauen signifikant niedriger als bei Männern mit koronarer Herzerkrankung (Abb. 13.4). Bezogen auf die nach Geschlecht, Alter, Körpergröße und Körpergewicht berechneten Normalwerte erreichten die Frauen im Mittel 72%, die Männer lediglich 63% des Normalwertes. Berücksichtigt man also die geschlechtlichen Unterschiede, so waren die Frauen trotz niedrigerer Absolutwerte kardiopulmonal leistungsfähiger als die männlichen Patienten mit koronarer Herzerkrankung. Bei

Tabelle 13.2. Klinische Charakteristika von Patienten mit angiographisch gesicherter koronarer Herzkrankheit

	Frauen (n=62)	Männer (n=353)	p
■ **Alter (Jahre)**	63	64	n.s.
■ **Ausmaß der KHK:**			
1-Gefäß-KHK	27%	37%	n.s.
2-Gefäß-KHK	35%	29%	n.s.
3-Gefäß-KHK	48%	34%	n.s.
■ **Symptomatik:**			
CCS I	27%	32%	n.s.
CCS II	57%	45%	n.s.
CCS III	16%	23%	n.s.
■ **LV-Funktion:**			
normal	73%	41%	<0,001
leicht reduziert	6%	15%	<0,001
mittel reduziert	11%	28%	<0,001
schwer reduziert	10%	16%	<0,001
■ **Therapie:**			
Betablocker	66%	65%	n.s.
ACE-Hemmer	58%	61%	n.s.
Nitrate	17%	7%	=0.03

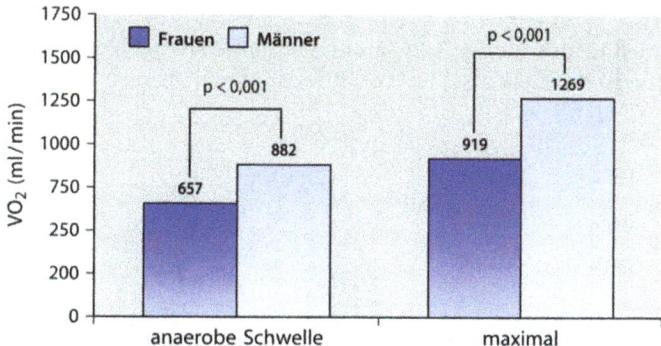

Abb. 13.4. Kardiopulmonale Leistungsfähigkeit: O_2-Aufnahme von Frauen und Männern mit koronarer Herzerkrankung an der anaeroben Schwelle und bei maximaler Belastung

gesunden Probanden entspricht die O_2-Aufnahme an der anaeroben Schwelle (VO_2AT) ungefähr 60% des maximal erreichten Wertes (Ratio $VO_2AT/Peak\text{-}VO_2$). Der $VO_2AT/Peak\text{-}VO_2$-Quotient bei Patienten mit koronarer Herzerkrankung war auf 0,70 erhöht, Unterschiede zwischen Frauen und Männern gab es nicht. Patienten mit koronarer Herzerkrankung können somit nach Überschreiten der anaeroben Schwelle unter zusätzlicher anaerober Energiebereitstellung mit erhöhter Laktatproduktion die fortgesetzte Belastung wesentlich kürzer tolerieren als gesunde Probanden.

■ **Ventilation.** Die Frauen mit koronarer Herzerkrankung steigerten ihr Atemzugvolumen von 571±175 ml in Ruhe (Männer 734±207 ml) auf 955±270 ml an der anaeroben Schwelle (Männer 1323±387 ml) und 1347±421 ml bei maximaler Belastung (Männer 1870±540 ml). Die Unterschiede des Atemzugvolumens und auch des Atemminutenvolumens zwischen Männern und Frauen sind physiologisch erklärt. Auffallend war jedoch eine signifikant höhere Atemfrequenz bei maximaler Belastung in der Gruppe der weiblichen Patienten (33 versus 29/min, p=0,01). Alle Patienten hatten eine normale Atemreserve, eine pulmonal bedingte Leistungslimitation der Patienten war damit ausgeschlossen.

■ **Herzfrequenzverhalten.** Alle Patienten mit koronarer Herzerkrankung zeigten einen normalen Herzfrequenzanstieg. Die Frauen hatten eine höhere Herzfrequenz als die Männer bei gleicher Wattstufe der Belastung. Vergleicht man jedoch die Werte der Frauen in Ruhe, an ihrer individuellen anaeroben Schwelle und ihrer maximaler Belastung mit den Werten der Männer zu den gleichen relativen Zeitpunkten der Belastung, so ergaben sich keinerlei Unterschiede (Abb. 13.5).

Spiroergometrie – Diagnostik der koronaren Herzkrankheit

Im Rahmen der Spiroergometrie gab bislang lediglich das Belastungs-EKG mit ischämietypischen Veränderungen Hinweise auf das Vorliegen einer re-

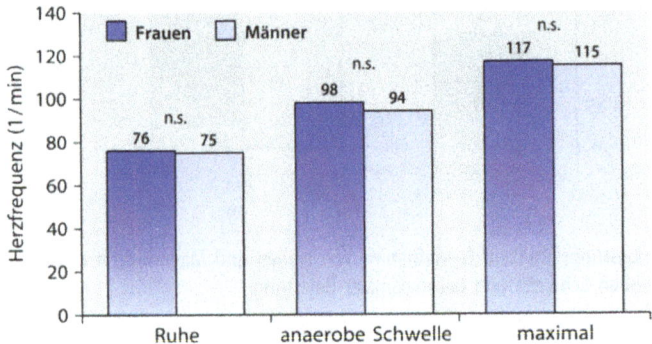

Abb. 13.5. Herzfrequenzverhalten während der Spiroergometrie bei Frauen und Männern mit koronarer Herzerkrankung: Es fanden sich keine geschlechtlichen Unterschiede in der Herzfrequenz bei Vergleich der Werte in Ruhe sowie der Werte an der individuellen anaeroben Schwelle und der individuellen maximalen Belastung

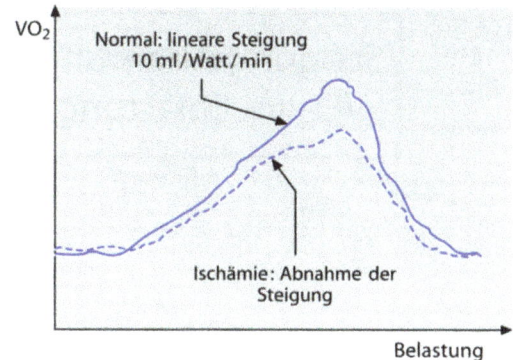

Abb. 13.6. Schematische Darstellung der Sauerstoffaufnahme VO_2 während einer Spiroergometrie mit einem Rampenprotokoll. VO_2 steigt bei gesunden Probanden um 10 ml/Watt/min bis zum Ende der Belastung linear an. Bei Patienten mit hämodynamisch relevanten Koronarstenosen kommt es bei zunehmender Belastung zu einer Wandbewegungsstörung des Myokards, das HZV kann nicht weiter gesteigert werden, was wiederum den O_2-Transport zur arbeitenden Muskulatur limitiert. Die Spiroergometrie zeigt eine Abnahme der Steigung des VO_2 relativ zur Belastungszunahme

levanten koronaren Herzkrankheit. Eine Einschränkung der kardiopulmonalen Leistungsfähigkeit mit erniedrigtem Peak-VO_2 kann zahlreiche Ursachen haben und ist unspezifisch für das Vorliegen einer koronaren Herzkrankheit. Wesentlich spezifischer ist jedoch die oben beschriebene Steigungsänderung des VO_2 relativ zur weiter zunehmenden Belastung (Abb. 13.6 und 13.7). Eine erste systematische Untersuchung dieser Beobachtung stammt von Itoh et al. [14]. Patienten mit belastungsabhängiger Angina erhielten eine Spiroergometrie und im Intervall eine Koronarangiographie. Vor allem Frauen bieten häufiger als Männer falsch positive Belastungs-EKG-Befunde. Itoh et al. [14] konnten zeigen, dass bei Patienten mit ischämietypischen EKG-Veränderungen und fehlender Steigungsänderung von VO_2 unter Belastung signifikant seltener eine koronare Herzkrankheit vorlag als bei Patienten mit EKG-Veränderungen und vorhandener Steigungsänderung des VO_2. Die Spiroergometrie könnte demnach eine Hilfestellung zur Identifikation von falsch positiven Belastungs-EKGs bieten.

Risikostratifikation der chronischen Herzinsuffizienz bei ischämischer Kardiomyopathie

In der Risikostratifikation der Patienten mit chronischer Herzinsuffizienz ist die Spiroergometrie eine mittlerweile etablierte Untersuchungsmethode. Zahlreiche Untersuchungen seit den 90er Jahren haben die prognostische Bedeutung des Peak-VO_2 belegen können [10, 16-23]. Patienten mit chronischer Herzinsuffizienz und einer eingeschränkten kardiopulmonalen Leistungsfähigkeit haben ein deutlich erhöhtes Mortalitätsrisiko. Der Grenzwert

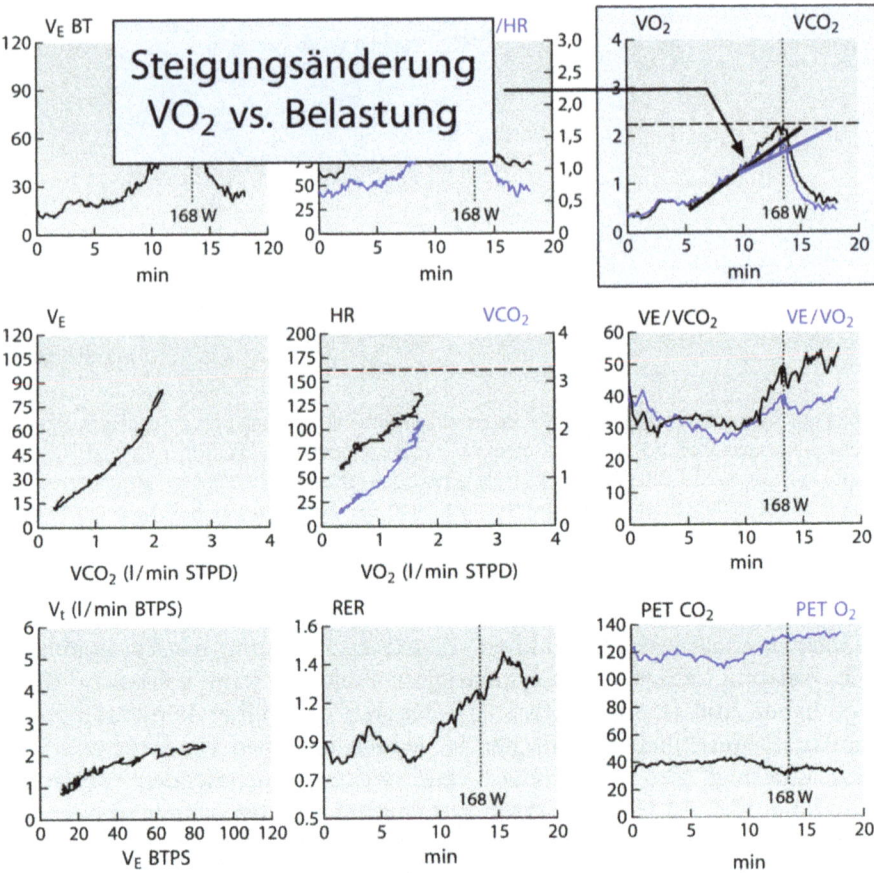

Abb. 13.7. Neun-Felder-Graphik der Spiroergometrie einer 48-jährigen Patientin mit typischer Angina pectoris CCS II. Belastung nach einem Rampenprotokoll mit einer Belastungssteigerung von 20 Watt/min. Die obere rechte Graphik zeigt den Verlauf von VO_2 und VCO_2. VO_2 steigt zu Beginn der Belastung linear mit der Zeit an (10 ml/Watt/min), im Verlauf kommt es zu einer Verringerung der Steigung des VO_2. Zeitgleich zu dieser Steigungsänderung zeigten sich ischämietypische horizontale ST-Streckensenkungen (1,5 mm), und die Patientin klagte über typische Angina pectoris. Die daraufhin durchgeführte Koronarangiographie erbrachte den Befund einer koronaren Eingefäßerkrankung mit hochgradiger proximaler Stenose des R. interventricularis anterior

Peak-VO_2 < 14 ml/kg/min ist in die Leitlinien zur Planung der Herztransplantation aufgenommen. Er ist der Absolutwert der maximal erreichten Sauerstoffaufnahme. Peak-VO_2 < 14 ml/kg/min bedeutet für eine 60-jährige Frau eine wesentlich geringere Einschränkung der kardiopulmonalen Leistungsfähigkeit als für einen 40-jährigen Mann. Geschlecht und Alter sind bei dieser Einteilung nicht berücksichtigt. Unter diesem Gesichtspunkt bezog Stelken [20] die gemessenen Peak-VO_2-Werte auf die individuellen Normalwerte und beschrieb einen Grenzwert von Peak-VO_2 < 50% des erwarteten Normalwertes. Auch dieser Wert konnte Patienten mit erhöhtem

Mortalitätsrisiko identifizieren. Im Vergleich zu dem vorbeschriebenen absoluten Wert peak-VO_2 < 14 ml/kg/min zeigte dieser relative Wert jedoch keinerlei Vorteile [22].

Chua et al. [4] und Kleber et al. [15] beschrieben neben der Sauerstoffaufnahme die ventilatorische Effizienz, die Zunahme des Atemminutenvolumens relativ zur CO_2-Abgabe (V_E versus VCO_2-slope < 34) als Risikoindikator. Die Spiroergometrie bietet somit zwei voneinander unabhängige Parameter zur Risikostratifikation der chronischen Herzinsuffizienz.

Im Januar 2001 wurden von der Europäischen Gesellschaft für Kardiologie erstmals Leitlinien für die Durchführung von Belastungsuntersuchungen bei Patienten mit chronischer Herzinsuffizienz publiziert [36], in denen die Messung der Sauerstoffaufnahme zur Bestimmung der kardiopulmonalen Leistungsfähigkeit und zur Risikostratifikation empfohlen werden.

Unter besonderer Berücksichtigung der Frauen mit ischämischer Kardiomyopathie bieten die Ergebnisse der bisherigen Studien zwei Angriffspunkte:
- Die Daten der bisherigen Untersuchungen sind vor allem bei Patienten mit chronischer Herzinsuffizienz auf dem Boden einer dilatativen Kardiomyopathie, weniger bei ischämischer Kardiomyopathie erhoben worden. In einer eigenen Untersuchung an einem konsekutiven Patientenkollektiv von Herzinsuffizienzpatienten mit einem hohen Anteil (50%) an Patienten mit koronarer Herzkrankheit konnten wir jedoch die vorbeschriebenen Ergebnisse mit einem deutlich erhöhten Mortalitätsrisiko bei Patienten mit Peak-VO_2 < 14 ml/kg/min nachvollziehen (Abb. 13.8) [11].
- Die Patienten dieser Untersuchungen waren überwiegend Männer (ca. 80%). Es existieren keine geschlechtsgetrennten Auswertungen, der überwiegend bei männlichen Patienten evaluierte Grenzwert zur Risikostratifikation wurde für Frauen mit chronischer Herzinsuffizienz übernommen. Der empfohlene Grenzwert wird dem geschlechtlichen Unterschied nicht gerecht, die Leitlinien zur Herztransplantation nehmen keine geschlechtliche Differenzierung vor.

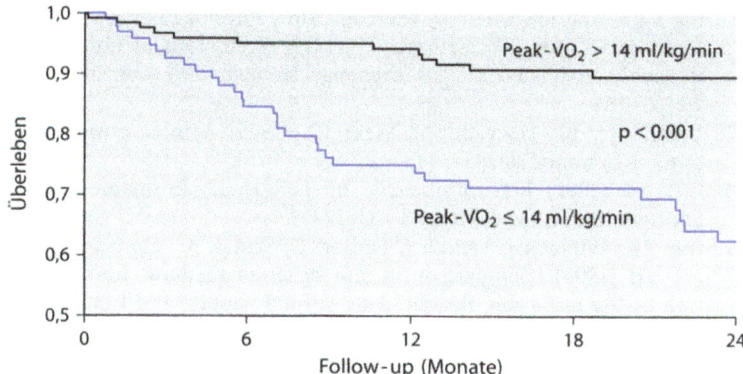

Abb. 13.8. Überleben während eines 2-jährigen Follow-up von 227 Patienten mit chronischer Herzinsuffizienz in Abhängigkeit des Peak-VO_2 [11]

Zusammenfassung

Die Spiroergometrie sollte *nicht* routinemäßig bei Patienten mit koronarer Herzerkrankung eingesetzt werden. Sie ist indiziert bei unklarer Dyspnoesymptomatik zur Differentialdiagnose der kardialen oder pulmonalen Leistungslimitierung und zur Graduierung der kardiopulmonalen Leistungsfähigkeit. Hier bietet sie nichtinvasiv die Möglichkeit der einfachen Verlaufsbeobachtung und Therapiekontrolle. Neue Untersuchungen des Verhaltens der Sauerstoffaufnahme unter Belastung lassen vermuten, dass die Spiroergometrie vor allem bei Frauen mit möglicherweise falsch positivem Belastungs-EKG zusätzliche Informationen für oder wider das Vorliegen einer koronaren Herzerkrankung bieten könnte. Eine klare Indikation zur Durchführung einer Spiroergometrie besteht allerdings bei Patienten mit chronischer Herzinsuffizienz als Folgestadium der koronaren Herzkrankheit. Sie dient der Risikostratifikation und hilft bei der Indikationsstellung und Planung der Herztransplantation.

Literatur

1. Astrand I, Astrand PO, Hallback I, Kilbom A (1973) Reduction in maximal oxygen uptake with age. J Appl Physiol 35:649–654
2. Astrand PO (1956) Human physical fitness with special reference to sex and age. American Physiological Society 36:307
3. Beaver WL, Wasserman K, Whipp BJ (1986) A new method for detecting anaerobic threshold by gas exchange. J Appl Physiol 60:2020–2027
4. Chua TP, Ponikowski P, Harrington D, Anker SD, Webb-Peploe K, Clark AL, Poole-Wilson PA, Coats AJ (1997) Clinical correlates and prognostic significance of the ventilatory response to exercise in chronic heart failure. J Am Coll Cardiol 29:1585–1590
5. Cooper DM, Barstow TJ, Bergner A, Lee WN (1989) Blood glucose turnover during high- and low-intensity exercise. Am J Physiol 257:E405–E412
6. Davis JA, Storer TW, Caiozzo VJ (1997) Prediction of normal values for lactate threshold estimated by gas exchange in men and women. Eur J Appl Physiol 76:157–164
7. Drinkwater BL, Horvath SM, Wells CL (1975) Aerobic power of females, ages 10 to 68. J Gerontol 30:385–394
8. Gitt AK (2001) Ergospirometrie. In: Löllgen H, Erdmann E (Hrsg) Ergometrie. Springer, Berlin Heidelberg, S 152–174
9. Gitt AK, Winter UJ, Fritsch J, Pothoff G, Sedlak M, Ehmanns S, Ostmann H, Hilger HH (1994) [Comparison of four different methods for respiratory determination of the anaerobic threshold in normal people, and heart- and lung patients]. Z Kardiol 83(Suppl 3):37–42
10. Gitt AK, Bergmeier C, Winkler R, Kottmann T, Kleemann T, Kilkowski A, Schwarz A, Schneider S, Taubert G, Senges J (1999) Prognostische Bedeutung der maximalen O_2-Aufnahme bei chronischer Herzinsuffizienz. Atemw-Lungenkrkh 25:497–502

11. Gitt AK, Bergmeier C, Kleemann T, Kilkowski A, Bangert M, Schneider S, Schwarz A, Senges J (2002) The exercise anaerobic threshold and ventilatory efficiency identify heart failure patients for high risk of early death. In: Wasserman K (ed) Cardiopulmonary exercise testing and cardiovascular health. Futura publishing Company, Armonte, New York, in press
12. Hansen JE, Sue DY, Oren A, Wasserman K (1987) Relation of oxygen uptake to work rate in normal men and men with circulatory disorders. Am J Cardiol 59:669–674
13. Hansen JE, Casaburi R, Cooper DM, Wasserman K (1988) Oxygen uptake as related to work rate increment during cycle ergometer exercise. Eur J Appl Physiol 57:140–145
14. Itoh H (2002) Exercise gas exchange abnormalities in CAD. In: Wasserman K (ed) Cardiopulmonary exercise testing and cardiovascular health. Futura publishing Company, Armonte, New York, in press
15. Kleber FX, Vietzke G, Wernecke KD, Bauer U, Opitz C, Wensel R, Sperfeld A, Glaser S (2000) Impairment of ventilatory efficiency in heart failure: prognostic impact. Circulation 101:2803–2809
16. Mancini DM (1997) Cardiopulmonary exercise testing for heart transplant candidate selection. Cardiologia 42:579–584
17. Mancini DM, Eisen H, Kussmaul W, Mull R, Edmunds LHJ, Wilson JR (1991) Value of peak exercise oxygen consumption for optimal timing of cardiac transplantation in ambulatory patients with heart failure. Circulation 83:778–786
18. Myers J, Gullestad L, Vagelos R, Do D, Bellin D, Ross H, Fowler MB (1998) Clinical, hemodynamic, and cardiopulmonary exercise test determinants of survival in patients referred for evaluation of heart failure. Ann Intern Med 129:286–293
19. Osman AF, Mehra MR, Lavie CJ, Nunez E, Milani RV (2000) The incremental prognostic importance of body fat adjusted peak oxygen consumption in chronic heart failure. J Am Coll Cardiol 36:2126–2131
20. Stelken AM, Younis LT, Jennison SH, Miller DD, Miller LW, Shaw LJ, Kargl D, Chaitman BR (1996) Prognostic value of cardiopulmonary exercise testing using percent achieved of predicted peak oxygen uptake for patients with ischemic and dilated cardiomyopathy. J Am Coll Cardiol 27:345–352
21. Stevenson LW (1994) Selection and management of patients for cardiac transplantation. Curr Opin Cardiol 9:315–325
22. Stevenson LW (1996) Role of Exercise Testing in the Evaluation of Candidates for Cardiac Transplantation. In: Wasserman K (ed) Exercise Gas Exchange in Heart Disease. Futura Publishing Company, Inc., Armonk, New York, pp 271–286
23. Stevenson LW, Steimle AE, Fonarow G, Kermani M, Kermani D, Hamilton MA, Moriguchi JD, Walden J, Tillisch JH, Drinkwater DC (1995) Improvement in exercise capacity of candidates awaiting heart transplantation. J Am Coll Cardiol 25:163–170
24. Sue DY, Hansen JE (1984) Normal values in adults during exercise testing. Clin Chest Med 5:89–97
25. Wasserman K (1967) Lactate and related acid base and blood gas changes during constant load and graded exercise. Can Med Assoc J 96:775–783
26. Wasserman K (1984) Coupling of external to internal respiration. Am Rev Respir Dis 129:S21–S24
27. Wasserman K (1984) The anaerobic threshold measurement in exercise testing. Clin Chest Med 5:77–88
28. Wasserman K (1984) The anaerobic threshold measurement to evaluate exercise performance. Am Rev Respir Dis 129:S35–S40
29. Wasserman K (1986) The anaerobic threshold: definition, physiological significance and identification. Adv Cardiol 35:1–23

30. Wasserman K (1987) Determinants and detection of anaerobic threshold and consequences of exercise above it. Circulation 76:VI29–VI39
31. Wasserman K, Koike A (1992) Is the anaerobic threshold truly anaerobic? Chest 101:211S–218S
32. Wasserman K, Whipp BJ (1975) Excercise physiology in health and disease. Am Rev Respir Dis 112:219–249
33. Wasserman K, Beaver WL, Whipp BJ (1990) Gas exchange theory and the lactic acidosis (anaerobic) threshold. Circulation 81:II14–II30
34. Wasserman K, Hansen JE, Sue DY, Whipp BJ, Casaburi R (1994) Principles of Exercise Testing and Interpretation. Lea & Febiger, Malvern, Pennsylvania
35. Wasserman K, Stringer WW, Casaburi R, Koike A, Cooper CB (1994) Determination of the anaerobic threshold by gas exchange: biochemical considerations, methodology and physiological effects. Z Kardiol 83(Suppl 3):1–12
36. Working Group on Cardiac Rehabilitation & Exercise Physiology and Working Group on Heart Failure of the European Society of Cardiology (2001) Recommendations for exercise testing in chronic heart failure patients. Eur Heart J 22:37–45

KAPITEL 14 Gibt es Unterschiede in der Behandlung des akuten Myokardinfarktes bei Frauen im Vergleich zu Männern?

T.K. NORDT, CHR. BODE

Der akute Myokardinfarkt zeigt bereits bei der Diagnostik Unterschiede zwischen Frauen und Männern: In die GUSTO-IIb-Studie wurden 12 142 Frauen und Männer mit akutem koronaren Syndrom (Myokardinfarkt mit ST-Streckenhebung, Myokardinfarkt ohne ST-Streckenhebung oder instabiler Angina pectoris) eingeschlossen [5]. Unter allen Patienten lag der Anteil der Patienten mit Myokardinfarkt mit ST-Streckenhebung bei Frauen mit 27,2% niedriger als bei Männern mit 37,0%. Unter den Patienten ohne ST-Streckenhebung (Myokardinfarkt ohne ST-Streckenhebung oder instabile Angina pectoris) lag der Anteil der Patienten mit Myokardinfarkt (Diagnose mittels Erhöhung des MB-Anteils der Kreatinkinase) bei Frauen mit 36,6% ebenfalls niedriger als bei Männern mit 47,6%. Somit unterscheiden sich Frauen und Männer mit akutem koronaren Syndrom bezüglich ihrer klinischen Präsentation. Die für diese Beobachtung zugrunde liegenden Faktoren sind noch nicht ausreichend geklärt. Die Ursachen sind zum Teil bei den klinischen Charakteristika von Frauen und Männern zu finden. So waren in der Studie die Frauen im Durchschnitt älter als die Männer, der Anteil der Patienten mit Diabetes mellitus, arterieller Hypertonie oder Zustand nach Linksherzdekompensation war bei den Frauen höher als bei den Männern. Umgekehrt dominierten die Männer bezüglich eines Zustandes nach einem vorhergehenden Myokardinfarkt und bei der Raucheranamnese.

Auch im Verlauf des akuten Myokardinfarkts zeigen sich Unterschiede zwischen Frauen und Männern: Frauen fielen in der GUSTO-IIb-Studie durch eine höhere Komplikationsrate während des Krankenhausaufenthalts auf und hatten mit 6,0% eine höhere Letalität 30 Tage nach dem Ereignis als Männer mit 4,0% [5]. Dagegen war die Rate von Reinfarkten innerhalb der ersten 30 Tage bei beiden Geschlechtern gleich. Wurden diese Ergebnisse bezüglich der klinischen Charakteristika normalisiert, zeigte sich bei den Myokardinfarkten mit ST-Streckenhebung bei den Frauen ein Trend zu einer höheren Rate an Tod oder Reinfarkt als bei den Männern. Bei den akuten koronaren Syndromen in Form einer instabilen Angina pectoris kehrte sich diese Beobachtung um, und das weibliche Geschlecht stellte sogar einen protektiven Faktor dar. Diese Ergebnisse zeigen auch, dass die Unterschiede zwischen Frauen und Männern im Verlauf nicht nur durch Unterschiede bei den klinischen Charakteristika wie Alter, Vorliegen eines Diabetes mellitus usw. erklärt werden können.

Bei näherer Betrachtung der geschlechtsabhängigen Letalität nach Myokardinfarkt zeigt sich ein weiteres Phänomen. Von 1994-1998 wurden in das National Registry of Myocardial Infarction 2 in den USA 155565 Frauen und 229313 Männer im Alter von 30-89 Jahren eingeschlossen [7]. In diesem Register wurden auch viele Patienten eingeschlossen, die nicht in die GUSTO-IIb-Studie hätten eingeschlossen werden können, sodass mit einer höheren Letalität zu rechnen ist. Tatsächlich betrug die Letalität während des Klinikaufenthaltes bei den Frauen 16,7% und bei den Männern 11,5%. Unter den Patienten, die jünger als 50 Jahre waren, war die Letalität bei den Frauen sogar mehr doppelt so hoch wie bei den Männern (6,1% versus 2,9%). Mit zunehmendem Alter nahm dieser Unterschied ab und verlor im Alter von 74 Jahren die statistische Signifikanz. Diese Unterschiede konnten nur zu etwa einem Drittel durch Unterschiede in der Anamnese, in der Schwere des Myokardinfarktes und in der Akutbehandlung erklärt werden.

Welchen Anteil hat die Akutbehandlung des Myokardinfarktes an den geschlechtsspezifischen Unterschieden? Neben der Gabe von Heparin besteht die konservative Therapie des akuten Myokardinfarktes aus der Gabe eines Thrombozytenfunktionshemmers (in der Regel Acetylsalizylsäure), eines Betablockers und eines Thrombolytikums (bevorzugt Alteplase oder ein davon abgeleitetes Thrombolytikum). Im weiteren, frühen Verlauf hat sich die zusätzliche Gabe eines ACE-Hemmers bewährt. Wurden nun die Vorteile dieser Medikamente hinsichtlich Morbidität und Letalität nicht im Gesamtkollektiv der Patienten, sondern in den Subgruppen Frauen und Männer betrachtet, blieben die Vorteile in randomisierten kontrollierten Studien sowohl bei Frauen als auch bei Männern erhalten [4]. Selbst die Überlegenheit der Alteplase im Vergleich zur Streptokinase bei der thrombolytischen Therapie des Myokardinfarktes war vom Geschlecht unabhängig.

Die Akutbehandlung des Myokardinfarktes wirkt bei Frauen und Männern zwar gleichermaßen effektiv, wird aber bei beiden Geschlechtern unterschiedlich früh und unterschiedlich häufig eingesetzt. So dauerte es in einer Beobachtungsstudie mit 1737 Patienten bei Frauen mit 133 Minuten signifikant länger als bei Männern mit 120 Minuten, bis nach Schmerzbeginn die Klinik erreicht wurde [2]. Dieser Zeitraum wird vor allem durch die Latenz zwischen Schmerzbeginn und Anforderung der medizinischen Hilfe bestimmt. Auch nach der Klinikaufnahme dauerte es bei Frauen mit 90 Minuten signifikant länger als bei Männern mit 78 Minuten, bis mit der thrombolytischen Therapie begonnen wurde. Frauen erhielten in der Akutphase weniger häufig Aspirin (88 versus 91%) und bei Entlassung weniger häufig einen Betablocker (32 versus 45%). Interessanterweise verlor in dieser Studie der Unterschied im Überleben ohne Reinfarkt und ohne instabile

Angina pectoris (nach 30 Tagen) seine statistische Signifikanz, wenn nicht nur bezüglich der klinischen Charakteristika, sondern auch bezüglich des Einsatzes von Aspirin und Betablockern normalisiert wurde. Somit trägt neben den klinischen Charakteristika auch die Einsatzhäufigkeit der einzelnen Therapiekomponenten zu dem ungünstigeren Verlauf des Myokardinfarktes bei Frauen bei.

Der zu geringe Einsatz bewährter Therapien bei Frauen mit akutem Myokardinfarkt wurde bei der Auswertung von 169 079 Patienten bestätigt, die im Rahmen des Medicare-Systems in den USA wegen eines Myokardinfarktes behandelt wurden und mindestens 65 Jahre alt waren [6]. Bei der Aufnahme erhielten Frauen signifikant weniger häufig Aspirin und eine Reperfusionstherapie. Bei der Entlassung aus der Klinik erhielten Frauen wiederum signifikant weniger häufig Aspirin. Dagegen zeigte zum Zeitpunkt der Entlassung der Einsatz von Betablockern keinen geschlechtsspezifischen Unterschied. Im Gegensatz dazu konnte bei einer anderen Studie bei 26 575 Patienten des Medicare-Systems, die optimal für eine Reperfusionstherapie geeignet waren, kein statistisch signifikanter Unterschied in der Häufigkeit der Reperfusionstherapie zwischen Frauen und Männern festgestellt werden [3]. Somit ist zumindest der bei Frauen weniger häufige Einsatz der Perperfusionstherapie auch durch das vermehrte Vorliegen von entsprechenden Kontraindikationen bedingt.

Bestehen bei einer Reperfusionstherapie mittels einer perkutanen koronaren Intervention (koronare Angioplastie) Unterschiede zwischen Frauen und Männern? Eine in diesem Jahr publizierte Studie mit 230 Frauen und 789 Männern, die sich einer primären Angioplastie im Rahmen eines Myokardinfarktes unterzogen, zeigte nach 6 Monaten eine signifikant höhere Letalität bei Frauen (12%) als bei Männern (7%) [1]. Auch bezüglich eines nichttödlichen Reinfarktes schnitten Frauen mit 3% Inzidenz schlechter ab als Männer mit 1%. Nach einer Normalisierung bezüglich klinischer Charakteristika verschwand aber der geschlechtsspezifische Unterschied. Somit stellt das Geschlecht keinen unabhängigen Risikofaktor für die Letalität nach primärer Angioplastie bei Myokardinfarkt dar. Darüber hinaus konnte der vorteilhafte Einsatz eines Stents im Vergleich zur Intervention ohne Stentimplantation für beide Geschlechter gezeigt werden.

Zusammenfassung

Der Verlauf des akuten Myokardinfarktes ist bei Frauen, vor allem hinsichtlich der Letalität, ungünstiger als bei Männern. Dies trifft um so mehr zu, je jünger die Frauen sind. Die Unterschiede lassen sich zum Teil bei Frauen durch ungünstigere klinische Charakteristika, wie zum Beispiel der höheren Inzidenz eines Diabetes mellitus, erklären. Dazu kommt, dass Frauen weniger häufig bewährte Therapien, wie zum Beispiel eine Acetylsalizylsäuregabe, erhalten wie Männer. Möglicherweise tragen aber auch noch andere, bisher noch nicht eindeutig identifizierte Faktoren wie die bei Frauen eventuell geringere Tendenz zur Ausbildung von koronaren Kollateralen dazu bei. Auf der anderen Seite ist aber festzuhalten, dass bewährte Therapiekonzepte wie der Einsatz moderner Thrombolytika bei der thrombolytischen Therapie oder die Stentimplantation bei der interventionellen Therapie sowohl bei Frauen als auch bei Männern für die Behandlung des akuten Myokardinfarktes von Vorteil sind.

Literatur

1. Antoniucci D, Valenti R, Moschi G et al (2001) Sex-based differences in clinical and angiographic outcomes after primary angioplasty or stenting for acute myocardial infarction. Am J Cardiol 87:289–293
2. Barakat K, Wilkinson P, Suliman A, Ranjadayalan K, Timmis A (2000) Acute myocardial infarction in women: Contribution of treatment variables to adverse outcome. Am Heart J 140:740–746
3. Canto JG, Allison JJ, Kiefe CI et al (2000) Relation of race and sex to the use of reperfusion therapy in Medicare beneficiaries with acute myocardial infarction. N Engl J Med 342:1094–1100
4. Fetters JK, Peterson ED, Shaw LJ, Newby LK, Califf RM (1996) Sex-specific differences in coronary artery disease risk factors, evaluation, and treatment: Have they been adequately evaluated? Am Heart J 131:796–813
5. Hochman JS, Tamis JE, Thompson TD et al (1999) Sex, clinical presentations, and outcome in patients with acute coronary syndromes. N Engl J Med 341:226–232
6. Rathore SS, Berger AK, Weinfurt KP et al (2000) Race, sex, poverty, and the medical treatment of acute myocardial infarction in the elderly. Circulation 102: 642-648
7. Vaccarino V, Parsons L, Every NR, Barron HV, Krumholz HM, for the National Registry of Myocardial Infarction 2 Participants (1999) Sex-based differences in early mortality after myocardial infarction. N Engl J Med 341:217–225

KAPITEL 15 Besonderheiten in der interventionellen Kardiologie bei Frauen

H. TILLMANNS, B. WALDECKER, W. WAAS, R. VOSS,
E. GREMPELS, W. HABERBOSCH

Kardiovaskuläre Erkrankungen stellen die häufigste Todesursache bei Frauen und Männern in den westlichen Industrienationen dar. In den USA z. B. stirbt ein Drittel der Frauen an der koronaren Herzkrankheit (250 000 Todesfälle pro Jahr). Frauen weisen vor der Menopause offenbar einen biologischen Schutz gegen die koronare Herzkrankheit auf, was sich in einem im Vergleich zu Männern 10–12 Jahre späteren Auftreten der koronaren Herzkrankheit widerspiegelt [5, 20].

Wenn auch insgesamt noch eine niedrigere Inzidenz des Herzinfarkts bei Frauen vorliegt, so konnte gezeigt werden, dass die Morbidität der Frauen bezüglich eines Myokardinfarktes seit den 80er Jahren signifikant ansteigt [30].

15.1 Indikationsstellung zu revaskularisierenden Maßnahmen

Hinweise auf geschlechtsbezogene Unterschiede bei der Behandlung der koronaren Herzkrankheit haben in der medizinischen Fachliteratur und in der Laienpresse große Aufmerksamkeit erregt. Aus einigen Studien kann der Schluss gezogen werden, dass diagnostische Untersuchungen bei Verdacht auf koronare Herzkrankheit und die nachfolgenden Behandlungsstrategien bei Frauen weniger aggressiv durchgeführt werden als bei Männern [2, 33, 35].

Die verringerte Beachtung und nicht ausreichende Berücksichtigung bzw. Bewertung der Symptome der Frauen wurden als Yentl-Syndrom bezeichnet [18]. Dies impliziert, dass in einem männlich dominierten Beruf Symptome der Frauen weniger ernst genommen und weniger aggressiv gedeutet sowie verfolgt werden als Beschwerden männlicher Patienten.

Als mögliche Ursachen dieser in der Literatur beobachteten verminderten Repräsentanz der Frauen bei der invasiven Diagnostik und der interventionellen Therapie der koronaren Herzkrankheit kommen insbesondere in Betracht

- eine geringere Aussagekraft (Spezifität) einer Belastungsuntersuchung bei Frauen,

- die Annahme einer niedrigeren Inzidenz der koronaren Herzkrankheit und einer guten Prognose dieser Erkrankung bei Frauen und
- Unterschiede in der medizinischen Versorgung, die Männern und Frauen angeboten wird.

Falls eine Voreingenommenheit gegen eine Revaskularisierungmaßnahme (PTCA, Stentimplantation, direktionale Atherektomie, Rotationsangioplastie etc.) bei Frauen existiert, könnte sich dies bemerkbar machen
- vor der Zuweisung zur Herzkatheteruntersuchung,
- nach Durchführung der invasiven Diagnostik (Koronarangiographie) oder
- auf beiden Ebenen des Entscheidungsprozesses.

Die bisher vorliegenden Daten belegen, dass bei Frauen mit Angina-pectoris-Beschwerden die Indikation zur Herzkatheteruntersuchung seltener gestellt wird [33], und ferner, dass Frauen in höherem Lebensalter und vielleicht in einem späteren Stadium der Erkrankung einem Revaskularisierungsverfahren zugeführt werden [24]. Dass Patientinnen mit koronarer Herzkrankheit bei der Indikationsstellung zu einer revaskularisierenden Maßnahme älter sind als Männer, könnte allerdings darauf zurückzuführen sein, dass die Erkrankung bei Frauen später auftritt [28, 40].

Die neuesten Erkenntnisse zur Indikationsstellung revaskularisierender Maßnahmen lassen sich wie folgt zusammenfassen:
- Untersuchungen von Weintraub und Mitarbeitern [39] belegen, dass der angiographisch dokumentierte Schweregrad der koronaren Herzkrankheit die Hauptdeterminante der Indikationsstellung zur Koronarrevaskularisierung darstellt, ferner, dass das Geschlecht in der Regel keine wesentliche Rolle im Entscheidungsprozess der Indikation einer Koronarangiographie spielt, im Gegensatz zur koronarchirurgischen Indikationsstellung.
- Bei Frauen, die einer PTCA zugeführt werden, ist der Krankheitsprozess nicht weiter fortgeschritten als bei Männern: Wenn auch mehr Frauen eine instabile Angina-pectoris-Symptomatik aufwiesen als Männer, so war dies auf die hohe Inzidenz bei Frauen mit einem Alter über 65 Jahren zurückzuführen. Weniger koronarkranke Frauen als Männer wiesen eine eingeschränkte linksventrikuläre Funktion sowie einen früher abgelaufenen Myokardinfarkt auf [22].
- Hinsichtlich der Indikationsstellung zur Koronarangiographie bei Patientinnen nach akutem Myokardinfarkt finden sich in der Literatur widersprüchliche Daten: Frauen werden in geringerem Ausmaß als Männer nach abgelaufenem akuten Myokardinfarkt einer Herzkatheteruntersuchung unterzogen [25]. Allerdings kann die niedrigere Anzahl von Herzkatheteruntersuchungen und interventionellen Eingriffen (PTCA, Stentimplantation etc.) bei Frauen nach abgelaufenem Myokardinfarkt auf Altersdifferenzen zurückgeführt werden [26].

- Daten der Myocardial-Infarction-Triage-and-Intervention(MITI)-Studie legen nahe, dass der Geschlechtsunterschied bei der Frühletalität des akuten Myokardinfarktes auf einer niedrigeren Wahrscheinlichkeit einer akuten kardiovaskulären Intervention bei Frauen beruht [27].
- Die Ergebnisse des Cooperative Cardiovascular Project haben ergeben, dass im Rahmen der Akuttherapie des Myokardinfarktes bei Frauen eine etwas weniger aggressive Therapie im Vergleich zu männlichen Patienten durchgeführt wird. Jedoch sind die Unterschiede bei den Behandlungsmaßnahmen sehr gering, so dass sich kein offensichtlicher Effekt auf die Frühletalität nachweisen lässt [12].

15.2 Elektive Koronarrevaskularisation bei stabiler und instabiler Angina pectoris

In mehreren Studien konnte nachgewiesen werden, dass die Krankenhausletalität bei Frauen nach aortokoronarer Bypassoperation höher ist als diejenige der Männer [11, 29, 32]. Während der letzten 10 Jahre bestanden ein beträchtliches Interesse und widersprüchliche Meinungen über die Bedeutung des Geschlechts hinsichtlich der Krankenhausletalität nach perkutaner transluminaler Koronarangioplastie (PTCA). Im Gegensatz zu den bei aortokoronarer Bypassoperation erhobenen geschlechtsbezogenen Daten sind die in der Literatur vorhandenen Ergebnisse über das Geschlecht als Risikofaktor eines ungünstigen Ausgangs nach PTCA eines Koronargefäßes inkonsistent. Die meisten Studien, in denen die Erfolgsrate und der klinische Verlauf nach elektiver Ballondilatation eines Koronargefäßes bei Frauen im Vergleich zu Männern untersucht wurde, ergaben höhere Letalitätsraten bei Frauen. Während in den multizentrischen Studien durchgehend ein höheres Letalitätsrisiko der Frauen nach PTCA dokumentiert wurde, wurde in 5 großen Untersuchungsreihen einzelner Institute kein erhöhtes Risiko der Frauen nach elektiver PTCA beobachtet [31].

Die im Jahre 1985 bei 705 Frauen und 2374 Männern erhobenen Daten der National Heart, Lung and Blood Institute Registry [6] belegen, dass die Frauen zum Zeitpunkt der PTCA älter waren ($p<0,01$) sowie häufiger eine instabile Angina pectoris ($p<0,01$) und eine Angina-pectoris-Klasse 3 oder 4 ($p<0,01$) aufwiesen. Frauen hatten eine niedrigere angiographische PTCA-Erfolgsrate (60,3% vs. 66,2%, $p<0,01$) und eine niedrigere klinische Erfolgsrate (56,6% vs. 62,2%, $p<0,01$). Komplikationen wurden häufiger bei Frauen beobachtet (27,2% vs. 19,4% bei Männern; $p<0,01$), jedoch fand sich kein signifikanter Unterschied in der Gesamthäufigkeit schwerer Komplikationen (Tod, Myokardinfarkt, Notbypassoperation) (9,8% vs. 9,3%). Bei Frauen wurden eine höhere Inzidenz einer Koronardissektion ($p<0,05$), eine höhere Krankenhausletalität (1,8 vs. 0,7%, $p<0,01$), eine 6fach höhere PTCA-assoziierte Letalität (1,7% vs. 0,3%, $p<0,001$) und eine

5fach erhöhte Letalität bei aortokoronarer Notfallbypassoperation (17,4% vs. 3,2%, $p<0,001$) beobachtet. Eine Multivarianzanalyse ergab, dass das weibliche Geschlecht einen unabhängigen Prädiktor einer niedrigeren PTCA-Erfolgsrate ($p<0,05$) und einer gesteigerten Frühletalität ($p<0,05$) sowie den einzigen Indikator einer erhöhten PTCA-bezogenen Letalität darstellte. Die Langzeitresultate (im Mittel nach 18 Monaten) zeigten jedoch vergleichbare Ergebnisse wie bei Männern [6].

Die in den Jahren 1985 und 1986 gesammelten Daten der NHLBI-PTCA-Registry [22] konsekutiver Erst-PTCA bei De-novo-Koronarstenosen wurden an 2136 Patienten, davon 546 Frauen, erhoben. Obwohl Frauen zum Zeitpunkt der invasiven Untersuchung im Durchschnitt 4,5 Jahre älter waren sowie mehr kardiovaskuläre Risikofaktoren und häufiger Angina pectoris-Beschwerden hatten, war der angiographisch dokumentierte Schweregrad der koronaren Herzkrankheit nicht höher als bei den männlichen Koronarkranken. Die angiographisch dokumentierte PTCA-Erfolgsrate, auf die einzelnen Koronarläsionen bezogen, war bei beiden Geschlechtern praktisch identisch (Frauen 89%, Männer 88%), und auch die klinische Erfolgsrate war gleich (79%). Bei Frauen traten initial mehr Komplikationen als bei Männern auf (29% vs. 20%, $p<0,001$), und die periinterventionelle Letalität der Frauen überstieg diejenige der Männer bei weitem (2,6% vs. 0,3%, $p<0,001$). Ein beträchtlicher Teil des Unterschieds der Frühergebnisse der PTCA bei den beiden Geschlechtern wurde darauf zurückgeführt, dass Frauen älter waren und häufiger eine Herzinsuffizienz, einen Diabetes mellitus und eine koronare Mehrgefäßerkrankung aufwiesen; aber selbst unter Berücksichtigung dieser Unterschiede wiesen Frauen in der Multivarianzanalyse eine signifikant höhere Frühletalität auf (relatives Risiko 4,53; 95% C.I. 1,39–14,7) [22].

Die Langzeitergebnisse der 1985–1986 PTCA-Registry (4 Jahre nach PTCA) zeigten eine höhere Letalität der Frauen im Vergleich zu Männern (10,8% vs. 6,6%, $p<0,001$), und mehr Männer als Frauen litten nicht unter Angina-pectoris-Beschwerden (81,8% vs. 70,3%, $p<0,001$). Bei Patienten beiderlei Geschlechts, welche die Intervention überlebt hatten, wurde eine vergleichbare 4-Jahres-Überlebensrate beobachtet; nach 4 Jahren wiesen Frauen im Trend etwas weniger schwerwiegende kardiale Ereignisse auf (Myokardinfarkt, Re-PTCA und/oder aortokoronare Bypassoperation). Somit waren trotz der höheren initialen (periinterventionellen) Letalität die Erfolgsrate und Langzeitprognose der Frauen nach PTCA exzellent [22].

Ellis und Mitarbeiter [9] stellten die Daten von 4772 in den Jahren 1982 bis 1986 an der Emory-Universität in Atlanta durchgeführten Ballondilatationen zusammen und ermittelten das weibliche Geschlecht (zusammen mit einigen angiographischen Variablen) als signifikanten, unabhängigen Prädiktor eines akuten Gefäßverschlusses, der bei 140 Patientinnen (2,9%) auftrat. Eine weitere Analyse von 8350 Interventionen (PTCA), die an der Emory-Universität am San Francisco Heart Institute und an der Universität von Michigan in den Jahren 1984 bis 1989 durchgeführt wurden, ergab einen akuten Koronargefäßverschluss bei 389 Patientinnen (4,8%), und das weibliche Geschlecht war einer von drei unabhängigen Prädiktoren der Frühletalität bei akutem Koronargefäßverschluss [10]. Eine Analyse der Mayo-Klinik [3] ergab bei 3557 Koronarinterventionen in den Jahren 1979 bis 1990 eine höhere Letalitätsrate bei Frauen im Vergleich zu Männern (4,2% vs. 2,7%). Selbst nach Korrektur für höheres Lebensalter und höhere Inzidenz von Herzinsuffizienz (Diabetes mellitus, arterielle Hypertonie und Ruhe-Angina) bei Frauen stellte sich bei dieser Analyse das weibliche Geschlecht als unabhängiger Prädiktor der Frühletalität heraus (relatives Risiko 2,21; 95%iges C.I. 1,14–4,30). Wurde jedoch auch die Körperoberfläche in der Multivarianzanalyse berücksichtigt, stellte das weibliche Geschlecht keinen unabhängigen Prädiktor der Letalität mehr dar [3].

Ähnliche Daten wurden an der Cleveland-Clinic erhoben: Im Rahmen von 5000 elektiven Koronarinterventionen in den Jahren 1980-1988 wurde bei vergleichbarer Erfolgsrate eine höhere Letalitätsrate bei Frauen im Vergleich zu Männern beobachtet (1,1% vs. 0,3%) [1]. Nach Korrektur für Unterschiede im Alter sowie der Inzidenz von Diabetes mellitus und arterieller Hypertonie wurde das weibliche Geschlecht als unabhängiger Prädiktor der Letalität ermittelt (relatives Risiko 1,31; C.I. 1,04–1,05); unter gleichzeitiger Berücksichtigung der Körperoberfläche jedoch stellte das Geschlecht keinen unabhängigen Risikofaktor der Letalität mehr dar (relatives Risiko 1,08; 95%iges C.I. 0,81–1,5) [1]. Eine regionale prospektive Studie der Northern New England Cardiovascular Disease Study Group [31] ergab bei 12232 Patienten mit insgesamt 17096 Koronarläsionen (die Daten wurden in den Jahren 1989–1993 erhoben) eine vergleichbare angiographische (Frauen 90,5%, Männer 90,4%) und klinische Erfolgsrate (Frauen 88,8%, Männer 87,9%) [31]. Andererseits wurde in dieser Studie über eine signifikant erhöhte Hospitalletalität nach Interventionen bei Frauen berichtet (Frauen 1,64%, Männer 0,7%, p<0,01). Die Multivarianzanalyse ergab für Frauen ein erhöhtes relatives Risiko von 2,34 (95%iges C.I. 1,64–3,35); nichttödliche klinische Ereignisse wie aortokoronare Notfallbypassoperation und Myokardinfarkt (Frauen 5,29%, Männer 4,29%) waren grenzwertig signifikant. Auch unter Berücksichtigung des höheren Lebensalters, der erhöhten Inzidenz eines Diabetes mellitus und vermehrter dringlicher sowie Notfallinterventionen bei Frauen verblieb für das weibliche Geschlecht ein erhöhtes relatives Letalitätsrisiko (RR=1,64, 95%iges C.I. 1,09–2,47). Somit blieb das Letalitätsrisiko der perkutanen Intervention bei Frauen trotz der Korrektur für patientenbezogene klinische Risikofaktoren im Vergleich zu Männern erhöht.

Worauf könnte die erhöhte Komplikationsrate im Verlauf von interventionellen Eingriffen (PTCA u. a.) bei Frauen beruhen? Die erhöhte perioperative Letalität in der CASS-Studie [23] und in der Registry der Cleveland Clinic [29] wurde auf kleinere Körpergröße mit kleineren Herzen und kleineren Koronararterien zurückgeführt. Tatsächlich scheinen kleinere Koronargefäße, eine mehr diffus ausgebreitete Koronarerkrankung, möglicherweise auch eine stärkere Kalzifizierung der Koronararterien und das Vorhandensein sehr gewundener Koronargefäße (formierte Tortuosität, insbesondere bei Vorliegen einer arteriellen Hypertonie) zum Anstieg der periinterventionellen Komplikationen bei Frauen beizutragen. In früheren Studien konnte nachgewiesen werden, dass der Lumendurchmesser der Koronararterien bei Frauen geringer ist als bei Männern, wenn er auf das kleinere Herzgewicht oder die geringere Körperoberfläche bezogen wird. Dodge und Mitarbeiter [8] konnten nachweisen, dass der Koronararteriendurchmesser bei Frauen geringer ist als bei Männern, selbst nach Korrektur für die unterschiedliche Körpergröße. Die Daten der 1985/86 NHLBI Registry [22] lassen erkennen, dass PTCA-assoziierte Komplikationen umgekehrt proportional zur Körpergröße beobachtet wurden, ferner, dass bei Frauen vermehrt tubuläre oder diffuse arteriosklerotische Läsionen vorliegen. Weitere Faktoren der erhöhten Komplikationsrate im Verlauf von interventionellen Eingriffen bei Frauen sind eine Diskrepanz zwischen der angiographischen Einschätzung „technisch möglich" und „optimal" hinsichtlich der Durchführung einer Ballondilatation, das häufigere Auftreten einer Koronardissektion [22], häufigere Komplikationen an der Punktionsstelle und stärkere Leukozyten-Thrombozyten-Interaktionen auf dem Boden einer vermehrten Tissue-factor-Expression in Monozyten. − Die in der 1985/86 NHLBI-Registry [22] dokumentierte höhere Komplikationsrate der PTCA reicht nicht aus, um die bei Frauen beobachtete erhöhte Krankenhausletalität zu erklären. Obwohl Komplikationen bei Interventionen an Koronargefäßen sich eher in einer erhöhten Letalität niederschlagen als bei Männern, traten 6 der 12 bei Frauen im Alter über 65 Jahren beobachteten Todesfälle bei Patientinnen auf, die keinen Myokardinfarkt erlitten hatten und bei denen keine aortokoronare Bypassoperation durchgeführt worden war.

Somit ist es wahrscheinlich, dass − zusätzlich zur Größe der Koronargefäße und zur Morphologie der arteriosklerotischen Plaque − andere geschlechtsbezogene Unterschiede eine bedeutsame Rolle bei der erhöhten Letalität der Frauen nach elektiven Koronarinterventionen gespielt haben. Die Daten der 1985/86 NHLBI-Registry belegen nicht, dass Frauen zu einem Zeitpunkt einer PTCA zugeführt wurden, da die Koronarerkrankung bereits weiter fortgeschritten war. Ebenso war in dieser Registry die linksventrikuläre systolische Funktion bei Frauen nicht schlechter als bei Männern. Andererseits könnten Unterschiede der diastolischen linksventrikulären Funktion bei der erhöhten Letalität nach Koronarinterventionen bei Frauen von Bedeutung sein. Aus der NHLBI 1985/86 Registry kann abgeleitet werden, dass mehr Frauen als Männer eine hypertrophische Myokarderkrankung aufwiesen. Bei Frauen wurde eine arterielle Hypertonie häufiger diagnostiziert, Frauen zeigten häufiger Symptome einer dekompensierten Herzinsuffizienz bei Fehlen einer systolischen Dysfunktion. In der Literatur finden sich Hinweise auf dem Boden klinischer Studien, dass Störungen der diastolischen linksventrikulären Funktion, die sich klinisch als Symptome einer Linksherzinsuffizienz zu erkennen geben, bei hypertensiven Frauen häufiger als bei hypertensiven Männern beobachtet werden. Topol und Mitarbeiter [36] beschrieben das Syndrom einer hypertensiven hypertrophischen Kardiomyopathie bei älteren Patienten, von denen 75% Frauen waren. Eine linksventrikuläre Hypertrophie könnte bei älteren Frauen das Risiko einer Koronarintervention erhöhen. Patientinnen mit hypertensiver Herzerkrankung und koronarer Herzkrankheit könnten mehr Symptome aufweisen und weniger auf die medikamentöse Therapie ansprechen. Verstärkte und teilweise auch therapierefraktäre Angina-pectoris-Beschwerden könnten zu Interventionen bei Frauen mit ungünstiger Koronaranatomie und verminderter myokardialer Kontraktionsreserve verführen. Weitere Faktoren einer erhöhten Krankenhausletalität der Frauen bei Vorhandensein einer linksventrikulären Hypertrophie sind a) höheres Risiko eines Blutdruckabfalls (nach Kontrastmittelapplikation), b) Verstärkung der diastolischen Compliancestörung durch Koronarokklusion während der PTCA und c) eine Zunahme komplexer ventrikulärer Rhythmusstörungen. Darüber hinaus könnten allgemein fortgeschrittene kardiale und nichtkardiale Erkrankungen für die höhere Krankenhausletalität nach Koronarinterventionen bei Frauen verantwortlich seien.

In größeren Studien, die in den letzten Jahren durchgeführt wurden, konnten jedoch keine signifikanten Unterschiede der Krankenhausletalität nach Koronarinterventionen bei Frauen und Männern mehr nachgewiesen werden. Keelan und Mitarbeiter [21] ermittelten ähnliche PTCA-Erfolgraten bei Frauen und Männern (87,9% bzw. 87,2%); ebenso fand sich kein signifikanter Unterschied der Krankenhausletalität (bei Frauen 4,1%, bei Männern 3,2%) und der Notwendigkeit einer aortokoronaren Notfallbypassoperation (bei Frauen 3,1%, bei Männern 3,5%). Weniger Frauen als Männer machten im Anschluss an die Intervention einen transmuralen Myokardinfarkt durch (0,5 vs. 1,6%, $p=0,02$). Auch im Langzeitverlauf (im Mittel 4 Jahre) ergab die Kaplan-Meier-Analyse keinen signifikanten Unterschied zwischen Frauen und Männern hinsichtlich der Überlebensrate (nach 6 Jahren 81% bzw. 85%) oder des Überlebens ohne Q-Zacken-Myokardinfarkt (nach 6 Jahren 81% bzw. 85%). Bei Frauen wurden im Langzeitverlauf weniger aortokoronare Bypassoperationen erforderlich als bei Männern (nach 6 Jahren 19% vs. 22%, $p=0,02$).

In der BARI-Studie [19] zeigte sich im Langzeitverlauf unter Berücksichtigung des Risikoprofils für Frauen sogar eine bessere 5-Jahres-Überlebensrate im Vergleich zu Männern. In dieser Studie wurden 1829 Patienten (27% Frauen) mit symptomatischer koronarer Mehrgefäßerkrankung zu aortokoronarer Bypassoperation oder PTCA randomisiert. Erwartungsgemäß wiesen Frauen ein höheres Lebensalter (64,0 vs. 60,5 Jahre) sowie häufiger eine dekompensierte Herzinsuffizienz (14% vs. 7%), eine arterielle Hypertonie (68% vs. 42%), einen behandelten Diabetes mellitus (31% vs. 15%) und auch häufiger eine instabile Angina pectoris (67% vs. 61%) als Männer auf, wohingegen die Kontraktionskraft des linksventrikulären Myokards und das Ausmaß der koronaren Mehrgefäßerkrankung bei beiden Geschlechtern vergleichbar war. Im Langzeitverlauf (im Mittel nach 5,4 Jahren) fand sich eine ähnliche unkorrigierte Letalität bei Frauen (12,8%) und bei Männern (12,0%). Unter Berücksichtigung des Risikoprofils (Cox'sches

Regressionsmodell) hatten Frauen ein signifikant niedrigeres Letalitätsrisiko (relatives Risiko 0,60, p=0,003), jedoch kein signifikant niedrigeres Risiko des gemeinsamen Endpunktes Tod+Myokardinfarkt (relatives Risiko 0,84, p=0,16) im Vergleich zu Männern. Somit stellte sich in der BARI-Studie im Gegensatz zu vorausgegangenen Untersuchungen das weibliche Geschlecht als unabhängiger Prädiktor einer verbesserten 5-Jahres-Überlebensrate heraus, sobald Risikofaktoren wie Lebensalter, dekompensierte Herzinsuffizienz, arterielle Hypertonie, Diabetes mellitus und instabile Angina pectoris in die Analyse einbezogen wurden.

Worauf ist die Verbesserung der periinterventionellen Komplikationsrate und insbesondere auch des Langzeitverlaufs nach interventionellen kardiologischen Eingriffen bei Frauen zurückzuführen? Hier sind sicherlich mehrere Faktoren zu erwähnen:

- die Verbesserung der interventionellen Techniken (Führungskatheter, Führungsdraht, Ballon etc.);
- eine deutliche Zunahme der Anzahl implantierter Stents;
- die Intensivierung und Verbesserung der antithrombotischen Medikation, wobei unter den Thrombozytenaggregationshemmern auf die Glykoprotein-IIb/IIIa-Rezeptor-Antagonisten und das Thienopyriden Clopidogrel, unter den direkten Antithrombinen auf Hirudin hingewiesen werden soll;
- beim akuten Koronarsyndrom konnte in den letzten Jahren eine Verbesserung der periinterventionellen Morbidität durch konsequente Behandlung mit Glykoprotein-IIb/IIIa-Rezeptor-Antagonisten und Statinen erreicht werden;
- auch eine verbesserte Kontrolle der Risikofaktoren, insbesondere des Diabetes mellitus, hat den Langzeitverlauf nach elektiven Koronarinterventionen bei Frauen positiv beeinflusst.

Im Hinblick auf Geschlechtsunterschiede bei interventionellen kardiologischen Eingriffen ist das Hauptproblem das limitierte Datenmaterial, weil es an randomisierten klinischen Studien mangelt, die eine große Anzahl Frauen einschließen. Es zeigt sich:

- Bisher liegen nur Akut- und Langzeitergebnisse der PTCA vor; repräsentative Daten größerer klinischer Studien über Geschlechtsunterschiede bei den Erfolgsraten neuerer interventioneller Verfahren (Stents, direktionale Atherektomie, Rotationsangioplastie etc.) sind bisher nicht vorhanden.
- Alle älteren Studien und Register (bis 1993) ergaben eine 3fach höhere periinterventionelle Komplikationsrate und Frühletalität bei Frauen.
- Bei gleichzeitiger Berücksichtigung der Körperoberfläche jedoch ist das periinterventionelle Risiko der Frauen nicht höher als das der Männer.
- Nach erfolgreicher elektiver PTCA besitzen Frauen eine exzellente Langzeitprognose, die mit derjenigen der männlichen Patienten vergleichbar oder sogar besser ist [19, 22].

15.3 Direkte (primäre) PTCA bei akutem Myokardinfarkt

Zahlreiche Untersuchungen haben ergeben, dass Frauen nach akutem Myokardinfarkt eine höhere Frühletalität als Männer aufweisen [4, 7, 12, 13, 15, 34, 37, 41, 42]. Unterschiede hinsichtlich Lebensalter, Begleiterkrankungen, Zeitintervall zwischen Symptombeginn und Klinikaufnahme sowie Therapiemodalitäten können zum Teil die schlechtere Prognose der Patientinnen mit akutem Myokardinfarkt erklären. So wurden z. B. von Vaccarino und Mitarbeitern [37] in der National Registry of Myocardial Infarction II im Zeitraum von Juni 1994 bis Januar 1998 die bei 384 878 Patienten (155 565 Frauen und 229 313 Männern, Alter 30 bis 89 Jahre) mit akutem Myokardinfarkt gewonnenen Daten analysiert. In dieser Studie lag die Gesamtletalität der Frauen in der Hospitalphase bei 16,7%, diejenige der Männer lediglich bei 11,5%. Die geschlechtsbezogenen Unterschiede der Früh-(Hospital-)letalität waren in den einzelnen Altersklassen unterschiedlich ausgeprägt. Bei Patienten im Alter unter 50 Jahren überstieg die Frühletalität der Frauen diejenige der Männer um mehr als das 2fache. Dieser Unterschied der Frühletalität wurde mit steigendem Alter geringer und war in der Altersklasse über 74 Jahre nicht mehr nachweisbar (Signifikanzniveau p < 0,001 hinsichtlich der Interaktion zwischen Geschlecht und Alter). Unterschiede der klinischen Vorgeschichte, der Ausdehnung des Myokardinfarktareals und der Frühbehandlung konnten nur etwa ein Drittel des gesteigerten Infarktrisikos der Frauen erklären. Nach Korrektur für diese klinischen Faktoren wiesen Frauen weiterhin ein durchgehend erhöhtes Letalitätsrisiko für alle 5-Jahres-Intervalle abnehmenden Lebensalters auf [37].

Ein wesentlicher Nachteil der überwiegenden Mehrzahl der bisherigen Studien über geschlechtsbezogene Unterschiede des klinischen Verlaufs während und nach akutem Myokardinfarkt liegt in der Tatsache begründet, dass bei den analysierten Patientenkohorten entweder keine spezifische Revaskularisationstherapie oder lediglich nichtinvasive Maßnahmen zur Wiedereröffnung der verschlossenen Infarktarterie durchgeführt wurden. In der PAMI-1-Studie [34] wurden 395 Patienten (darunter 27% Frauen) mit akutem Myokardinfarkt prospektiv randomisiert einer thrombolytischen Behandlung mit Gewebeplasminogenaktivator rt-PA bzw. einer interventionellen Therapie mit direkter (primärer) Infarkt-PTCA zugeführt. Im gesamten Patientenkollektiv war die Krankenhausletalität bei Frauen 3,3fach höher als bei Männern (9,3% vs. 2,8%, p = 0,005). Nach Berücksichtigung der Begleiterkrankungen verblieb jedoch nur eine unabhängige Korrelation des vorgerückten Lebensalters mit der Frühletalität. In der Gruppe der Patienten, welche eine rt-PA-Thrombolyse erhalten hatten, war die Krankenhausletalität der Frauen beträchtlich höher als diejenige der Männer (14,0% vs. 3,5%, p = 0,006). Auch eine intrakranielle Blutung unter rt-PA-Thrombolyse wurde bei Frauen häufiger als bei Männern beobachtet (5,3 vs. 0,7%, p = 0,037). Nach direkter (primärer) Infarkt-PTCA jedoch war die Krankenhausletalität bei Frauen und Männern vergleichbar (4,0% bzw. 2,1%, p = 0,46). Bei mittels primärer PTCA behandelten Patienten/innen trat keine intrakranielle Blutung auf [34].

Vor dem Hintergrund der bisher vorhandenen widersprüchlichen Daten stellten wir die Hypothese auf, dass eine in der Akutsituation durchgeführte Koronarangiographie mit dem Vorsatz einer sofortigen Wiedereröffnung des verschlossenen Infarktgefäßes mittels PTCA bzw. aortokoronarer Bypassoperation bei Frauen mit akutem Myokardinfarkt zu einer ähnlich günstigen Prognose wie bei Männern führen würde. Diese Hypothese wird durch die Beobachtung gestützt, dass eine frühe und komplette Wiedereröffnung des Infarktgefäßes einen signifikanten Indikator einer verbesserten Überlebensrate darstellt [16]. Mit Hilfe einer direkten (primären) PTCA können akute Koronararterienverschlüsse erfolgreich wiedereröffnet und hohe Offenheitsraten erreicht werden [14, 17, 43].

In einer in unserer Klinik durchgeführten prospektiven Studie [38] wurden klinische Ereignisse während der Frühphase (30 Tage) nach direkter (primärer) Infarkt-PTCA bei 178 konsekutiv und unselektiert behandelten Frauen ermittelt. Zum Vergleich dienten die Resultate bei 513 Männern, die im gleichen Zeitraum in unserer Klinik ebenfalls konsekutiv und unselektiert mit direkter (primärer) Infarkt-PTCA behandelt wurden.

Insgesamt in die Studie eingeschlossen wurden 178 Frauen und 513 Männer mit akutem transmuralen Myokardinfarkt, die innerhalb der ersten 12 Stunden nach Symptombeginn in der Klinik aufgenommen wurden (im Mittel nach 220 ± 164 min). Keiner der konsekutiv erfassten Patientinnen bzw. Patienten wurde mittels Thrombolyse vor der geplanten Intervention behandelt. Die demographischen und klinischen Charakteristika der weiblichen Patienten (178/691, 26%) sind in Tabelle 15.1 im Vergleich zu Männern aufgeführt. Frauen mit akutem Myokardinfarkt waren älter und wiesen häufiger einen nichtinsulinabhängigen Diabetes mellitus auf; bei Männern wurden häufiger vorausgehende Myokardinfarkte beobachtet. Frauen erreichten die Klinik mehr als 30 Minuten später als Männer (p = 0,04). Innerhalb der ersten 3 Stunden nach Symptombeginn wurden 51% der weiblichen und 59% der männlichen Patienten (p = n. s.) in der Klinik aufgenommen.

Die Diagnose „akuter Myokardinfarkt" wurde bei typischen pektanginösen Beschwerden und Nachweis von ST-Hebungen von >2 mm in den Brustwandableitungen bzw. >1 mm in den Extremitätenableitungen (bei Patienten mit supraventrikulärem Rhythmus und Fehlen eines Linksschenkelblocks) gestellt. Bei Patientinnen mit Linksschenkelblock wurde die Diagnose klinisch gestellt. Nach sofortiger Therapie mit intravenösem Heparin, ASS (500 mg) und Betablocker (falls nicht kontraindiziert) wurde bei allen Patienten eine diagnostische Koronarangiographie durchgeführt. Eine direkte Rekanalisierung mittels PTCA des Infarktgefäßes wurde bei 655/691 (= 95%) versucht.

Die angiographischen und PTCA-Frühergebnisse sind in Tabelle 15.2 dargestellt. Die initial gewonnenen Daten zeigen keinen signifikanten Unterschied zwischen Frauen und Männern; lediglich die Kollateralversorgung der durch Ischämie gefährdeten Myokardregion war bei Frauen etwas bes-

Tabelle 15.1. Direkte (primäre) PTCA bei akutem Myokardinfarkt: demographische Daten der Patientenkollektive (nach [38])

Parameter	Frauen (n = 178)	Männer (n = 513)	p
■ Alter (Jahre)	66 ± 12	60 ± 12	<0,0001
■ Alter >75 Jahre	44 (25%)	60 (12%)	<0,0001
■ Alter ≤55 Jahre	34 (19%)	178 (35%)	
■ Zeitinterall zwischen Symptombeginn und Intervention	255 ± 179 min	211 ± 158 min	0,04
■ Vorderwandinfarkt	76 (43%)	205 (40%)	n.s.
■ Früherer Myokardinfarkt	17 (10%)	84 (16%)	0,03
■ Art. Hypertonie	112 (63%)	274 (53%)	0,03
■ Diabetes mellitus	55 (31%)	74 (14%)	<0,0001
■ Hypercholesterinämie	101 (57%)	278 (54%)	n.s.
■ Kardiogener Schock	20 (11%)	67 (13%)	n.s.

Tabelle 15.2. Direkte (primäre) PTCA bei akutem Myokardinfarkt: Angiographie und PTCA (univariate Analyse) (nach [38])

Parameter	Frauen (n = 178)	Männer (n = 513)	p
Initialer angiographischer Status:			
■ 1-Gefäßerkrankung	79 (44%)	219 (43%)	n.s.
■ 2- oder 3-Gefäßerkrankung	99 (56%)	294 (57%)	
Infarktgefäß:			
■ Hauptstamm der li. Koronararterie	0	3 (1%)	
■ Ramus descendens anterior	76 (43%)	202 (39%)	
■ Ramus circumflexus	20 (11%)	84 (16%)	n.s.
■ Rechte Koronararterie	82 (46%)	224 (44%)	
Initialer TIMI-Fluss:			
■ 0 oder 1	147 (82%)	438 (85%)	n.s.
■ 2	25 (14%)	59 (12%)	n.s.
■ 3	6 (4%)	16 (3%)	
Kollateralenentwicklung *:			
■ Grad 0	33/147 (22%)	136/438 (31%)	0,05
■ Grad 1	44 (30%)	139 (32%)	
■ Grad 2 oder 3	70 (48%)	163 (37%)	
PTCA versucht	167/178	488/513	
PTCA erfolgreich	160/167 (96%)	13 (94%)	n.s.

* Kollateralenentwicklung analysiert bei 147 Frauen und 438 Männern mit initialem TIMI-Fluss 0 oder 1

ser ausgeprägt. Die Akutinfarkt-PTCA zeigte bei Frauen und Männern eine vergleichbar Erfolgsrate von 96% vs. 94% (p = n.s. siehe Tabelle 15.2).

Die Überlebensrate 30 Tage nach akutem transmuralen Myokardinfarkt war für Frauen und Männer gleich günstig (93,8% bzw. 94%, p = n.s., Tabelle 15.3). Bei 32 Patienten (9 Frauen und 23 Männern) war Herzinsuffizienz, bei 2 Frauen und 2 Männern linksventrikuläre Ruptur und bei einem Mann ein Reinfarkt die Todesursache; nichtkardiale Todesursachen lagen bei einer Frau und 4 Männern vor. Die Frühletalität des akuten Myokardinfarkts lag bei Männern < 65 Jahre bei 2,5% und stieg bei über 75-jährigen männlichen Patienten auf nahezu 20% (p<0,001). Bei Frauen lag die 30-Tage-Letalität in allen Altersgruppen zwischen 6 und 7%. Alle 4 Frauen mit einem Lebensalter < 65 Jahre, die früh nach akutem Myokardinfarkt verstarben, wurden im kardiogenen Schock aufgenommen; Diabetes mellitus war bei 2 Frauen vorhanden. Frauen mit einem Alter unter 65 Jahren wurden 236 ± 200 Minuten, Männer derselben Altersgruppe 203 ± 180 Minuten nach Beginn der Angina-pectoris-Symptomatik in der Klinik aufgenommen (p = n.s.) [38].

Krankenhausletalität, Anzahl der Myokardreinfarkte und der Zielgefäßrevaskularisationen innerhalb der ersten 30 Tage nach dem Indexinfarkt waren in beiden Geschlechtsgruppen ähnlich (siehe Tabelle 15.3). Insgesamt verließen 649 Patienten (93,9%), 166 Frauen und 483 Männer, lebend die Klinik.

Nach direkter (primärer) PTCA bei akutem transmuralen Myokardinfarkt fand sich eine ähnliche 30-Tage-Überlebensrate bei Frauen und Männern; allerdings wurden mittels univariater Analyse signifikante Unterschiede demographischer (siehe Tabelle 15.1) und angiographischer Kriterien (siehe Tabelle 15.2) beider Patientenkollektive ermittelt. Weiterhin wurde eine multivariate logistische Regressionsanalyse durchgeführt, um geschlechtsspezifische Unterschiede der 30-Tage-Letalität zu identifizieren (Tabelle 15.4). Fortgeschrittenes Lebensalter und das Ausmaß der koronaren Herzkrankheit (Anzahl der erkrankten Gefäße, Schweregrad der Steno-

Tabelle 15.3. Direkte (primäre) PTCA bei akutem Myokardinfarkt: Hospitalverlauf und 30-Tage-Letalität (univariate Analyse) (nach [38])

Parameter	Frauen (n = 178)	Männer (n = 513)	p
■ CK_{max} (U/l)	887 ± 740	1047 ± 856	0,02
■ LVEF (%)	54 ± 14	54 ± 15	n.s.
■ Nichtanhaltende ventrikuläre Tachykardie im Langzeit-EKG	6/110 (6%)	40/358 (11%)	n.s.
■ Rezidivinfarkt	4 (2%)	17 (3%)	n.s.
■ Zielgefäßrevaskularisierung innerhalb von 30 Tagen	22 (12%)	83 (16%)	n.s.
■ Aortokoronare Notbypassoperation	4 (2%)	15 (3%)	n.s.
■ 30-Tage-Letalität	11 (6,2%)	15 (6%)	n.s.

Tabelle 15.4. Direkte (primäre) PTCA bei akutem Myokardinfarkt: Risikofaktoren der 30-Tage-Letalität (logistische Regression) (nach [38])

	Odds-ratio (95% CI)	p
■ Geschlecht	0,7 (0,3–1,7)	0,5
■ Alter	1,1 (1–1,1)	<0,01
■ 1-, 2- oder 3-Gefäßerkrankung	1,8 (1,12–2,9)	<0,02
■ Diabetes mellitus	2 (0,93–4,3)	0,08
■ Vorderwandinfarkt	1,5 (0,7–3,1)	0,3
■ Früher abgelaufener Myokardinfarkt	0,9 (0,3–2,4)	0,8
■ Kollateralenentwicklung	1,1 (0,7–1,5)	0,8
■ Zeit seit Symptombeginn	1 (0,9–1,1)	0,8

sierungen), nicht jedoch das weibliche Geschlecht, korellierten unabhängig voneinander mit der Frühletalität nach Myokardinfarkt [38].

Die Ergebnisse der Gießen-Studie der direkten (primären) PTCA bei akutem Myokardinfarkt lassen folgende Schlussfolgerungen zu:
- In dem untersuchten Kollektiv von 691 Patienten mit akutem Myokardinfarkt, die mittels primärer Akut-PTCA behandelt wurden, fand sich kein Unterschied der Früh- und Spätletalität zwischen Frauen und Männern, obwohl die Frauen mit akutem Myokardinfarkt älter waren, häufiger einen Diabetes mellitus sowie eine arterielle Hypertonie aufwiesen und durchschnittlich 25 Minuten später zur stationären Aufnahme kamen.
- Nach Adjustierung für Alter, Gefäßerkrankung, Infarktlokalisation und linksventrikuläre Auswurffraktion fand sich sogar ein Trend zu einer besseren Prognose der in der Akutphase des Myokardinfarktes mittels primärer PTCA behandelten Frauen.

Zusammenfassung

Abschließend lassen sich die zur Zeit in der Literatur vorhandenen Daten geschlechtsspezifischer Besonderheiten in der interventionellen Kardiologie wie folgt zusammenfassen:
- Die Indikation zu revaskularisierenden Maßnahmen wird bei Frauen oftmals (insbesondere in älteren Studien) zurückhaltender gestellt; dies gilt auch bereits für die invasive kardiologische Diagnostik.
- Frauen, die einer Intervention (PTCA, Stentimplantation) zugeführt werden, sind im Durchschnitt älter bei der Diagnosestellung und weisen eine höhere Anzahl an kardiovaskulären Risikofaktoren auf (arterielle Hypertonie, Diabetes mellitus, Hypercholesterinämie, linksventrikuläre Hypertrophie).

- In älteren Studien einer kathetergestützten Koronarrevaskularisation wurde generell eine erhöhte Komplikationsrate während des Verfahrens und meist eine erhöhte Hospitalletalität bei Frauen im Vergleich zu Männern beobachtet. Die Langzeitprognose der Frauen nach Revaskularisationsverfahren hat sich generell als günstig erwiesen.
- Durch Verbesserung der interventionellen Technik (PTCA, Stent etc.) und der Begleitmedikation (Glykoprotein-IIb/IIIa-Inhibitoren etc.) konnte die Komplikationsrate während der Intervention und sogar die Hospitalletalität deutlich gesenkt werden. In der BARI-Studie konnte sogar eine bessere Langzeitprognose der Frauen mit koronarer Mehrgefäßerkrankung und ausgeprägter Myokardischämie nach PTCA im Vergleich zu Männern nachgewiesen werden.
- Im Gegensatz zur Thrombolysetherapie ist nach interventioneller Behandlung (PTCA) des akuten Myokardinfarkts die Kurzzeittherapie der Frauen derjenigen der Männer vergleichbar. Mit Hilfe der direkten, systematisch durchgeführten Koronarangiographie und PTCA/Stentimplantation können geschlechtsspezifische Unterschiede in der Kurzzeitprognose nach akutem Myokardinfarkt eliminiert werden.

Literatur

1. Arnold AM, Mick MJ, Piedmonte MR, Simpfendorfer C (1994) Gender differences for coronary angioplasty. Am J Cardiol 74:18–21
2. Ayanian JZ, Epstein AM (1991) Differences in the use of procedures between women and men hospitalized for coronary heart disease. N Engl J Med 325:221-225
3. Bell MR, Holmes DR jr, Berger PB, Garratt KN, Bailey KR, Gersh BJ (1993) The changing in-hospital mortality of women undergoing percutaneous transluminal coronary angioplasty. JAMA 269:2091–2095
4. Cahandra N, Ziegelstein R, Rogers W, Tifenbrunn A, Gore J, French W, Rubison M (1998) Observations of the treatment of women in the United States with myocardial infarction: a report from the National Registry of Myocardial Infarction-I. Arch Int Med 158:981–988
5. Castelli W (1984) Epidemiology of coronary heart disease, Framingham Study. Am J Med 76:4–12
6. Cowley MJ, Mullin SM, Kelsey SF, Kent KM, Gruentzig AR, Detre KM, Passamani ER (1985) Sex differences in early and long-term results of coronary angioplasty in the NHLBI PTCA Registry. Circulation 71:90–97
7. Demirovic J, Blackburn H, McGovern PG, Luepker R, Sprafka M, Gilbertson D (1995) Sex differences in early mortality after acute myocardial infarction (the Minnestoa Heart Survey). Am J Cardiol 75:1096–1101
8. Dodge JT, Brown BG, Bolson EL, Dodge HT (1992) Lumen diameter of normal human coronary arteries: Influence of age, sex, anatomic variation, and left ventricular hypertrophy or dilation. Circulation 86:232–246
9. Ellis SG, Roubin GS, King SB III, Douglas JS, Weintraub WS, Thomas RG, Cox WR (1988) Angiographic and clinical predictors of acute closure after native vessel coronary angioplasty. Circulation 77:372–379

10. Ellis SG, Myler RK, King SB IIII, Douglas JS jr, Topol EJ, Shaw RE, Stertzer SH, Roubin GS, Morphy MC jr (1991) Causes and correlates of death after unsupported coronary angioplasty: implications for use of angioplasty and advanced support techniques in high-risk patients. Am J Cardiol 68:1447-1451
11. Fisher LD, Kennedy JW, Davis KB, Maynard C, Fritz JK, Kaiser G, Myers WO and the Participating CASS Clinics (1982) Association of sex, physical size and operative mortality after coronary artery bypass in the Coronary Artery Surgery Study. J Thorac Cardiovasc Surg 84:334-341
12. Gan SC, Beaver SK, Houck EM, MacLehose RF, Lawson HW, Chan L (2000) Treatment of acute myocardial infarction and 30-day mortality among women and men. N Engl J Med 343:8-15
13. Greenland P, Reicher-Reiss H, Goldbourt U, Behar S (1991) In-hospital and 1-year mortality in 1524 women after myocardial infarction. Comparison with 4315 men. Circulation 83:484-491
14. Grines CL (1996) Should thrombolysis or primary angioplasty be the treatment of choice for acute myocardial infarction? Primary angioplasty – the strategy of choice. N Engl J Med 335:1313-1317
15. Gruppo Italiano per lo Studio della Streptochinsasi nell'Infarto miocardico (GISSI) (1986) Effectiveness of intravenous thrombolytic treatment in acute myocardial infarction. Lancet 1:397-402
16. GUSTO Angiographic Investigators (1993) The effects of tissue plasminogen activator, streptokinase, or both on coronary-artery patency, ventricular function, and survival after acute myocardial infarction. N Engl J Med 329:1650-1652
17. GUSTO IIb Angioplasty Substudy Investigators (1997) A clinical trial comparing primary angioplasty with tissue plasminogen activator for acute myocardial infarction. N Engl J Med 336:1621-1628
18. Healy B (1991) The Yentl-syndrome (editorial). N Engl J Med 3:274-276
19. Jacobs AK, Kelsey SF, Brooks MM, Faxon DP, Chaitman BR, Bittner V, Mock MB, Weiner BH, Dean L, Winston C, Drew L, Sopko G (1998) Better outcome for women compared with men undergoing coronary revascularization. A report from the Bypass Angioplasty REvascularization Investigation (BARI). Circulation 98:1279-1285
20. Kannel WB, Wilson PW (1995) Risk factors that attenuate the female coronary disease advantage. Arch Intern Med 155:57-61
21. Keelan ET, Nunez BD, Grill DE, Berger PB, Holmes DR Jr, Bell MR (1997) Comparison of immediate and long-term outcome of coronary angioplasty performed for unstable angina and rest pain in men and women. Mayo-Clinic Proc 72:5-12
22. Kelsey SF, James M, Holubkov AL, Holubkov R, Cowley MJ, Detre KM, Investigators from the national Heart, Lung and Blood Institute Percutaneous Transluminal Coronary Angioplasty Registry (1993) Results of percutaneous transluminal coronary angioplasty in women. 1985-1986 National Heart, Lung, and Blood Institute's, Coronary Angioplasty Registry. Circulation 87:720-727
23. Kennedy JW, Kaiser GC, Fisher LD, Fritz JK, Myers W, Mudd JG, Ryan TJ (1981) Clinical and Angiographic predictors of operative mortality from the Collaborative Study in Coronary Artery Surgery (CASS). Circulation 63:793-802
24. Khan SS, Nessim S, Gray R, Czer LS, Chaux A, Matloff J (1990) Increased mortality of women in coronary artery bypass surgery; evidence for referral bias. Ann Intern Med 112:561-567
25. Kostis JB, Wilson AC, O'Dowd K, Gregory P, Chelton S, Cosgrove NM, Chirala A, Cui T for the MIDAS Study Group (1994) Sex differences in the management and long-term outcome of acute myocardial infarction: a statewide study. Circulation 90:1715-1730

26. Krumholz HM, Douglas PS, Lauer MS, Pasternak RC (1992) Selection of patients for coronary angiography and coronary revascularization, early after myocardial infarction: is there evidence for a gender bias? Ann Intern Med 116:785–790
27. Kudenchuk PJ, Maynard C, Martin JS, Wirkus M, Weaver WD for the MITI Project Investigators (1996) Comparison of presentation, treatment, and outcome of acute myocardial infarction in men versus women (the Myocardial Infarction Triage and Intervention Registry). Am J Cardiol 78:9–14
28. Lerner DJ, Kannel WB (1986) Patterns of coronary heart disease morbidity and mortality in the sexes: a 26 year follow-up of the Framingham population. Am Heart J 111:383–390
29. Loop FD, Golding LR, MacMillan JP, Cosgrove DM, Lytle BW, Sheldon WC (1983) Coronary artery surgery in women compared to men: analyses of risks and long-term results. J Am Coll Cardiol 1:383–390
30. Löwel H, Lewis M, Keil U, Hörmann A, Bolte H-D, Willich S, Gostomzyk J (1995) Zeitliche Trends von Herzinfarktmorbidität, -mortalität, 28-Tage-Letalität und medizinischer Versorgung. Ergebnisse des Augsburger Herzinfarktregisters von 1985 bis 1992. Z Kardiol 84:596–605
31. Malenka DJ, O'Connor GT, Quinton H, Wennberg D, Robb JF, Shubrooks S, Kellett MA, Hearne MJ, Bradley WA, Ver Lee P for the Northern New England Cardiovascular Disease Study Group (1996) Differences in outcomes between women and men associated with percutaneous transluminal coronary angioplasty. A regional prospective study of 13,061 procedures. Circulation 94 (Suppl II):II/99–II/104
32. O'Connor GT, Morton JR, Diehl MJ, Olmstead EM, Coffin LH, Levy DG, Maloney CT, Plume SK, Birkmeyer J, Nugent W, Malenka DJ, Hernandez F, Clough R, Marrin CAS, Leavitt BJ for the Northern New England Cardiovascular Disease Group (1993) Differences between men and women in hospital mortality associated with coronary artery bypass graft surgery. Circulation 88 (Suppl I):I/2104–I/2110
33. Steingart RM, Packer M, Hamm P, et al for the Survival and Ventricular Enlargement Investigators (1991) Sex differences in the management of coronary artery disease. N Engl J Med 325:226–230
34. Stone GW, Grines CL, Browne KF, Marco J Rothbaum D, O'Keefe J, Hartzler GO, Overlie P, Donohue B, Chelliah N, Vlietstra R, Puchrowicz-Ochocki S, O'Neill WW (1995) Comparison of in-hospital outcome in men versus women treated by either thrombolytic therapy or primary coronary angioplasty fos acute myocardial infarction. Am J Cardiol 75:987–992
35. Tobin JN, Wassertheil-Smoller S, Wexler JP, Steingart RM, Budner N, Lense L, Wachspress J (1987) Sex bias in considering coronary bypass surgery. Ann Intern Med 107:19–25
36. Topol EJ, Traill TA, Fortuin NJ (1985) Hypertensive hypertrophic cardiomyopathy of the elderly. N Engl J Med 312:277–283
37. Vaccarino V, Parsons L, Every NR, Barron HV, Krumholz HM (1999) Sex-based differences in early mortality after myocardial infarction. N Engl J Med 341:217–225
38. Waldecker B, Grempels E, Waas W, Haberbosch W, Voss R, Tillmanns H (2002) Direct angioplasty eliminates sex differences in mortality early after acute myocardial infarction. Am J Cardiol, in press
39. Weintraub WS, Kosinski AS, Wenger NK (1996) Is there a bias against performing coronary revascularization in women? Am J Cardiol 78:1154–1160
40. Wenger NK (1990) Gender, coronary artery disease and coronary bypass surgery. Ann Intern Med 112:557–5580
41. White HD, Barbash GI, Modan M, Simes J, Diaz R, Hampton JR, Heikkilae J, Kristinsson A, Moulopoulos S, Paolasso EAC, Van de Werf T, Pehrsson K, Sandoe E, Wilcox RG, Verstraete M, Von der Lippe G, Van de Werf F for the Investigators of

the International TPA/Streptokinase Mortality Study (1993) After correcting for worse baseline characteristics, women treated with thrombolytic therapy for acute myocardial infarction have the same mortality and morbidity as men except for a higher incidence of hemorrhagic stroke. Circulation 88:2097–2103

42. Wilcox RG, von der Lippe O, Olsson CG, Jensen G, Skene AM, Hampton JR for the ASSET Study Group (1988) Trial of tissue plasminogen activator for mortality reduction in acute myocardial infarction – Anglo-Scandinavian Study of Early Thrombolysis (ASSET). Lancet 2:525–533

43. Zijlstra F, De Boer MJ, Hoorntje JCA, Reiffers S, Reiber JHC, Suryapranata H (1993) A comparison of immediate coronary angioplasty with intravenous streptokinase in acute myokardial infarction. N Engl J Med 328:680–684

Kapitel 16 Besonderheiten der Koronarchirurgie bei Frauen

B. R. Osswald, S. Hagl

16.1 Einführung

Besonderheiten der Koronarchirurgie bei Frauen ergeben sich nicht so sehr durch unterschiedliche Gegebenheiten während des technischen Teils der Operation selbst, als vielmehr durch die oft fortgeschrittene Koronarerkrankung und die ausgeprägte Komorbidität zum Zeitpunkt der Operation. Um einen Überblick der Risikofaktoren zu erhalten, untersuchten wir mit unterschiedlichen Verfahren zahlreiche in der Literatur beschriebene sowie bisher nicht bekannte Variablen, die die Besonderheit der Koronarchirurgie bei Frauen charakterisieren.

16.3 Anteil der Patientinnen am Gesamtkollektiv

In einer unizentrischen Analyse wurden insgesamt 6531 Patienten untersucht, die zwischen dem 30. 6. 1988 und 31. 12. 1999 in der Universitätsklinik Heidelberg eine isolierte aortokoronare Bypass-Operation erhalten haben. Zur Nachuntersuchung dienten Fragebogen, die jeweils 180 Tage nach der Operation an die Patienten und deren Hausärzte verschickt wurden. Diese Nachuntersuchung stellt einen wesentlichen Teil des Feedback-control-Systems [14] des Heidelberger Vereins für multizentrische Datenanalyse e.V. (HVMD) [26, 27] dar.

16.2 Patienten und Follow-up

Von den 6531 Patienten waren 1481 Frauen (22,7%), also war nur etwa jeder 5. Patient, der eine isolierte aortokoronare Bypass-Operation erhielt, weiblichen Geschlechts. Im Zeitraum zwischen 1988 und 1999 erhöhte sich der Anteil der Frauen sukzessive von 16,6 auf 25,3% (Abb. 16.1). Zwar ist der dargestellte Anstieg des Frauenanteils nicht linear, jedoch ergibt sich über die Zeit hinweg ein deutlicher Trend in Richtung einer Zunahme des Frauenanteils.

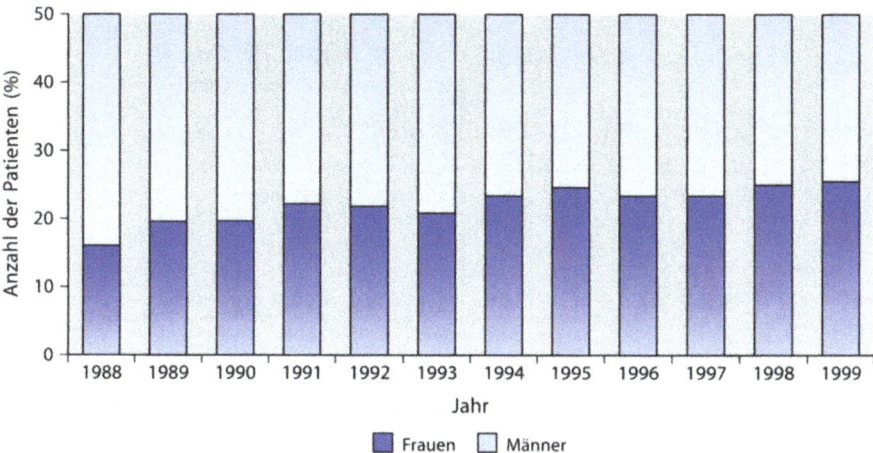

Abb. 16.1. Entwicklung des Anteils von Frauen im Kollektiv der Patienten mit isolierter aorto-koronarer Bypass-Operation

16.4 Risikofaktor „Frau"

Um einen Überblick über Spezifika der Patientinnen zu erhalten, wurde eine logistische Regression mit der Zielvariablen „Frau" durchgeführt. Statistisch signifikant ($p < 0{,}05$) mit der Zielvariablen positiv korreliert sind Alter, arterielle Hypertonie, Belastungsdyspnoe, akute Lungenstauung, instabile Angina, ein NYHA-Stadium von mindestens III, insulinpflichtiger Diabetes mellitus, präoperative Einnahme von Diuretika und Hyperlipoproteinämie. Hinsichtlich des Alters ergibt sich in der univariaten Wilcoxon-Rangsummenstatistik ein signifikanter Unterschied; die Analyse des Histogramms (Abb. 16.2) belegt, dass die Gruppe der Frauen älter als die Gruppe der Männer ist (Median: 68 Jahre bei Frauen versus 63 Jahre bei Männern). Mit dem „Faktor Frau" negativ korreliert sind Rauchen, Nierenerkrankungen, Lebererkrankungen, pulmonale Erkrankungen, Anämie, höhere Hämatokritwerte, Hauptstammstenosen, die Anzahl der Koronarsysteme mit mindestens 50%iger Stenose, mindestens 50%ige Stenose der rechten Koronararterie, Hypokinesie von linksventrikulären Wandabschnitten, Verwendung mindestens einer A. mammaria als Bypass, Notfalleingriffe, Voroperationen und die Anzahl der Bypasses. Die positiv korrelierten Faktoren gehören überwiegend zu bekannten Risikofaktoren arterosklerotischer Erkrankungen. Die Einnahme von Diuretika sowie der höhere Anteil von Patientinnen mit akuter pulmonaler Stauung und Belastungsdyspnoe weisen auf einen zum Operationszeitpunkt höheren Anteil von Frauen mit bestehender Einschränkung der linksventrikulären Pumpfunktion hin. Der geringere Anteil von Raucherinnen ist über die Beobachtungsjahre hinweg beinahe konstant (25% der Frauen versus 50% der Männer). Die gegenüber Männern geringere Zahl von Bypasses kann

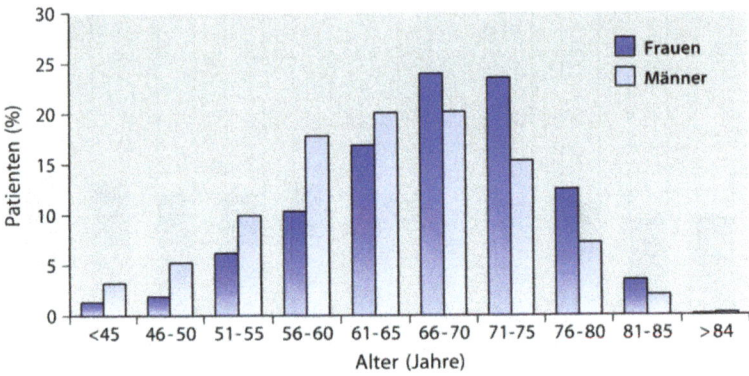

Abb. 16.2. Histogramm zur Darstellung der Verteilung des Alters bei Männern und Frauen mit isolierter aortokoronarer Bypass-Operation

durch anatomische Gegebenheiten bedingt sein. So ist der Koronardurchmesser von Frauen gegenüber demjenigen der Männer vermindert; statistisch signifikante Unterschiede ergeben sich für den Ramus interventricularis anterior (Frauen: 1,46±0,22 mm, Männer: 1,5±0,25 mm; p<0,0001), den 1. Diagonalast (Frauen: 1,31±0,26 mm, Männer: 1,34±0,26 mm; p=0,016), den 1. Marginalast (Frauen: 1,46±0,23 mm, Männer: 1,5±0,25 mm; p=0,001) und der Ramus posterior descendens (Frauen: 1,41±0,19 mm, Männer: 1,46±0,23 mm; p=0,05). Dies entspricht mehr der klinischen Erfahrung als den numerisch nur geringen Abweichungen. Als indirektes Maß für die Abstromverhältnisse ist zudem der durchschnittliche Fluss über die Bypasses bei Frauen geringer (Frauen: 64,4±7,5 ml, Männer: 65,2±8,3 ml; p=0,0006).

16.5 Überleben nach isolierter aortokoronarer Bypassoperation

Univariate Analysen

Frauen weisen ein deutlich höheres Mortalitätsrisiko in der frühen postoperativen Phase gegenüber Männern auf. Die 180-Tage-Mortalität beträgt 6,7% bei Männern, 10,7% bei Frauen. Die nach Geschlecht stratifizierte Kaplan-Meier-Überlebenskurve [14] belegt, dass die Differenzierung der Strata bereits frühzeitig innerhalb des untersuchten Intervalles von 180 Tagen einsetzt und im weiteren Verlauf für beide Strata eine eher parallele Überlebenskurve bestehen bleibt (Abb. 16.3). Der Log-rank-Test der Überlebenskurve ergibt eine statistisch signifikante Differenz der Strata mit einem p-Wert von 0,0001.

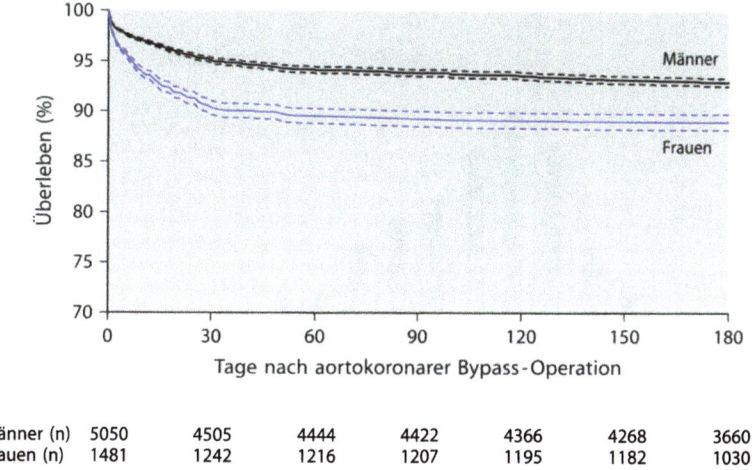

Abb. 16.3. Kaplan-Meier-Überlebenskurve für Männer (schwarz) und Frauen (blau) bis zu 180 Tage nach aortokoronarer Bypass-Operation

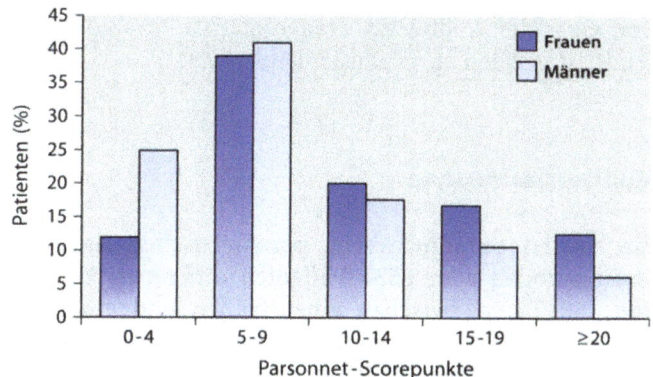

Abb. 16.4. Verteilung des Anteils von Männern (hellblau) und Frauen (dunkelblau) anhand der Parsonnet-Scoreklassen

Score-Analysen

Bei einem Vergleich der Parsonnet-Score-Gruppierung [17] von Männern und Frauen zeigt sich, dass Frauen einen statistisch signifikant höheren Score-Wert aufweisen ($p = 0{,}0001$); (Abb. 16.4). Zwar ist die maximale Patientenzahl unabhängig vom Geschlecht in der Gruppe mit 4–9 Parsonnet-Punkten zu finden, jedoch ist in den höheren Score-Gruppen ein Überwiegen der Frauen, in der niedrigsten Score-Gruppe von 0–3 Punkten ein Überwiegen der Männer zu beobachten.

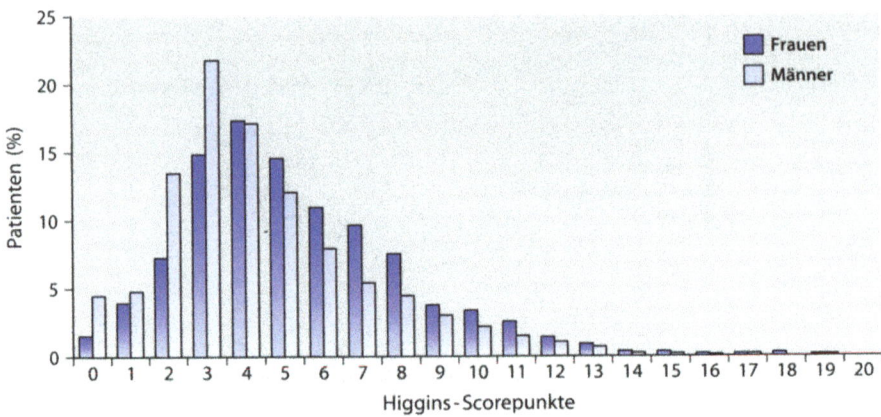

Abb. 16.5. Verteilung des Anteils von Männern (hellblau) und Frauen (dunkelblau) anhand der Higgins-Scorepunkte

Auch bei Verwendung des Higgins-Scores [10], der im Gegensatz zum Parsonnet-Score ausschließlich Patienten mit aortokoronarer Bypass-Operation einschließt, sind für Frauen statistisch signifikant höhere Score-Werte ermittelt worden ($p = 0{,}0001$); (Abb. 16.5).

Multivariate Analyse

Ein auf der zeitadjustierten, parametrischen Hazard-Funktion basierendes Gesamtmodell aller 6531 Patienten differenziert innerhalb der Zeitspanne von 180 Tagen zwischen einer frühen und einer späten Phase. Das Geschlecht der Patienten gehört zu den Risikofaktoren der frühen Phase. Neben dieser Variablen gehören Alter, Belastungsdyspnoe, Ruhedyspnoe, mindestens 3 Koronargefäße mit über 50%iger Stenose, linksventrikuläre Dilatation, linksventrikuläres Aneurysma, präoperative Einnahme von Diuretika, Nikotinabusus, Diabetes, Nierenerkrankungen, kardiale Voroperationen und Notfalloperationen zu den Risikofaktoren der frühen Phase des Gesamtmodells. Zu den Faktoren, die die späte Phase beeinflussen, gehören Alter, mindestens eine kardiale Dekompensation in der Anamnese, akinetische Bezirke im Bereich des linken Ventrikels, extrakardiale arterielle Gefäßerkrankungen, Nierenerkrankungen, die präoperative Einnahme von Beta-Blockern (negativ korreliert) sowie kardiale Voroperationen.

Um Besonderheiten der Risikofaktoren von Frauen genauer zu untersuchen, dient ein weiteres parametrisches, zeitadjustiertes Hazard-Modell zur Identifikation von Variablen, die das 180-Tage-Überleben nach isolierter aortokoronarer Bypass-Operation bei Frauen beeinflussen. Für die frühe Phase nach der Operation zeigt sich in dem zweiphasischen Modell, dass Alter, vorausgegangene kardiale Dekompensation, Belastungsdyspnoe, Diabetes und eine Nierenerkrankung positiv mit einem erhöhten Mortalitätsrisiko bei Frauen verbunden sind. In der späten Phase bis 180 Tage ist die stabile Angina pectoris negativ, eine höhere Dringlichkeitsstufe der Operation positiv mit einem erhöhten postoperativen Risiko assoziiert. Beinahe alle genannten Risikofaktoren des spezifischen „Frauenmodells" sind Bestandteil des Gesamtmodells.

Aus diesen Analysen lässt sich ableiten, dass es keine geschlechtsspezifischen Risikofaktoren für die frühe Mortalität nach isolierter aortokoronarer Bypass-Operation gibt, jedoch sind bei Frauen die bekannten Faktoren häufiger anzutreffen, was die erhöhte Mortalität in der Gruppe der Frauen erklären kann. Die Tatsache der Persistenz des Geschlechts als signifikanter Faktor des Gesamtmortalitätsmodells belegt die statistische Stärke dieses Risikofaktors, was auch dem klinischen Eindruck entspricht.

16.6 Diskussion

Die traditionelle Denkweise von Patienten und Ärzten über den „klassischen aortokoronaren Bypass-Patienten" beinhaltet zumeist Patienten männlichen Geschlechts. Dass diese Ansicht noch vor Jahren zugetroffen, im Laufe der Zeit jedoch eine Verschiebung des Frauenanteils von 1:5 auf 1:4 innerhalb von 10 Jahren stattgefunden hat, wird in der Öffentlichkeit kaum wahrgenommen. Diese Entwicklung wird durch Analysen des US Senate Special Committee on Aging belegt, die prognostizierten, dass 37% aller Frauen in den USA im Jahr 2000 mindestens 45 Jahre alt sein würden; Frauen ab 45 Jahre weisen in den USA eine den Männern nahezu gleiche Mortalität aufgrund kardiovaskulärer Erkrankungen auf [8, 25].

Besonderheiten der aortokoronaren Bypass-Chirurgie bei Frauen resultieren möglicherweise zu einem erheblichen Anteil auf geschlechtsspezifischen Unterschieden in der Diagnosestellung, da die meisten Studien zur Entwicklung diagnostischer und therapeutischer Konzepte Frauen entweder nur zu einem geringen Anteil berücksichtigen oder von der Untersuchung ausschlossen [19]. So weist die CASS-Studie [12] nach, dass thorakale Schmerzen einen Prädiktor für eine signifikante koronare Herzerkrankung nur bei 72% der Frauen, jedoch bei 93% der Männer darstellen.

Zur Einschätzung des Risikos herzchirurgischer [15, 17] oder speziell aortokoronarer Bypass-Operationen [10] ist das Geschlecht zum Beispiel im Parsonnet-Score [17] und im Euro-Score [15] als Risikofaktor berücksichtigt. Somit ist die Unabhängigkeit des Geschlechts als eigenständiger Faktor, möglicherweise aber auch als Confounder, für bisher unbekannte Zusammenhänge zwischen der koronaren Herzerkrankung und dem Geschlecht mehrfach nachgewiesen.

Zahlreiche, vor allem neuere Studien bestätigen die beschriebene, ca. 2,5fach erhöhte Mortalität bei Frauen nach aortokoronarer Bypass-Operation [7, 9, 11, 16, 18, 29]. Als Gründe hierfür werden die Größe der Koronararterien sowie Unterschiede der Ausgangssituation hinsichtlich kardialer und extrakardialer Morbidität benannt [2, 3, 20]. Möglicherweise beruht der beobachtete Unterschied der geringeren Bypass-Zahl bei Frauen auf der größeren Wahrscheinlichkeit des Vorliegens kleiner, nicht anschlussfähiger Gefäße; eine geringere Anzahl von Bypasses pro Patient bei Frauen ist auch von Farrer et al. [11] beschrieben. In einer großen Studie wurde zudem festgestellt, dass unabhängig von Komorbidität, sozioökonomischem Status und Versicherungsstatus ältere Patienten und Frauen eine weniger extensive Revaskularisation erhielten [4].

Die mit dem Risikofaktor „Frau" festgestellte Hyperlipoproteinämie war Gegenstand einer Studie, die in einem Kollektiv von Patienten mit aortokoronarer Bypass-Operation einen Zusammenhang zwischen dem Lipoprotein(a)-Wert und dem Ausmaß der Atherosklerose weder bei Männern noch bei Frauen feststellen konnte [23]. Neuere Arbeiten belegen, dass die Bypass-Offenheitsrate bei Patienten mit erhöhten Triglyzeridwerten, insbesondere bei Frauen mit Diabetes, statistisch signifikant vermindert ist [22]. In der Literatur werden unsere Beobachtungen hinsichtlich der Inzidenz von Diabetes mellitus, Hypertension und Nikotinabusus bei Männern und Frauen mit instabiler Angina pectoris bestätigt [7]. Butterworth et al. untersuchten die Intubationsdauer und Intensivstationsaufenthaltsdauer bei männlichen versus weiblichen Patienten mit aortokoronarer Bypass-Operation und fanden für beide Zielvariablen eine deutliche Geschlechtsabhängigkeit zu Ungunsten der Frauen [6]; als Gründe für die Ergebnisse werden mögliche geschlechts-spezifische Reaktionen auf die Anästhesie, auf die Grunderkrankung, auf die Operationstechnik, aber auch eine Bias des medizinischen Personals diskutiert.

Auch drei Monate bzw. zwei Jahre nach der Operation weisen mehr Frauen als Männer pectanginöse Beschwerden, Dyspnoe und Einschränkungen der körperlichen Aktivität auch nach Adjustierung der präoperativen Symptomatik auf [21]. Dies gilt ebenso für die Analyse ausschließlich über 70-jähriger Patienten [13]. Untersuchungen zum Risikoprofil von Frauen ein Jahr nach der chirurgischen koronaren Revaskularisation zeigen, dass bei der weit überwiegenden Zahl der Patientinnen, insbesondere aufgrund der Ernährungsgewohnheiten, eine Persistenz der Risikofaktoren, besteht, sodass von einem erhöhten Risiko weiterer kardialer Ereignisse auszugehen ist [1]. Eine verbesserte postoperative sekundäre Prävention, vor allem für Frauen, könnte zu einer erheblichen Reduktion der Spätmortalität beitragen. Ein weiterer therapeutischer Ansatz für die Verbesserung des Überlebens von Frauen nach aortokoronarer Bypass-Operation besteht in der Östrogensubstitution [24]; obwohl nur an einer geringen Zahl von Frauen eine signifikante Erhöhung der 5- und 10-Jahres-Überlebenszeit beobachtet wurde (92 versus 1006 Frauen mit versus ohne Östrogensubstitution), könnte eine konsequente Substitutionstherapie zu einer verbesserten Langzeitprognose beitragen.

Zusammenfassung

Aus kardiochirurgischer Sicht stellt der technische Teil der aortokoronaren Bypass-Operation bei der Frau keine Besonderheit dar. Unterschiede zu männlichen Patienten ergeben sich aus der schwereren Komorbidität, kleineren anatomischen Verhältnissen, insbesondere der Koronargröße bzw. der Anschlussfähigkeit der Gefäße und der erhöhten früh-postoperativen Mortalität. Der Anteil von Frauen unter den Koronarpatienten nimmt stetig zu und liegt in den letzten Jahren bei ca. 1:4. Die besondere Berücksichtigung von mit dem Risikofaktor „Frau" assoziierten Faktoren spielt für die Minimierung des postoperativen Risikos eine erhebliche Rolle. Da der überwiegende Teil der für Frauen identifizierten Risikofaktoren auch in dem Gesamtmodell bzw. in verschiedenen Score-Systemen berücksichtigt sind, kann bei einer Verbesserung der perioperativen Diagnostik und Therapie sogenannter Risikopatienten eine weitere Reduktion der postoperativen Gesamtmortalität erzielt werden. Da Frauen jedoch ein mehr als doppelt so hohes Risiko als Männer aufweisen, ist die Ausarbeitung von Konzepten für die Behandlung von Frauen mit koronarer Herzerkrankung zum Erzielen einer Prognoseverbesserung notwendig. Erste potentiell therapeutische Ansätze bestehen in der Substitution von Östrogenen sowie in einer konsequenten Therapie von Patienten mit nachgewiesener Hyperlipoproteinämie.

Literatur

1. Allen JK (1999) Coronary risk factors in women one year after coronary artery bypass grafting. J Womens Health Gend Based Med 8:617–622
2. Allen JK, Xu X (1997) Coronary revascularization in women. Ctit Care Nurs Clin North Am 9:497–509
3. Barnasson S, Zimmermann L, Anderson A, Mohr-Burt S, Nieveen J (2000) Functional status outcomes of patients with a coronary artery bypass graft over time. Heart Lung 29:33–46
4. Bearden D, Allman R, McDonald R, Miller S, Pressel S, Petrovitch J (1994) Age, race, and gender variation in the utilization of coronary artery bypass surgery and angioplasty in SHEP. SHEP Cooperative Research Group. Systolic Hypertension in the Elderly Program. J Am Geriatr Soc 42:1143–1149
5. Blackstone EH, Naftel DC, Turner ME Jr (1986) The decomposition of time-varying hazard into phases, each incorporating a separate stream of concomitant information. J Am Stat Assoc 81:615–624
6. Butterworth J, James R, Prielipp R, Cerese J, Livingston J, Burnett W (2000) Female gender associates with increased duration of intubation and length of stay after coronary surgery. CABG Clinical Benchmarking Database Participants. Anesthesiology 92:414–424
7. Chua TP, Saia F, Bhardwaj V, Wright C, Clarke D, Hennessy M, Ford KM (2000) Are there gender differences in patients presenting with unstable angina? Int J Cardiol 72:281–286

8. Crouse LJ, Kramer PH (1996) Are there gender differences related to stress or pharmacological echocardiography? Am J Card Imaging 10:65–71
9. Eaker ED, Kronmal R, Kennedy JW, Davis K (1989) Comparison of the long-term, postsurgical survival of women and men in the Coronary Artery Surgery Study (CASS). Am Heart J 117:71–81
10. Estafanous FG, Higgins T, Loop F (1992) A severity score for preoperative risk factors as related to morbidity and mortality in patients with coronary artery disease undergoing myocardial revascularization surgery. Curr Opinion Cardiol 7:950–985
11. Farrer M, Skinner JS, Albers CJ, Alberti KG, Adams PC (1997) Outcome after coronary artery surgery in women and men in the north of England. QJM 90:203–211
12. Fisher L, Kennedy J, Davis K, Maynard C, Fritz JK, Kaiser FJ, Myers WO (1982) Association of sex, physical size, and operative mortality after coronary artery bypass in the Coronary Artery Surgery Study (CASS). J Thorac Cardiovasc Surg 84:334–341
13. Jeffery DL, Vijayanagar RR, Bognolo DA, Eckstein PF (1986) Results of coronary bypass surgery in elderly women. Ann Thorac Surg 42:550–553
14. Kaplan EL, Meier P (1958) Non-parametric estimation from incomplete observations. Am Stat Assoc 53:457–481
15. Nashef SA, Roques F, Michel P, Cortina J, Faichney A, Gams E, Harjula A, Jones MT (1999) European system for cardiac operative risk evaluation (EuroSCORE). Eur J Cardiovasc Surg 16:9–13
16. O'Connor GT, Morton JR, Diehl MJ, Olmstead EM, Coffin LH, Levy DG, Maloney CT, Plume SK, Nugent W, Malenka DJ, Hernandez F, Clough R, Birkmeyer J, Marrin CAS, Leavitt BJ for the Northern New England Cardiovascular Disease Study Group (1993) Differences between men and women in hospital mortality associated with coronary artery bypass graft surgery. Circulation 88:2104–2110
17. Parsonnet V, Dean D, Bernstein AD (1989) A method of uniform stratification of risk for evaluating the results of surgery in acquired adult heart disease. Circulation 79:I3–I12
18. Ramstrom J, Lund O, Cadavid E, Thuren J, Oxelbark S, Henze A (1993) Multiarterial coronary artery bypass grafting with special reference to small vessel disease and results in women. Eur Heart J 14:634–639
19. Redberg RF (1998) Coronary artery disease in women: understanding the diagnostic and management pitfalls. Medscape Womens Health 3:1
20. Robertson T, Kennard ED, Mehta S, Popma JJ, Carrozza JP Jr, K SB 3rd, Holmes DR, Cowley MJ, Hornung CA, Kent KM, Roubin Litvack F, Moses JW, Safian R, Desvigne-Nickens P, Detre KM (1997) Influence of gender on in-hospital clinical and angiographic outcomes and on one-year follow-up in the New Approaches Coronary Intervention (NACI) registry. Am J Cardiol 80:26K–39K
21. Sjoland H, Caidahl K, Karlson BW, Karlsson T, Herlitz J (1997) Limitation of physical activity, dyspnea and chest pain before and two years after coronary artery bypass grafting in relation to sex. Int J Cardiol 61:123–133
22. Sprecher DL, Pearce GL, Park EM, Pashkow FJ, Hoogwerf BJ (2000) Preoperative triglycerides predict post-coronary artery bypass graft survival in diabetic patients: a sex analysis. Diabetes Care 23:1648–1653
23. Stiel GM, Reblin T, Buhrlen M, Lattermann A, Nienaber CA (1995) Assoziation von Lipoprotein (a) mit dem Ausmaß der koronaren Atherosklerose in chirurgisch revaskulisierten Männern und Frauen. Z Kardiol 84:86–91
24. Sullivan JM, El-Zeky F, Vander Zwaag R, Ramanathan KB (1997) Effect on survival of estrogen replacement therapy after coronary artery bypass grafting. Am J Cardiol 79:847–850

25. US Senate Special Committee on Aging: Aging in America (1998) Trends and Projections. US Department of Health and Human Services, Washington, DC, 1998
26. Vahl CF, Tochtermann U, Gams E, Hagl S (1990) Efficiency of a computer network in the administrative and medical field of cardiac surgery. Concept and experiences with a departmental system. Eur J Cardiothorac Surg 4:632–638
27. Vahl CF, Herold U, Thomas G, Tochtermann U, Schweiger P, Carl I, Hagl S und die HVMD-Study-Group (1995) Das „Heidelberger Modell". In: Krian A, Scheld HH (Hrsg) Dokumentationsverfahren in der Herzchirurgie. Steinkopff, Darmstadt, S 35–52
28. Vahl CF, Meinzer P, Thomas G, Osswald BR, Hagl S (1996) Qualitätssicherung in der Herzchirurgie: acht Jahre Erfahrung mit einem „Feedback-control"-System in Heidelberg. Herz 21:371–382
29. Weintraub WS, Wenger NK, Jones EL (1993) Changing clinical characteristics of coronary surgery patients: differences between men and women. Circulation 88: 79–86

KAPITEL 17 Besonderheiten der Herzinsuffizienz bei Frauen

K. STREHLOW, M. BÖHM, G. NICKENIG

17.1 Definition

Die Herzinsuffizienz ist definiert als ein Syndrom, welches das Vorliegen einer myokardialen Dysfunktion und das Vorliegen von Symptomen zur Vorraussetzung hat. Eine myokardiale Dysfunktion stellt das Unvermögen des Herzens dar, dem Organismus das von ihm benötigte Herzzeitvolumen in Ruhe und unter Belastung zur Verfügung zu stellen. Zu den typischen Symptomen zählen Dyspnoe, Abgeschlagenheit und Ödembildung.

17.2 Epidemiologie

Mit einer Inzidenz von 0,5–1,5% und einer Prävalenz von 1–3% in den westlichen Industrienationen stellt die Herzinsuffizienz eine der häufigsten internistischen Erkrankungen dar und ist der führende Grund für eine Krankenhauseinweisung bei älteren Patienten. Inzidenz und Prävalenz nehmen mit steigendem Lebensalter stark zu, diese Beobachtung gilt sowohl für Männer als auch für Frauen. Während Frauen bis zum 70. Lebensjahr jedoch deutlich seltener als gleichaltrige Männer an einer Herzinsuffizienz

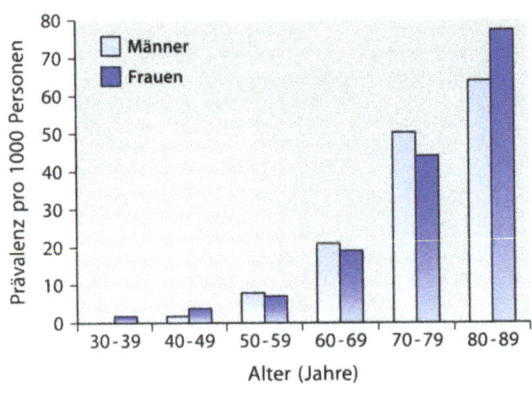

Abb. 17.1. Unterschiede der Prävalenz der Herzinsuffizienz zwischen Männern und Frauen in Abhängigkeit vom Lebensalter (Ergebnisse der Framingham-Studie)

leiden, steigt die Inzidenz bei Frauen im höheren Lebensalter steiler und überwiegt ab einem Lebensalter von 75–85 Jahren die der Männer [18] (Abb. 17.1).

17.3 Ätiologie

Die häufigsten Ursachen der chronischen Herzinsuffizienz sind die arterielle Hypertonie und die koronare Herzerkrankung. Weiterhin kommen Kardiomyopathien, Vitien und Gefäßmissbildungen als zugrunde liegende Erkrankungen in Betracht, sie spielen jedoch eine untergeordnete Rolle.

Die arterielle Hypertonie

Aufgrund der hohen Prävalenz in der Gesamtbevölkerung stellt die arterielle Hypertonie den wichtigsten Risikofaktor für die chronische Herzinsuffizienz dar [16]. Bei bestehender arterieller Hypertonie vervierfacht sich das Risiko, eine chronische Herzinsuffizienz zu entwickeln [18]. Etwa 70% aller Patienten mit einer chronischen Herzinsuffizienz leiden oder litten zusätzlich an einer arteriellen Hypertonie.

Die Zahl der an einer arteriellen Hypertonie erkrankten Patienten wächst jährlich allein in den USA um 250 000–450 000. Der arterielle Blutdruck steigt mit zunehmendem Alter an, sodass etwa 50% der Bevölkerung über 65 Jahre an einer arteriellen Hypertonie leiden. Dass die Prävalenz der chronischen Herzinsuffizienz in den letzten Jahren trotzdem rückläufig ist, wird hauptsächlich der optimierten antihypertensiven Therapie zugeschrieben. Auch bei der arteriellen Hypertonie fallen geschlechtsspezifische Unterschiede bezüglich der Häufigkeit (Abb. 17.2), aber vor allem auch bezüglich der damit verbundenen Risiken auf. Frauen mit einer arteriellen

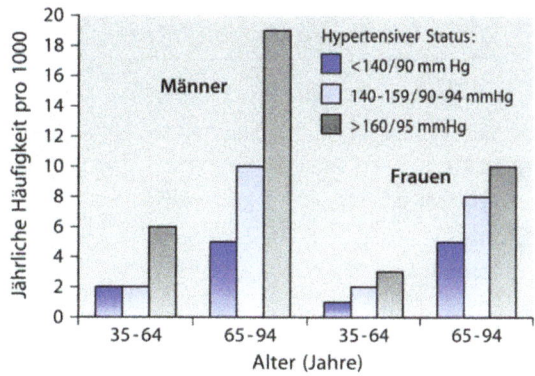

Abb. 17.2. Risiko, eine Herzinsuffizienz zu entwickeln in Abhängigkeit vom Schweregrad einer arteriellen Hypertonie (Ergebnisse der Framingham-Studie)

Hypertonie haben ein 3fach höheres Risiko, eine Herzinsuffizienz zu entwickeln. Bei Männern erhöht sich das Risiko um den Faktor 2, wenn sie an einer arteriellen Hypertonie leiden. Dabei besteht ein linearer Zusammenhang zwischen der Höhe des Blutdruckes und der Inzidenz der chronischen Herzinsuffizienz [21].

Koronare Herzerkrankung

Neben der arteriellen Hypertonie stellt die koronare Herzerkrankung (KHK) die wichtigste Ursache für die Entwicklung einer Herzinsuffizienz dar. Seit 1950 ist die Inzidenz der KHK bei Männern rückläufig, bei Frauen steigt sie weiterhin an [10]. Von 1973–1993 nahm die Zahl der kardiovaskulär bedingten Todesfälle in den USA bei Männern von 510000 auf 450000 ab, bei Frauen stieg sie von 470000 auf 500000 pro Jahr. Die KHK ist für 52% der Todesfälle bei Frauen und 46% bei Männern verantwortlich.

Die Inzidenz der KHK steigt unabhängig vom Geschlecht mit zunehmendem Lebensalter. Während Frauen jedoch in jüngeren Jahren sehr viel seltener als Männer an einer KHK erkranken, nimmt die Inzidenz der KHK bei ihnen zwischen dem 50. und 60. Lebensjahr so stark zu, dass die in jüngeren Jahren zu beobachtende Differenz zwischen Männern und Frauen nahezu ausgeglichen wird. Dieser steile Anstieg korreliert mit dem Absinken des Östrogenspiegels in der Postmenopause und deutet darauf hin, dass Östrogene kardiovaskulär protektiv wirken. Möglicherweise besteht ein zusätzlicher kausaler Zusammenhang zwischen dem steilen Anstieg der Inzidenz der KHK und dem Anstieg der Inzidenz der chronischen Herzinsuffizienz wenige Jahre später. In der SOLVD-Studie fand sich jedoch die KHK als ätiologischer Faktor für eine chronische Herzinsuffizienz bei Frauen seltener als bei Männern (Tabelle 17.1).

Tabelle 17.1. KHK als Ursache für die chronische Herzinsuffizienz in der SOLVD-Studie

	Anteil der Patienten mit KHK		Anteil der Patienten mit vorangegangenem Myokardinfarkt	
	Männer	Frauen	Männer	Frauen
SOLVD Behandlung	74%	61%	69%	56%
SOLVD Prävention	84%	74%	82%	69%

17.4 Kompensationsmechanismen

Unabhängig von der Ursache der Herzinsuffizienz kommt es zu einer Reihe von Adaptationsvorgängen, um die verminderte kardiale Funktion zu kompensieren und weiterhin eine ausreichende Organperfusion zu erhalten. Im weiteren Verlauf der Erkrankung führen jedoch gerade diese anfänglich als Kompensationsmechanismen dienenden Adaptationsvorgänge zu einer Progredienz der Herzinsuffizienz. Zu diesen Mechanismen zählen die myokardiale Hypertrophie, die Aktivierung des sympathoadrenergen und des Renin-Angiotensin-Systems sowie die Ausschüttung von Zytokinen und NO.

Linksventrikuläre Hypertrophie

Die linksventrikuläre Hypertrophie gilt als eigenständiger Risikofaktor für die Entwicklung einer Herzinsuffizienz. Das Auftreten einer elektrokardiographisch nachweisbaren linksventrikulären Hypertrophie ist mit einem

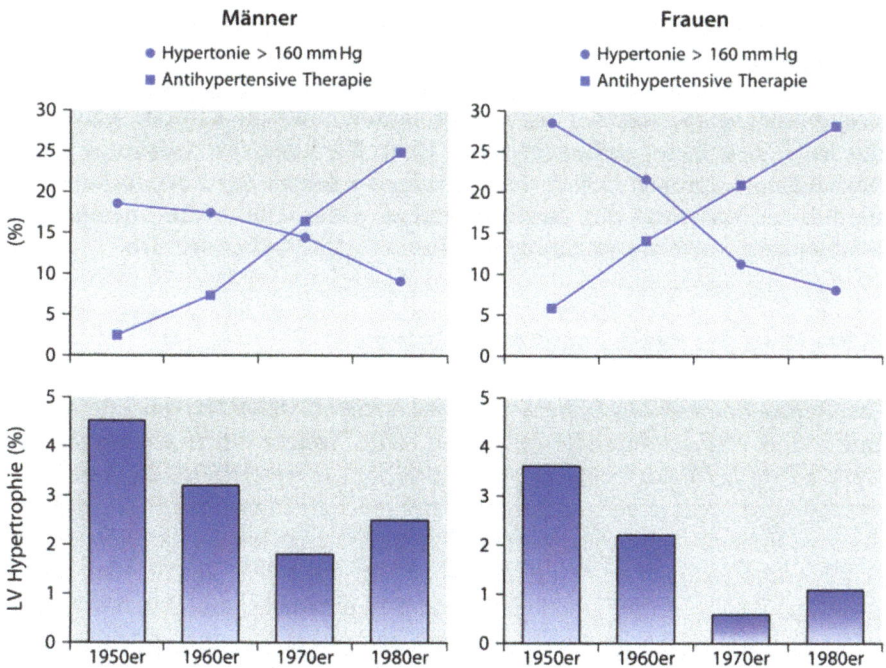

Abb. 17.3. Altersangepasste Prävalenz der arteriellen Hypertonie und Häufigkeit einer antihypertensiven Therapie bei Patienten im Alter von 45–74 Jahren (obere Graphen). Angepasste Prävalenz einer linksventrikulären Hypertrophie in derselben Studie (unteres Säulendiagramm) [21]. Die häufiger gewordene antihypertensive Therapie korreliert mit dem selteneren Auftreten einer linksventrikulären Hypertrophie

17 fach höheren Risiko verbunden, eine Herzinsuffizienz zu entwickeln. In der Framingham-Studie zeigte sich, dass unabhängig vom Vorliegen einer arteriellen Hypertonie der Nachweis einer milden linksventrikulären Hypertrophie die jährliche Inzidenz der Herzinsuffizienz bei Männern von 2:1000 auf 4:1000 und bei Frauen sogar von 1:1000 auf 8:1000 erhöhte.

Gleichzeitig besteht eine enge Korrelation zwischen dem Auftreten einer linksventrikulären Hypertrophie und dem Vorhandensein einer arteriellen Hypertonie (Abb. 3). Bei vorbestehender milder arterieller Hypertonie erhöht sich das Risiko einer Myokardhypertrophie bei Männern um das drei- bis vierfache, bei Frauen verdoppelt sich das Risiko. Bei einer manifesten arteriellen Hypertonie steigt das Risiko für Männer um das 15fache, für Frauen um das 10fache [23].

Sympathische Aktivierung

Durch die Aktivierung des sympathischen Nervensystems bei Herzinsuffizienz kann zwar zunächst aufgrund der vermehrten Ausschüttung von Katecholaminen die Organperfusion sichergestellt werden, dieser Kompensationsmechanismus stellt jedoch im weiteren Verlauf durch die damit verbundene erhöhte Druckbelastung des Herzens einen zusätzlichen Trigger für die ventrikuläre Hypertrophie und die Progression der Herzinsuffizienz dar. Gleichzeitig wird das Myokard durch die Down-Regulation der Betarezeptoren unempfindlicher für Katecholamine, und die kardiale Kontraktilität wird zusätzlich geschwächt (Abb. 17.4). Die klinische Bedeutung dieser Mechanismen spiegelt sich in den günstigen Effekten der Betablockertherapie auf die Mortalität der Herzinsuffizienz wider. Durch die Therapie mit Betablockern kann dieser Circulus vitiosus durchbrochen werden.

Aktivierung des Renin-Angiotensin-Systems

Das Renin-Angiotensin-System und das sympathische Nervensystem sind funktionell eng miteinander gekoppelt. Die Stimulation β-adrenerger Rezeptoren im juxtaglomerulären Apparat erhöht beispielsweise die Reninfreisetzung und stellt einen wichtigen Pathomechanismus in der Genese der Herzinsuffizienz dar. Schon sehr frühzeitig ist eine lokale Aktivierung des Renin-Angiotensin-Systems nachweisbar. Im weiteren Verlauf der Herzinsuffizienz steigen dann auch die Plasma-Reninspiegel an. Durch die Aktivierung des Renin-Angiotensin-Systems kommt es zu einer Nachlasterhöhung und einer vermehrten Wasser- und Natriumretention. Die Stimulation myokardialer Angiotensinrezeptoren führt zu einer zellulären Hypertrophie und vermehrter Fibrosierung (siehe Abb. 17.4).

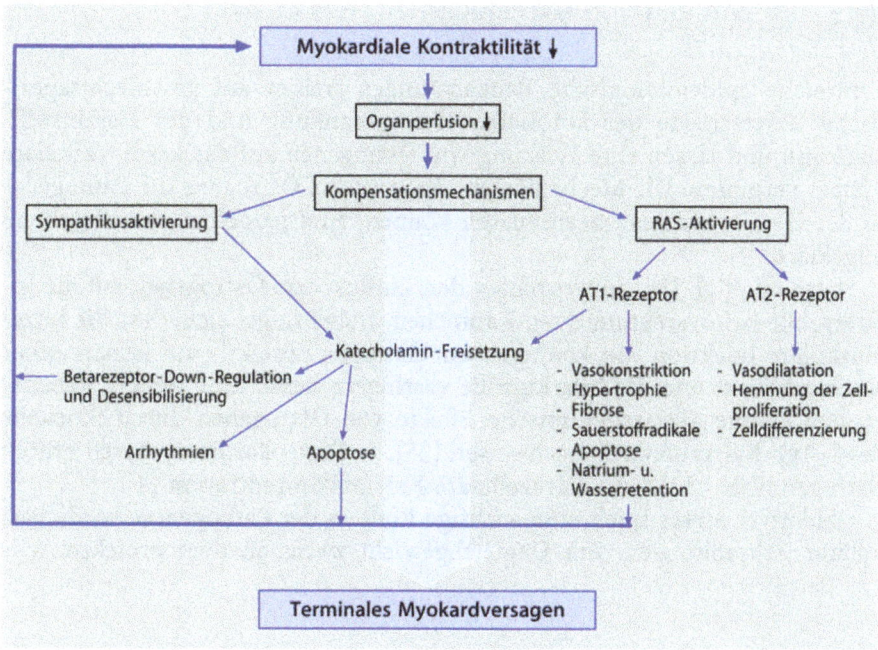

Abb. 17.4. Schematische Darstellung des Circulus vitiosus der Herzinsuffizienz. Die andauernde Aktivierung des sympathischen Nervensystems und des Renin-Angiotensin-Systems verschlechtert zusätzlich die kardiale Kontraktilität

Zytokine und NO

Die Aktivierung von Zytokinen gilt als ein weiterer wichtiger Pathomechanismus, der für die Entwicklung einer Herzinsuffizienz von Bedeutung ist. Eine besondere Stellung nehmen in diesem Zusammenhang der Tumornekrosefaktor a (TNFa) und die beiden Interleukine 1 und 6 (IL1 u. IL6) ein. TNFa ist ein proinflammatorisches Molekül, das primär vor allem von Makrophagen synthetisiert und freigesetzt wird. Experimentell konnte jedoch gezeigt werden, dass eine chronische Druckbelastung und gesteigerter oxidativer Stress die Expression von TNFa auch in Kardiomyozyten induzieren kann. TNFa stimuliert die Synthese weiterer Zytokine, wie IL1 und IL6, aber auch die Freisetzung von Stickstoffmonoxid (NO) und reaktiver Sauerstoffspezies. TNFa und Interleukine bewirken eine Abnahme der myokardialen Kontraktilität und initiieren die Apoptose von Kardiomyozyten.

Während NO in physiologischen Konzentrationen nicht nur die Gefäßfunktion verbessert, sondern am Herzen positiv inotrop wirkt und die Apoptose von Kardiomyozyten unterdrücken kann, sind höhere Konzentrationen mit einer negativen Inotropie sowie zytotoxischen und proapoptotischen Effekten assoziiert.

17.5 Die Wirkung von Östrogenen auf das Myokard

Zahlreiche epidemiologische Beobachtungen weisen auf geschlechtsspezifische Unterschiede der koronaren Herzerkrankung und der Herzinsuffizienz hin und lassen eine Wirkung von Östrogenen auf das kardiovaskuläre System vermuten. Die Mechanismen, über welche Östrogene die Pathogenese der Herzinsuffizienz beeinflussen können, sind jedoch noch weitgehend ungeklärt.

Sbarouni et al. [36] untersuchten den Einfluss von Östrogenen auf die Infarktgröße bei ovarektomierten Kaninchen. Dabei zeigte sich, dass die intramuskuläre Injektion von konjugiertem Östrogen protektiv auf ischämisches Myokard wirkt und die Infarktgröße verringern kann. Eine weitere Arbeitsgruppe konnte antiarrhythmische Effekte von Östrogenen durch Blockade des L-Typ-Kalziumkanals nachweisen [25]. In Rattenkardiomyozyten erhöht Östrogen über cAMP die intrazelluläre Kalziumkonzentration [4].

Oxidativer Stress spielt eine wichtige Rolle in der Pathogenese kardiovaskulärer Erkrankungen. Ein Ungleichgewicht zwischen dem protektiv wir-

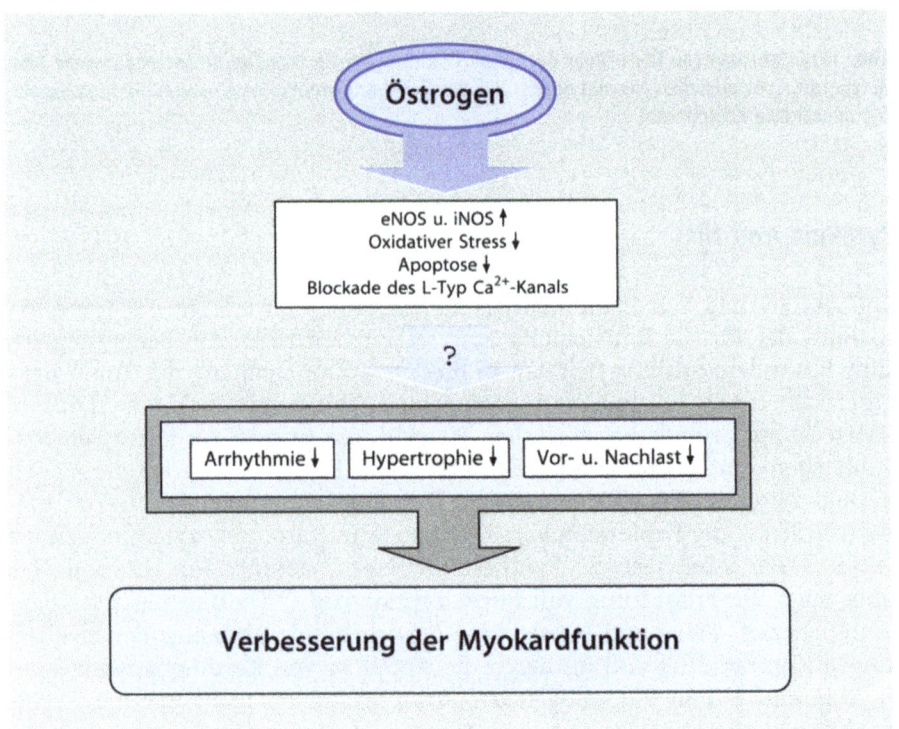

Abb. 17.5. Schematische Darstellung der Mechanismen, über welche Östrogen die Myokardfunktion verbessert

kenden NO und freien Sauerstoffradikalen führt zu einer endothelialen Dysfunktion und kann Apoptose induzieren. In diesem Zusammenhang konnte gezeigt werden, dass eine Östrogensubstitution ovarektomierter Ratten den Blutdruck senkt und vor oxidativem Stress schützt [14]. In vaskulären und kardialen Endothelzellen induzieren Östrogene die vermehrte Expression der endothelialen und induzierbaren NO-Synthetase und vermitteln so eine erhöhte Bereitstellung von NO [3, 5, 21, 27]. Persky et al. [30] konnten eine direkte protektive Wirkung von Östrogenen vor oxidativem Stress an Kardiomyozyten nachweisen. Östrogensubstitution ovarektomierter Ratten mit einer chronischen Herzinsuffizienz reduziert die Vor- und Nachlast und verbessert die vasodilatatorische Wirkung von NO [26] (Abb. 17.5).

Einen weiteren wichtigen Mechanismus auf zellulärer Ebene, der für die Herzinsuffizienz von Bedeutung und eng mit oxidativem Stress assoziiert ist, stellt der programmierte Zelltod, die Apoptose, dar. Sudoh et al. [39] konnten in diesem Zusammenhang zeigen, dass Östrogen vaskuläre Endothelzellen nicht nur vor oxidativem Stress schützen kann, sondern zusätzlich die Sauerstoffradikal-vermittelte Apoptose dieser Endothelzellen verhindern kann. Ähnliche Daten konnten an Kardiomyozyten erhoben werden [29].

Ovarektomiert man Ratten mit einer Herzinsuffizienz, so verschlechtert sich echokardiographisch die linksventrikuläre Verkürzungsfraktion. Eine Östrogensubstitution der Tiere bessert diesen Befund und reduziert die linksventrikuläre Hypertrophie [37].

17.6 Diagnose

Einige kleinere Studien berichten über bemerkenswerte Unterschiede zwischen der Diagnosestellung der chronischen Herzinsuffizienz bei Männern und Frauen. Eine schottische Studie zeigte, dass lediglich 19 von 30 Männern (63%) und 13 von 48 Frauen (27%), die von ihrem Hausarzt mit Diuretika behandelt wurden, echokardiographisch nachweisbare Zeichen einer gestörten systolischen Pumpfunktion aufwiesen [47]. Eine weitere schottische Studie fand lediglich bei 18% der Frauen und 36% der Männer, die wegen einer chronischen Herzinsuffizienz medikamentös behandelt wurden, echokardiographische Hinweise für eine linksventrikuläre Dysfunktion [11]. Die Ergebnisse einer finnischen Studie zeigten eine noch größere Diskrepanz zwischen klinischer Symptomatik und tatsächlicher gesicherter Diagnosestellung einer Herzinsuffizienz. Bei 57% der männlichen, aber lediglich 14% der weiblichen Patienten mit Verdacht auf eine Herzinsuffizienz konnte die Diagnose gestellt werden [35]. Ähnlich auch die Ergebnisse von Cowie et al.: Bei 41% aller Männer und nur 14% aller Frauen mit klinischen Symptomen einer Herzinsuffizienz bestätigte sich diese Diagnose [9]. Eine englische Studie mit 505 Patienten, die von ihrem Hausarzt wegen einer Herzinsuffizienz mit Diuretika behandelt wurden, legt ebenfalls nahe, dass die Diagnosestellung der Herzinsuffizienz bei Frauen ungenauer als bei Männern ist. Übergewicht und Lungenerkrankungen waren regelmäßig für die vermeintlichen Symptome der Herzinsuffizienz verantwortlich, wobei Adipositas ebenfalls für das Vorliegen einer diastolischen Herzinsuffizienz ohne systolische Dysfunktion sprechen könnte.

17.7 Therapie

Betablocker

Im US-Carvedilol-Herzinsuffizienzprogramm konnte eine Senkung der Mortalität durch die Therapie der Herzinsuffizienz mit Betablockern gezeigt werden [28]. Es ergab sich unabhängig von der zugrunde liegenden Erkrankung und dem Schweregrad der Herzinsuffizienz eine relative Reduktion der Mortalität um 65%. Einen geschlechtsspezifischen Unterschied gab es nicht.

In der MERIT-Studie profitierten zwar Männer von einer Therapie mit Metoprolol, die Mortalität bei Frauen konnte jedoch durch den Betablocker nicht beeinflusst werden [15].

Die Ergebnisse der CIBIS-II-Studie hingegen zeigen, dass unabhängig von der Therapie mit Bisoprolol die Gesamtmortalität und die kardiovaskuläre Mortalität bei Frauen mit einer Herzinsuffizienz niedriger ist als bei Männern (Abb. 17.6, Tabelle 17.2) [38]. Ähnlich der SOLVD-Studie war auch in der CIBIS-II-Studie eine KHK bei Frauen seltener Ursache der Herzinsuffizienz als bei Männern.

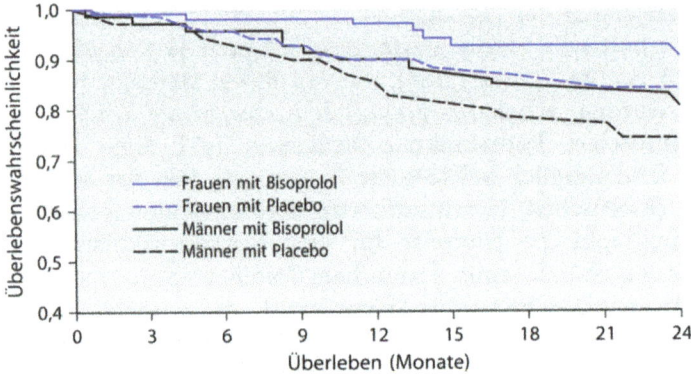

Abb. 17.6. Geschlechtsspezifische Unterschiede in der Prognose der Herzinsuffizienz: Kaplan-Meier-Kurve der Überlebenswahrscheinlichkeit von Männern und Frauen in der CIBIS-II-Studie. Die Überlebenswahrscheinlichkeit der in dieser Studie mit Bisoprolol behandelten Frauen war signifikant höher als die der mit Bisoprolol therapierten Männer und die der Männer und Frauen in der Plazebogruppe

Tabelle 17.2. Daten der Cibis-II-Studie: Unabhängig von der Therapie der Herzinsuffizienz zeigte sich eine niedrigere Gesamtmortalität für Frauen. Ätiologisch war die Herzinsuffizienz in dieser Studie bei Frauen seltener ischämisch bedingt. Der Anteil an Patienten mit einer Herzinsuffizienz im Stadium IV der NYHA-Klassifikation war bei Frauen höher als bei Männern

	Bisoprolol		Placebo	
	Männer	Frauen	Männer	Frauen
■ Mortalität	12%	6%	18%	13%

	Männer	Frauen
■ Ätiologie der Herzinsuffizienz		
– ischämisch-bedingt	52%	40%
– nichtischämisch-bedingt	12%	13%
– nicht bekannt	45%	56%
■ NYHA III	84%	79%
■ NYHA IV	16%	21%

ACE-Hemmer

Eine Vielzahl großer Multizenterstudien hat zeigen können, dass ACE-Hemmer Sterblichkeit und Morbidität der Herzinsuffizienz senken. ACE-Hemmer gehören daher zu den Therapeutika der ersten Wahl. Aber gerade bei der Therapie der Herzinsuffizienz mit ACE-Hemmern zeigten sich Diskrepanzen bezüglich der Effizienz bei Frauen und Männern.

Die Subgruppenanalyse der CONSENSUS-1-Studie [41] zeigte zwar eine signifikante Reduktion der Mortalität durch Enalapril bei Männern (51% Reduktion der Mortalität in 6 Monaten), Frauen hingegen profitierten nicht von der Therapie mit dem ACE-Hemmer (6% Reduktion in 6 Monaten, nicht signifikant) [40]. Die SOLVD-Studie konnte zwar für Männer und Frauen eine Reduktion der Mortalität und Hospitalisierungsrate nachweisen, der Nutzen der Frauen von der Therapie mit Enalapril war jedoch deutlich geringer als der der Männer [46].

Eine weitere Gruppe großer Multizenterstudien untersuchte den Einfluss von ACE-Hemmern auf die Mortalität von Patienten mit Zeichen einer Herzinsuffizienz nach Herzinfarkt. Die AIRE-Studie konnte unabhängig vom Geschlecht eine signifikante Reduktion der Mortalität durch Ramipril nachweisen [7]. In der SAVE-Studie dagegen senkte Captopril zwar die Mortalität bei Männern und Frauen, Frauen profitierten allerdings deutlich weniger von der Therapie mit Captopril (2 versus 22%) [31]. Auch bezüglich des kombinierten Endpunktes Mortalität/Morbidität war der Vorteil einer Behandlung mit Captopril bei Frauen deutlich geringer ausgeprägt als bei Männern (4 versus 28%). Diese Ergebnisse sind jedoch statistisch kritisch zu bewerten. Keine dieser großen Multizenterstudien wurde initiiert, um geschlechtsspezifische Unterschiede bezüglich der Wirksamkeit der Herzinsuffizienztherapie zu untersuchen. Mit einem Anteil von 0–32% sind Frauen in diesen Studien deutlich unterrepräsentiert. In der SAVE-Studie betrug der Anteil an Frauen beispielsweise lediglich 18%, dieses deutlich kleinere Kollektiv wirkt sich auf die Ereignisrate aus und erklärt möglicherweise den beobachteten Trend. Zur Beurteilung der Fragen, ob die Herzinsuffizienz der Frau anders behandelt werden muss als die des Mannes, sind daher unbedingt große Multizenterstudien mit ausgeglichenem Verhältnis zwischen Frauen und Männern zu fordern. Derzeit gibt es keinen Hinweis, dass die Herzinsuffizienz der Frau anders behandelt werden sollte.

AT1-Rezeptor-Antagonisten

Bislang sind die Ergebnisse von zwei großen Mortalitätsstudien mit AT1-Antagonisten, der ELITE-II- und der Val-HeFT-Studie, bekannt. Die ELITE-II-Studie untersuchte AT1-Rezeptorblocker versus ACE-Hemmer in der Therapie der Herzinsuffizienz [33]. Die Ergebnisse zeigten, dass die Behandlung mit Losartan zwar der Standardtherapie mit ACE-Hemmern gleichwertig ist, zusätzliche Vorteile durch die selektive Blockade des AT1-Rezeptors waren jedoch nicht nachweisbar. Die Val-HeFT-Studie untersuchte den Einfluss einer zusätzlich zur Standardmedikation verabreichten Therapie mit Valsartan auf Mortalität und Morbidität [8]. Hier zeigte sich eine deutliche Reduktion des gemeinsamen Endpunktes Mortalität und Morbidität. Der primäre Endpunkt Mortalität konnte nicht gesenkt werden. Geschlechtsspezifische Unterschiede waren in beiden Studien nicht nachweisbar.

Herzglykoside

Herzglykoside gehören zu den am meisten verordneten Medikamenten in der Behandlung der chronischen Herzinsuffizienz. Obwohl Herzglykoside seit mehr als zwei Jahrhunderten einen festen Platz in der Therapie der Herzinsuffizienz einnehmen, wurde die Wirksamkeit dieser Substanzgruppe erst in den letzten Jahren untersucht. Zwei große Multizenterstudien, RADIANCE [44] und PROVED [43], zeigten, dass wenige Wochen nach Absetzten des Glykosids die linksventrikuläre Ejektionsfraktion und die körperliche Belastbarkeit abnahmen und die Herzfrequenz zunahm. Die DIG-Studie untersuchte den Einfluss einer Therapie mit Digitalis auf die Prognose von Patienten mit einer Herzinsuffizienz, konnte jedoch keinen Unterschied zwischen der Plazebo- und der Digitalis-behandelten Gruppe nachweisen [42]. Für alle drei Studien gibt es keine Subgruppenanalyse nach Geschlecht.

Aldosteron-Antagonisten

Die Kombination von ACE-Hemmern und Aldosteron-Antagonisten in der Behandlung der Herzinsuffizienz war aufgrund der Gefahr einer Hyperkaliämie lange relativ kontraindiziert. Um so überraschender waren die Ergebnisse der RALES-Studie, die die Effekte von Spironolacton auf die Mortalität und Morbidität der Herzinsuffizienz testete [32]. Obwohl 95% der rekrutierten Patienten mit einem ACE-Hemmer behandelt waren, führte die Behandlung mit Spironolacton zu einer 30%igen Reduktion der Mortalität. Frauen profitierten in der RALES-Studie ebenso wie Männer von der Behandlung mit Spironolacton.

Östrogenersatztherapie

Die Ergebnisse vieler retrospektiver Studien ergaben Hinweise darauf, dass die Substitution von Östrogenen in der Menopause kardiovaskuläre Erkrankungen günstig beeinflussen kann. Die Metaanalyse beispielsweise der Vesnarinon-Studien zeigte, dass eine Hormonersatztherapie mit einer deutlichen Reduktion der Mortalität der chronischen Herzinsuffizienz assoziiert ist [34].

Prospektive große Studien sind bislang nur wenige veröffentlicht und ihre Ergebnisse zum Teil widersprüchlich. In der HERS-Studie wurden 2763 Frauen nach einem Myokardinfarkt mit einem Kombinationspräparat aus Östrogen und Progesteron über 4,1 Jahre behandelt [17]. Weder die Mortalität der KHK - als primärer Endpunkt - noch das Auftreten einer Herzinsuffizienz - als sekundärer Endpunkt - konnten reduziert werden. Grund des Ausgangs dieser Studie ist möglicherweise das mit 66,7 Jahren sehr hohe durchschnittliche Lebensalter der Frauen und der somit sehr späte Beginn einer Östrogensubstitution. Zum anderen war die Hormonersatztherapie mit einem erhöhten Risiko thromboembolischer Ereignisse assoziiert. Möglicherweise war der Behandlungszeitraum zu kurz, und günstige Langzeiteffekte von Östrogenen auf das kardiovaskuläre System wurden durch die prothrombotische Wirkung überdeckt.

In der Nurses-Health-Studie, einer prospektiven Kohortenstudie, in der 70 533 Frauen über einen Zeitraum von 20 Jahren beobachtet wurden, zeigte sich ein deutlich niedrigeres Risiko für kardiovaskuläre Ereignisse bei Frauen, die eine Hormonersatztherapie erhielten. Zur Beurteilung des Stellenwertes einer Östrogensubstitutionstherapie in der Primär- und Sekundärprävention kardiovaskulärer Erkrankungen müssen jedoch die Ergebnisse weiterer großer prospektiver Studien abgewartet werden.

Prognose

Die Prognose ist abhängig von Alter und Schweregrad der Erkrankung. Im NYHA-Stadium I–II beträgt die 2-Jahres-Überlebensrate 80–90%, im Stadium III–IV nur noch bei 25%. Als weitere wichtige Prognosefaktoren gelten die ventrikuläre Ejektionsfraktion, die ventrikulären Volumina und die Füllungsdrücke. Die mittlere Überlebenszeit der Herzinsuffizienz beträgt nach den Daten der Framingham-Studie für Männer 1,7 und für Frauen 3,2 Jahre. Die 5-Jahres-Überlebensrate liegt für Männer bei 25% und für Frauen bei 38%.

Die Subgruppenanalyse der FIRST-Studie zeigte, dass Frauen mit einer schweren Herzinsuffizienz eine bessere Überlebensrate haben als Männer [1]. Auch in der CIBIS-II-Studie fiel ein besseres Outcome in der Gruppe der mit Bisoprolol behandelten Frauen auf. Dieser geschlechtsspezifische Unterschied bestand auch unabhängig von der Therapie mit dem Betablocker [38].

Die Prognose der Herzinsuffizienz ist für Frauen insgesamt günstiger. Ursächlich hierfür ist möglicherweise ein größerer Anteil an nichtischämisch-bedingter Herzinsuffizienz unter Frauen.

Fazit

- Das Risiko, an einer chronischen Herzinsuffizienz zu erkranken, ist für Frauen im höheren Lebensalter besonders hoch.
- Die arterielle Hypertonie ist die häufigste Ursache der chronischen Herzinsuffizienz bei Frauen.
- Die linksventrikuläre Hypertrophie stellt besonders für Frauen einen zusätzlichen Risikofaktor für die Entwicklung einer Herzinsuffizienz dar.
- Die Diagnose Herzinsuffizienz wird bei Frauen häufig schlechter durch apparative Methoden gesichert.
- In den großen Multizenterstudien zur Herzinsuffizienz sind Frauen mit einem Anteil von 0–32% deutlich unterrepräsentiert.
- Es gibt derzeit keinen Hinweis, dass die Herzinsuffizienz von Frauen anders behandelt werden sollte als die von Männern.
- Die Prognose der Herzinsuffizienz der Frau ist unabhängig vom Schweregrad der Erkrankung günstiger als die des Mannes.

Literatur

1. Adams KF, Sueta CA, Gheorghiade M, O'Connor CM, Schwartz TA, Koch GG, Uretsky B, Swedberg K, McKenna W, Soler-Soler J, Califf RM (1999) Gender differences in survival in advanced heart failure. Insights from the FIRST study. Circulation 99(14):1816–1821
2. Australia/New Zealand heart failure research collaborative group (1997) Randomized, placebo-controlled trial of carvedilol in patients with congestiv heart failure due to ischaemic heart disease. Lancet 349:375–385
3. Binko J, Majewski H (1998) 17β-estradiol reduces vasoconstriction in endothelium-denuded rat aortas through inducible NOS. Am J Physiol 274:H853–859
4. Buitrago C, Massheimer V, de Boland AR (2000) Acute modulation of Ca^{2+} influx on rat heart by 17β-estradiol. Cell Signal 12(1):47–52
5. Caulin-Glaser T, Garcia-Gardenia G, Sarrel P, Sessa WC, Bender JR (1997) 17β-estradiol regulation of human endothelial cells basal nitric oxide release, independent of cytosolic Ca^{2+}-mobilisation. Circ Res 81:885–892
6. Clarke KW, Gray D, Hampton JR (1994) Evidence of inadequate investigation and treatment of patients with heart failure. Br Heart J 71:584–587
7. Cleland JG, Erhardt L, Murray G, Hall AS, Ball SG (1997) Effect of ramipril on morbidity and mode of death among survivors of acute myocardial infarction with clinical evidence of heart failure. A report from the AIRE Study Investigators. Eur Heart J 18(1):41–51
8. Cohn JN, Tognoni G, The Val-HeFT Investigators (2000) Effect of the angiotensin receptor blocker Valsartan on mortality and morbidity in heart failure: the Valsartan Heart Failure Trial (Val-HeFT). Circulation 102:2672–2673
9. Cowie MR, Struthers AD, Wood DA, Coats AJS, Thompsons SG, Poole Wilson PA, Sutton GC (1997) Value of natriuretic peptides in assessment of patients with possible new heart failure in primary care. Lancet 350:1347–1351
10. Elveback LR, Conolly DC, Melton LJ III (1986) Coronary heart disease in residents of Rochester, Minnesota VII. Incidence, 1950 and through 1982. Mayo Clin roc 61:896–900
11. Francis CM, Caruana L, Kearney P, Love MP, Sutherland GR, Starkey IR, Shaw TRD, McMurray JJV (1995) Open access echocardiography in managment of heart failure in community. BMJ 310:634–636
12. Garg R, Yusuf S, for the collaborative group on ACE inhibitor trials (1995) Overview of randomized trials of angiotensin converting enzyme inhibitors on mortality and morbidity in heart failure. JAMA 273:1450–1456
13. Grohe C, Kahlert S, Lobbert K, Neyses L, van Eickels M, Stimpel M, Vetter H (1998) Angiotensin converting enzyme inhibition modulates cardiac fibroblast growth. J Hypertens 16(3):377–384
14. Hernandez I, Delgado JL, Quesada T, Teruel MJ, Llanos MC, Carbonell LF (2000) 17β-estradiol prevents oxidative stress and decreases blood pressure in ovarectomized rats. Am J Physiol Regul Integr Comp Physiol 279:1599–1605
15. Hjalmarson A, Goldstein S, Fagerberg B, Wedel H, Waagstein F, Kjekshus J, Wikstrand J, El Allaf D, Vitovec J, Aldershvile J, Halinen M, Dietz R, Neuhaus KL, Janosi A, Thorgeirsson G, Dunselman PH, Gullestad L, Kuch J, Herlitz J, Rickenbacher P, Ball S, Gottlieb S, Deedwania P (2000) Effects of controlled-release metoprolol on total mortality, hospitalizations, and well-being in patients with heart failure: the Metoprolol CR/XL Randomized Intervention Trial in congestive heart failure (MERIT-HF). MERIT-HF Study Group. JAMA 283(10):1295–1302

16. Ho KKL, Anderson KM, Kannel WB, Grossman W, Levy D (1993) Survival after the onset of congestive heart failure in the Framingham study subjects. Circulation 88:107-115
17. Hulley S, Grady D, Bush T, Furberg C, Herrington D, Riggs B, Vittinghoff E (1998) Randomized trial of estrogen plus progestin for secondary prevention of coronary heart disease in postmenopausal women. Heart and Estrogen/progestin Replacement Study (HERS) Research Group. JAMA 280(7):605-613
18. Kannel WB, Cupples A (1988) Epidemiology and risk profile of cardiac failure. Cardiovasc Drugs Ther 2:387-395
19. Kessler KM (1988) Heart failure with normal systolic function. Update of prevalence, differential diagnosis, prognosis and therapy. Arch Intern Med 148:2109-2111
20. Kimmelsteil C, Geldberg JR (1990) Congestive heart failure in women focus on heart failure due to coronary artery disease and diabetes. Cardiology 77(Suppl): 71-79
21. Lantin-Hermoso RL, Rosenfeld CR, Yuhanna IS, German Z, Chen Z, Shaul PW (1997) Estrogen acutely stimulates nitric oxide synthase activity in fetal pulmonary artery endothelium. Am J Physiol 273:L119-L126
22. Levy D, Garrison RJ, Savage DD, Kannel WB, Castelli WP (1990) Prognostic implications of echocardiographically determined left ventricular mass in the Framingham Heart Study. N Engl J Med 323(24):1706-1707
23. Levy D, Larson MG, Vasan RS, Kannel WB, Ho KK (1996) The progression from hypertension to congestive heart failure. JAMA 275(20):1604-1606
24. Mosterd A, Dágostino RB, Silbershatz H, Sytkowski PA, Kannel WB, Grobbee DE, Levy D (1999) Trends in the prevalence of hypertension, antihypertensive therapy, and left ventricular hypertrophy from 1950-1989. N Engl J Med 340:1221-1227
25. Nakajima T, Iwasawa K, Oonuma H, Morita T, Goto A, Wang Y, Hazama H (1999) Antiarrhythmic effect and its underlying ionic mechanism of 17β-estradiol in cardiac myocytes. Br J Pharmacol 127(2):429-440
26. Nekooeian AA, Pang CC (1998) Estrogen restores role of basal nitric oxide in control of vascular tone in rats with chronic heart failure. Am J Physiol 274(6Pt): H2094-2099
27. Nuedling S, Kahlert S, Loebbert K, Doevendans PA, Meyer R, Vetter H, Grohe C (1999) 17β-estradiol stimulates expression of endothelial and inducible NO synthase in rat myocardium in vitro and in vivo. Cardiovasc Res 43(3):666-674
28. Packer M, Bristow MR, Cohn JN, Colucci WS, Fowler MB (1996) The effect of carvedilol on morbidity and mortality in patients with chronic heart failure. N Engl J Med 334:1349-1355
29. Pelzer T, Schumann M, Neumann M, deJager T, Stimpel M, Serfling E, Neyses L (2000) 17beta-estradiol prevents programmed cell death in cardiac myocytes. Biochem Biophys Res Commun 268(1):192-200
30. Persky AM, Green PS, Stubley L, Howell CO, Zaulyanov L, Brazeau GA, Simpkins JW (2000) Protective effect of estrogens against oxidative damage to heart and skeletal muscle in vivo and in vitro. Proc Soc Exp Biol Med 223(1):59-66
31. Pfeffer MA, Braunwald E, Moye LA, Basta L, Brown EJ, Cuddy TE, Davis BR, Geltman EM, Goldman S, Flaker GC et al (1992) Effect of captopril on mortality and morbidity in patients with left ventricular dysfunction after myocardial infarction. Results of the survival and ventricular enlargement trial. The SAVE Investigators. N Engl J Med 327(10):669-677
32. Pitt B, Zannad F, Remme WJ, Cody R, Castaigne A, Perez A, Palensky J, Wittes J (1999) The effect of spironolactone on mortality and morbidity in patients with severe heart failure. N Engl J Med 341:709-717

33. Pitt B, Poole-Wilson PA, Segal R, Martinez FA, Dickstein K, Camm AJ, Konstam MA, Riegger G, Klinger GH, Neaton J, Sharma D, Thiyagarajan B (2000) Effect of losartan compared with captopril on mortality in patients with symptomatic heart failure: randomised trial – the Losartan Heart Failure Survival Study ELITE II. Lancet 355(9215):1582–1587
34. Reis SE, Holubkov R, Young JB, White BG, Cohn JN, Feldman AM (2000) Estrogen is associated with improved survival in aging women with congestive heart failure: analysis of the vesnarinone studies. J Am Coll Cardiol 36(2):529–533
35. Remes J, Miettinen H, Reunanen A, Pyorala K (1991) Validity of clinical diagnosis of heart failure in primary health care. Eur Heart J 12:315–321
36. Sbarouni E, Iliodromitis EK, Bofilis E, Kyriakides ZS, Kremastinos DT (1998) Short-term estrogen reduces myocardial infarct size in oophorectomized female rabbits in a dose-dependent manner. Cardiovasc Drugs Ther 12(5):457–462
37. Sharkey LC, Holycross BJ, Park S, Shiry LJ, Hoepf TM, McCune SA, Radin MJ (1999) Effect of ovariectomy and estrogen replacement on cardiovascular disease in heart failure-prone SHHF/Mcc-fa cp rats. J Mol Cell Cardiol 31(8):1527–1537
38. Simon T, Mary-Krause M, Funck-Brentano C, Jaillon P, the CIBIS II investigator (2001) Sex differences in the prognosis of congestive heart failure. Results from the cardiac insufficiency bisoprolol study (CIBIS II). Circulation 103:375–380
39. Sudoh N, Toba K, Akishita M, Ako J, Hashimoto M, Iijima K, Kim S, Liang YQ, Ohike Y, Watanabe T, Yamazaki I, Yoshizumi M, Eto M, Ouchi Y (2001) Estrogen prevents oxidative stress-induced endothelial cell apoptosis in rats. Circulation 103(5):724–729
40. Swedberg K, Held P, Kjekshus J, Rasmussen K, Ryden L, Wedel H (1992) Effects of the early administration of enalapril on mortality in patients with acute myocardial infarction. Results of the Cooperative New Scandinavian Enalapril Survival Study II (CONSENSUS II) N Engl J Med 327(10):678–684
41. The CONSENSUS trial group (1987) Effect of enalapril on mortality in severe congestive heart failure. N Engl J Med 316:1429–1435
42. The digitalis investigation group (1997) The effect of digoxin on mortality and morbidity in patients with heart failure. N Engl J Med 336:525–533
43. The PROVED investigative group (1993) Randomized study effecting the effect of digoxin withdrawal in patients with mild to moderate chronic congestive heart failure: results of the PROVED trial. J Am Coll Cardiol 22:955–962
44. The RADIANCE study (1993) Withdrawal of digoxin from patients with chronic heart failure treated with angiotensin-converting enzyme inhibitors. N Engl J Med 329:1–7
45. The SOLVD investigators (1991) Effect of enalapril on survival in patients with reduced left ventricular ejection fractions and congestive heart failure. N Engl J Med 325:293–302
46. The SOLVD investigators (1992) Effect of enalapril on mortality and the development of heart failure in assymptomatic patients with reduced left ventricular ejection fraction. N Engl J Med 327:685–691
47. Wheeldon NM, Mac Donald TM, Flucker CJ, McKendrick AD, McDevitt DG, Struthers AD (1993) Echocardiography in heart failure in community. QJ Med 86:17–22

KAPITEL 18 Gibt es Besonderheiten der Rhythmusstörung bei der KHK der Frauen?

J. BRACHMANN

Geschlechtsspezifische Unterschiede in der Elektrophysiologie des Herzens und in der Verteilung von Arrhythmien haben bislang nur begrenztes Interesse in Bezug auf die Diagnostik und Therapie erzielt, obwohl schon länger bekannt ist, dass sich Männer und Frauen darin unterscheiden [26]. Dabei zählen Herzrhythmusstörungen und der plötzliche Herztod seit einigen Jahren in allen Industriestaaten zu den führenden Mortalitäts- und Morbiditätsursachen. Im Folgenden sollen geschlechtsabhängige Besonderheiten bei der Verteilung klinischer Arrhythmien, bei elektrophysiologischen Eigenschaften, pathologischen Verlängerungen der QT-Zeit und bei malignen Tachyarrhythmien dargestellt werden.

18.1 Verteilung von Herzrhythmusstörungen

Die Diskussion über Ungleichverteilungen von komplexen Therapieangeboten zwischen Frauen und Männern hat auch bei der Behandlung komplexer Rhythmusstörungen dafür gesorgt, dass die Besonderheiten der kardialen Erregungsbildung und -leitung große Aufmerksamkeit gewinnen. Dabei gehören Vorhofarrhythmien zu den führenden Einweisungsdiagnosen und stellen eine der wichtigsten Ätiologien für zerebrale Ischämien dar. Maligne ventrikuläre Tachyarrhythmien sind die häufigste Todesursache bei der koronaren Herzkrankheit.

Bereits bei der Häufigkeit von Arrhythmien unterscheiden sich auch nach Korrektur für Alter und zugrundeliegende Herzerkrankung die Geschlechter signifikant. Bei Bradykardien sind Frauen häufiger mit Sinusknotenerkrankungen befallen, während bei Männern AV-Blockierungen und das Karotis-Sinus-Syndrom dominieren [24]. Insgesamt wird die Therapie mit Herzschrittmachern öfter bei Männern als bei Frauen eingesetzt, wie durch Herzschrittmacherregister regelmäßig gezeigt werden kann. Auch die Inzidenz tachykarder supraventrikulärer Arrhythmien ist durch ein unterschiedliches Verteilungsmuster charakterisiert [22]. Nach statistischer Elimination anderer Faktoren tritt Vorhofflimmern bei Männern gehäuft auf, ebenso dominieren das WPW-Syndrom und andere Präexzitationssyndrome (Tabelle 18.1). Dagegen erleiden Frauen gehäuft AV-nodale

Tabelle 18.1. Geschlechtsabhängige Häufigkeit klinischer Arrhythmien. (*AVNRT* AV-nodale Reentrytachykardien, *LQTS* langes QT-Syndrom, *VES* ventrikuläre Extrasystolie)

Arrhythmietyp	Männliche Dominanz	Weibliche Dominanz
Bradyarrhythmien	Hochgradiger AV-Block Karotis-Sinus-Syndrom	Sinusknotenerkrankung
Supraventriuläre Tachyarrhythmien	Vorhofflimmern* WPW-Syndrom	AVNRT
Ventrikuläre Tachyarrhythmien	VES Ventrikuläre Tachykardie Brugada-Syndrom Plötzlicher Herztod*	Erworbenes LQTS Kongenitales LQTS

* Geschlechtsunterschied etabliert nach Korrektur für Alter und zugrunde liegender Herzerkrankung

Reentrytachykardien. Bei ventrikulären Dysrhythmien werden bei Frauen gehäuft die angeborenen und erworbenen Formen des langen QT-Syndroms registriert. Dagegen treten bei Männern besonders oft ventrikuläre Extrasystolen und der plötzliche Herztod auf. Bei dem erst seit kurzem beschriebenen Brugada-Syndrom fiel rasch eine Dominanz männlicher Todesfälle auf. Auch wenn die genauen Ursachen für diese Unterschiede nicht im Einzelnen bekannt sind, deuten viele Hinweise auf die unterschiedliche hormonelle Situation von Frauen und Männern hin.

18.2 Elektrophysiologie der weiblichen Geschlechtshormone

Eine der wesentlichen Besonderheiten ist der Nachweis von elektrophysiologischen Wirkungen von weiblichen Hormonen, deren Spiegel während des Menstruationszyklus erheblich variieren. Besonders für Östrogene sind spezifische kalziumantagonistische Wirkungen nachgewiesen worden, die der Blockierung der langsamen Kalziumkanals ICa durch Verapamil ähneln [8]. Diese eigenständige Östrogenwirkung führt dazu, dass in der Zyklusmitte die Häufigkeit von junktionalen Tachykardien vermindert ist, ebenso wird während der Gravidität eine reduzierte Inzidenz supraventrikulärer Arrhythmien beobachtet, die dann nach Abschluss der Laktation wieder gehäuft auftreten können [23]. Auch prämenstruell nimmt die protektive Östrogenwirkung entsprechend den niedrigeren Hormonspiegeln wieder ab. Myerburg und Mitarbeiter wiesen in einer prospektiven Studie bei 42 Frauen mit supraventrikulären Tachykardien auf weitere zyklusabhängige Besonderheiten hin [17]. Anamnestisch waren bei 17 Frauen (40%) eine perimenstruelle Häufung nachweisbar gewesen. Im Rahmen einer elektrophysiologischen Untersuchung war bei 6 dieser 17 Frauen (35%) während der Mitte des Zyklus bzw. unter Hormontherapie keine Arrhythmien durch programmierte Stimulation induzierbar. Nach Absetzen der Hormontherapie bzw. bei Wahl eines prämenstruellen Zeitpunkts waren die supraventrikulären Tachykardien bei allen 6 Frauen auslösbar. Bei entsprechenden anamnestischen Hinweisen sollten diese Faktoren in die Planung der invasiven elektrophysiologischen Diagnostik mit einbezogen werden, insbesondere wenn trotz eindeutiger EKG-Dokumentation keine Induktion der Arrhythmien gelingt [6].

Möglicherweise ergeben sich Hinweise für therapeutische Konsequenzen, wenn die kardiale Wirksamkeit neuer pharmakologischer Substanzen wie den partiellen Östrogenantagonisten bezüglich ihrer Eignung zur Prävention der koronaren Herzkrankheit bei Frauen im Rahmen der RUTH-Studie erfasst werden kann.

18.3 Elektrophysiologische Besonderheiten bei Frauen

Schon seit den Zeiten von Bazett ist bekannt, dass die basale und die intrinsische Herzfrequenz von Frauen höher ist als die von Männern. Der zugrunde liegende Mechanismus ist noch nicht eindeutig geklärt. Neben der Bedeutung der geringeren Körpergröße, die auch im Tierreich systematisch nachweisbar ist, spielen das autonome Nervensystem, aber auch nichtautonome Einflüsse eine wichtige Rolle. Dabei dürften auch unterschiedliche Rezeptorbesetzungen der Sinusknotenzellen von Bedeutung sein. Burke und Mitarbeiter konnten zeigen, dass die Sinuszykluslänge von Frauen bereits bei der Basismessung im Vergleich zu Männern signifikant verkürzt ist [5]. Nach autonomer Blockade des Sinusknotens mit Betarezeptorblocker und Atropin war die Sinusfrequenz bei beiden Geschlechtern signifikant verkürzt, es blieb jedoch ein signifikanter Unterschied mit höherer Frequenz bei Frauen bestehen.

Ein weiterer bedeutsamer geschlechtsspezifischer Unterschied betrifft die kardiale Repolarisation [19]. Merri und Mitarbeiter wiesen eine signifkant längere frequenzkorrigierte QT-Dauer im EKG von Frauen nach [16]. Auch die Fläche unter der T-Welle war bei Frauen im Vergleich zu Männern signifikant vergrößert. Dabei treten diese Unterschiede erst im Verlauf der hormonellen Entwicklung in Erscheinung. In altersspezifischen EKG-Untersuchungen wurde die Geschlechtsabhängigkeit der QT-Zeit nachgewiesen [7]. Bis zum Beginn der Pubertät lagen die Werte für Mädchen und Jungen nahe beieinander. Danach kommt es beim männlichen Geschlecht zu einer deutlichen QT-Verkürzung, während dieser Effekt bei Frauen ausbleibt. Erst im höheren Lebensalter jenseits der 6. Lebensdekade gleichen sich die QT-Zeiten wieder an.

18.4 Bedeutung von Arrhythmien als kardiale Risikofaktoren

Seit Lown vor einigen Jahren auf die prognostische Bedeutung von ventrikulären Arrhythmien bei akutem Myokardinfarkt hingewiesen hat, ist die Quantifizierung ihrer Häufigkeit und die Qualifizierung auf einzelne und gekoppelte Erscheinungsformen von erhöhtem medizinischem Interesse gewesen. Während durch die Akutbehandlung auf Intensivstationen die ursprüngliche Klassifikation viel an Bedeutung verloren hat, konnte in vielen prognostischen Untersuchungen nachgewiesen werden, dass die Inzidenz ventrikulärer Arrhythmien nach überlebtem Myokardinfarkt ganz wesentlich das Auftreten des plötzlichen Herztodes und die weitere Prognose mitbestimmt [24]. Auch nach breiter Einführung moderner pharmakologischer wie vor allem auch revaskularisierender Therapieansätze wie Thrombolyse und Akut-PTCA hat sich an der prognostischen Relevanz ventrikulärer Ektopien nichts geändert, auch wenn sich insgesamt die Prognose nach Myokardinfarkt entscheidend verbessert hat.

Detaillierte Analysen von großen Mortalitätsstudien haben jedoch ergeben, dass die ungünstige Bedeutung von ventrikulären Arrhythmien auf Männer beschränkt ist. Dagegen konnte bei Frauen kein Zusammenhang zwischen dem Risiko für den plötzlichen Herztod und dem Nachweis von Kammerarrhythmien geführt werden. Umgekehrt wurde nach kardiopulmonaler Wiederbelebung aufgrund maligner ventrikulärer Tachyarrhythmien festgestellt, dass eine koronare Herzkrankheit bei Frauen zu 45%, also weniger als der Hälfte der Fälle, nachweisbar war, während Männer bis zu 80% betroffen waren [1].

18.5 Angeborenes und erworbenes QT-Syndrom

Der Zusammenhang zwischen Arrhythmiehäufigkeit und Prognose führte in der Folge zur medizinischen Annahme, dass der medikamentösen Suppression von Extrasystolen eine besondere prognostische Bedeutung zukäme. Seit dem Bekanntwerden der Ergebnisse der CAST- und SWORD-Studien wissen wir jedoch, dass die Unterdrückung von ventrikulären Extrasystolen durch Antiarrhythmika keineswegs mit einer Prognoseverbesserung einhergeht, sondern im Gegenteil besondere Risiken birgt und die Gesamtprognose verschlechtern kann. Insbesondere die medikamentöse QT-Verlängerung trägt ein erhöhtes Risiko für eine pathologische Zunahme der Repolarisation und ein spontanes Auftreten von – durch frühe Nachdepolarisationen getriggerte – polymorphen ventrikulären Tachykardien vom Typ Torsade-de-pointes. Dabei finden sich zunehmende Hinweise dafür, dass enge Beziehungen zum angeborenen QT-Syndrom bestehen, bei dem meist genetisch bedingte Störungen unterschiedlicher Kaliumkanäle, seltener auch Natriumkanäle, nachgewiesen werden konnten.

Bei dem Krankheitsbild des langen QT-Syndroms liegt eine eindeutige weibliche Dominanz vor, die sich auch in einer erhöhten kardialen Ereignisrate niederschlägt [14, 20]. Während Frauen während des gesamten Lebens eine Häufung von arrhythmogenen Ereignissen aufweisen, ist das männliche Geschlecht hauptsächlich bis zur Pubertät betroffen. Dieses Verteilungsbild passt sehr gut zur altersabhängigen Entwicklung der QT-Zeit. Das Vererbungsmuster ist nicht geschlechtsspezifisch, aber bei gleichem Genotypus findet man einen geschlechtsspezischen Phänotypus, d. h. Frauen haben eine längere QT-Zeit als genetisch gleich befallene Männer.

Auch bei der erworbenen Form des QT-Syndroms dominiert in der Häufigkeit das weibliche Geschlecht [15]. So wurde im Torsade-de-Pointes-Register nach Therapie mit dem Klasse-III-Antiarrhythmikum Sotalol die dosis- und altersabhängige Häufigkeit der medikamenteninduzierten Arrhythmien bestätigt, gleichzeitig aber bei Frauen ab 55 Jahren eine ausgeprägte Häufung dieser lebensbedrohlichen Arrhythmien festgestellt [13]. Auch bei unterschiedlichen Plasmaspiegeln und Einschränkung der Nierenfunktion, ebenso wie bei unterschiedlichen primären Arrhythmiediagnosen, blieben Frauen in der Überzahl [3]. Nach multivariater Analyse und Elimination von anderen begünstigenden Faktoren wie hohe Einmaldosis, Gewicht, Körpergröße und Nierenfunktion blieb das weibliche Geschlecht als eigenständiger Risikofaktor erhalten, was zu der Empfehlung führte, die Dosierung bei Frauen besonders niedrig zu halten.

Diese Besonderheit des Risikoprofils von Frauen bei der antiarrhythmischen Therapie konnte ebenfalls bei weiteren modernen Klasse-III-Antiarrhythmika, aber auch bei anderen Medikamenten mit Verlängerung der QT-Zeit bestätigt werden [9, 21]. So konnten Hara und Mitarbeiter in experimentellen Untersuchungen nachweisen, dass bereits unter Basisbedingungen Östrogene die Aktionspotentialdauer bei intrazellulären Ableitungen verlängerten, jedoch nach zusätzlicher Gabe eines neuen Klasse-III-Medikaments eine exzessive QT-Verlängerung induziert wurde, die die reguläre Verlängerung unter Kontrollbedingungen weit übertraf [11]. Auch in der inzwischen abgeschlossenen ALIVE-Studie, die bei Patienten mit akutem Myokardinfarkt und eingeschränkter linksventrikulärer Funktion sowie verminderter Herzfrequenzvariabilität ein neutrales Ergebnis bezüglich der Gesamtmortalität unter dem neuen Klasse-III-Antiarrhythmikum Azimilid nachwies, waren Frauen bei den insgesamt selten aufgetretenen Proarrhythmien signifikant häufiger vertreten. Inzwischen muss jedes neu zugelassene Medikament, nicht nur Antiarrhythmika, aufgrund dieser Erkenntnisse seine Neutralität bezüglich der kardialen Repolarisation im Rahmen der Zulassungsverfahren sichern. Alternative Verfahren wie spezifische Antiarrhythmika, Katheterablationen und ICD haben hier derzeit ebenfalls wesentlich an Bedeutung gewonnen [10, 12, 18].

Bei Frauen über 75 Jahren ist die Prognose durch Vorhofflimmern ungünstiger als die von Männern, obwohl bei diesen die Häufigkeit wichtiger Risikofaktoren wie KHK erhöht ist [4]. Die ungünstigere Prognose für Frauen auch ohne Herzinfarkt wurde durch die Untersuchungen von Albert und Mitarbeitern unterstrichen, die Überlebende eines Herzkreislaufstillstands nach ihrer Grundkrankheit abklärten. Erwartungsgemäß bestätigte sich bei den Männern, das die große Mehrzahl von 80% der Untersuchten eine signifikante KHK aufwies und neben dilatativen Kardiomyopathien von 10% andere Ätiologien kaum eine Rolle spielten. Im Gegensatz dazu lag bei den Frauen nur bei weniger als der Hälfte der Fälle (45%) eine bedeutsame Durchblutungsstörung des Herzens vor, während die dilatativen Kardiomyopathien, aber auch Klappenerkrankungen und strukturelle Normalbefunde weitaus häufiger nachweisbar waren. Auch wenn nach Überleben die nachfolgende Mortalität von Frauen und Männern vergleichbar war, waren die Risikofaktoren geschlechtsspezifisch unterschiedlich. Die weitere Mortalität von Frauen hing wesentlich vom Vorhandensein einer koronaren Herzkrankheit ab, während bei Männern die linksventrikuläre Auswurffraktion die entscheidende Determinante war. Bei Männern waren mehr Gefäße im Rahmen der KHK befallen, bei Frauen war im Rahmen der elektrophysiologischen Untersuchung eine höhergradige Arrhythmie seltener auslösbar.

Nach den Ergebnissen mehrerer prospektiver Studien steht heute die Überlegenheit des automatischen Defibrillators gegenüber der medikamentösen Therapie bei Hochrisikopatienten für den plötzlichen Herztod fest. So wurde die AVID-Studie („antiarrhythmics vs. implantable defibrillator") vorzeitig wegen signifikant geringerer Mortalität in der Defibrillatorgruppe abgebrochen [2]. Bemerkenswerterweise zeigte sich in dieser Studie eine Unterversorgung von weiblichen Patienten bei nur 20% der Studienpopulation, in einer Registerstudie in Deutschland war der Anteil mit 16% noch geringer. Auch geschlechtsspezifische Unterschiede wurden beim Verteilungsmuster wichtiger Risikofaktoren nachgewiesen. In der AVID-Studie waren die Frauen mit 50 vs. 61 Jahren jünger, hatten häufiger Hypertonus und Diabetes, seltener jedoch Nikotinabusus als die beteiligten Männer. Die primäre Rhythmusstörung war bei Frauen häufiger idiopathisches Kammerflimmern. Nach Versorgung mit einem ICD war die Prognose gleich gut, so dass Frauen in Zukunft stärker bei der ICD-Therapie berücksichtigt werden müssen.

Zusammenfassung

Insgesamt belegt die bisherige Literatur, dass Frauen und Männer unterschiedliche kardiale elektrophysiologische Eigenschaften aufweisen, die vor allem auf einer höheren Grundfrequenz und einer verlängerten Repolarisationsdauer beruhen. Dabei leiden Frauen seltener als Männer an einer KHK und sind häufiger von proarrhythmischen Effekten von repolarisationsverlängernden Medikamenten betroffen. Es bleiben offene Fragen zur geringeren Dichte von Kaliumkanälen an den Zellmembranen, zum Wirkungsmechanismus gonadotroper Hormone und zur Überlegung, ob Frauen künftig von der Therapie mit repolarisationsverlängernden Medikamenten sogar ausgeschlossen werden müssen.

Literatur

1. Albert CM, McGovern A, Newell JB, Ruskin JN (1996) Sex differences in cardiac arrest survivors. Circulation 93:1170–1176
2. The Antiarrhythmics Versus Implantable Defibrillators (AVID) Investigators (1997) A comparison of antiarrhythmic-drug therapy with implantable defibrillators in patients resuscitated from near-fatal ventricular arrhythmias. N Engl J Med 337:1576–1583
3. Basta MN, Leitch JW, Fletcher PJ (1997) Sotalol proarrhythmia: a report of five cases and an audit of the use of a sotalol in a teaching hospital. Aust N Z J med 26(2):167–170
4. Benjamin EJ, Wolf PA, D'Agostino RB, Silbershatz H, Kannel WB, Levy D (1998) Impact of atrial fibrillation on the risk of death – The Framingham Heart Study. Circulation 98:946–952
5. Burke JH, Goldberger JJ, Ehlert FA, Kruse JT, Parker MA, Kadish AH (1996) Gender differences in heart rate before and after autonomic blockade: evidence against an intrinsic gender effect. Am J Med 100(5):537–543
6. Calkins H, Yong P, Miller JM, Olshansky B, Carlson M, Saul JP, Huang SKS, Liem LB, Klein LS, Moser SA, Bloch DA, Gillette P, Prystowsky E, for the Atakr Multicenter Investigators Group (1999) Catheter ablation of accessory pathways, atrioventricular nodal reentrant tachycardia, and the atrioventricular junction. Circulation 99:262–270
7. Chow T, Galvin J, McGovern B (1998) Antiarrhythmic drug therapy in pregnancy and lactation. Am J Cardiol 20(4A):581–621
8. Collins P, Beale CM, Rosano GM (1996) Oestrogen as a calcium channel blocker. Eur Heart J. 17 Suppl D:27–31
9. Drici M, Knollmann BC, Wang WX, Woosley RL (1998) Cardiac actions of erythromycin: influence of female sex. JAMA 280(20):1774–1776
10. Hagley MT, Cole PL (1994) Adenosine use in pregnant women with supraventricular tachycardia. Ann Pharmacother 28(11):1241–1242
11. Hara M, Danilo P, Rosen MR (1998) Effects of gonadal steroids on ventricular repolarization and on the response to E4031. J Pharmac Exp Therap 285:1068–1072
12. Kay GN, Plumb VJ (1996) The present role of radiofrequency catheter ablation in the management of cardiac arrhythmias. Am J Med 100(3):344–356
13. Lehmann MH, Hardy S, Archibald D, Quart B, MacNeil DJ (1996) Sex difference in risk of Torsade de Pointes With d,L-Sotalol. Circulation 94:2535–2541
14. Locati EH, Zareba W, Moss AJ, Schwartz PJ, Vincent GM, Lehmann MH, Towbin JA, Priori SG, Napolitano C, Robinson JL, Andrews M, Timothy K, Hall WJ (1998) Age- and sex-related differences in clinical manifestations in patients with congenital long-QT syndrome – findings from the international LQTS registry. Circulation 97:2237–2244
15. Makkar RR, Fromm BS, Steinman RT, Meissner MD, Lehmann MH (1993) Female gender as a risk factor for torsades de pointes associated with cardiovascular drugs. JAMA 270(21):2590–2597
16. Merri M, Benhorin J, Alberti M, Locati E, Moss AJ (1989) Electrocardiographic quantitation of ventricular repolarization. Circulation 80(5):1301–1308
17. Myerburg RJ, Cox MM, Interian A Jr, Mitrani R, Girgis I, Dylewski J, Castellanos A (1999) Cycling of inducibility of paroxysmal supraventricular tachycardia in women and its implications for timing of electrophysiologic procedures. Am J Cardiol 83(7):1049–1054
18. Natale A, Davidson T, Geiger MJ, Newby K (1997) Implantable cardioverter-defibrillators and pregnancy. Circulation 96:2808–2812

19. Page RL (1995) Treatment of arrhythmias during pregnancy. Am Heart J 130(4):871–876
20. Rashba EJ, Zareba W, Moss AJ, Hall WJ, Robinson J, Locati EH, Schwarzt PJ, Andrews M, for the LQTS Investigators (1998) Influence of pregnancy on the risk for cardiac events in patiente with hereditary long QT syndrome. Circulation 97:451–456
21. Roden DM (1996) Ibutilide and the treatment of atrial arrhythmias – a new drug-almost unheralded – is now available to US physicians. Circulation 94:1499–1502
22. Rodriguez LM, de Chillou C, Schlapfer J, Metzger J, Baiyan X, van den Dool A, Smeets JL, Wellens HJ (1992) Age at onset and gender of patients with different types of supraventricular tachycardias. Am J Cardiol 70(13):1213–1215
23. Rosano GM, Leonardo F, Sarrel PM, Beale CM, De Luca F, Collins P (1996) Cyclical variation in paroxysmal supraventricular tachycardia in women. Lancet 347(9004):786–788
24. Rosano GM, Rillo M, Leonardo F, Pappone C, Chierchia SL (1997) Palpitations: what is the mechanism, and when should we treat them? Int J Fertil Womens Med 42(2):94–100
25. Ruberman W, Weinblatt E, Goldberg JD, Frank CW, Chaudhary BS, Shapiro S (1981) Ventricular premature complexes and sudden death after myocardial infarction. Circulation 64:297–305
26. Wolbrette D, Patel H (1999) Arrhythmias and women. Curr Opin Cardiol 14(1):36–43

KAPITEL 19 Die molekulare Kardiologie bei Frauen

V. REGITZ-ZAGROSEK, R. HETZER

19.1 Einführung

Geschlechtsspezifische Unterschiede bei kardiovaskulären Erkrankungen sind empirisch bekannt, ihre molekularen Grundlagen werden jedoch erst in jüngster Zeit systematisch untersucht. Dazu gehören einmal östrogenabhängige Mechanismen, die Funktionsvarianten auf zellulärer Ebene induzieren. Östrogene beeinflussen die Expression und Funktion zahlreicher Gene und Proteine im kardiovaskulären System. Unter anderem führen Östrogene zu einer vermehrten Verfügbarkeit von Stickoxid (NO), zu Vasodilatation und Vasoprotektion.

Daneben können geschlechtsspezifische Unterschiede bei kardiovaskulären Erkrankungen auch durch X- oder Y-chromosomale Gene vermittelt werden. Die Beteiligung des X-chromosomal lokalisierten Angiotensinrezeptors Typ 2 an der Progression der Myokardhypertrophie und die Auslösung von Kardiomyopathien durch Mutationen im X-chromosomal lokalisierten Dystrophingen sind Beispiele hierfür.

Geschlechtsspezifische Unterschiede auf zellulärer Ebene können nachfolgend zur unterschiedlichen Ausprägung klinischer Syndrome bei Frauen und Männern führen.

19.2 Östrogenabhängige Veränderungen der vaskulären Funktion

Östrogene agieren am Gefäß über 2 Rezeptoren: Östrogenrezeptor α und β sind im Endothel und auf vaskulären glatten Muskelzellen lokalisiert und vermitteln eine vermehrte Bioverfügbarkeit von Stickoxid (NO) und Vasodilatation bei Männern und Frauen. Dies geschieht sowohl über Veränderungen der Genexpression, also über lange anhaltende genomische Effekte, als auch über eine schnelle, innerhalb von 5–20 min auftretende Vasodilatation, die einen nichtgenomischen Effekt darstellt [Reviews: 18, 19].

Östrogenrezeptoren können, vor allem in Abwesenheit von Östrogen oder bei hohen Konzentrationen an Wachstumsfaktoren, auch durch Wachstumsfaktoren aktiviert werden [28]. Die wichtigsten Liganden im Gefäßsystem sind bei Frauen 17β-Östradiol mit starken Konzentrationsschwankungen von 0,36 nM in der follikulären Phase bis zu 2,8 nM in der Zyklusmitte oder gar 70 nM in der Schwangerschaft [18]. In der Menopause und bei Männern liegen Konzentrationen um 0,14–0,21 nM vor. 17β-Östradiol kann auch lokal im Gefäß aus Testosteron über die Aromatase (P450 CYP19-Isoform) gebildet werden. In Tiermodellen mit gezielter Disruption dieses Gens (und auch bei Männern mit vergleichbaren Mutationen) finden sich Stammfettsucht, Hypercholesterinämie und Insulinresistenz [20]. Phytoöstrogene, eine inhomogene Substanzgruppe, die sich in manchen Pflanzen und Nahrungsmitteln findet, spielen wahrscheinlich eine geringere Rolle.

Nichtgenomische Effekte, also solche, die ohne Veränderungen der Genexpression erfolgen, können nur über membranständige Rezeptoren vermittelt werden. Die Diskussion dazu ist noch nicht abgeschlossen, aber die Schnelligkeit des Auftretens der Effekte spricht für solche Wege. Die akuten vasodilatorischen Effekte von Östrogen werden über eine vermehrte Bioverfügbarkeit von NO vermittelt. Östrogenrezeptoren vom Typ alpha, die in Caveolae lokalisiert sind und die endotheliale NO-Synthase aktivieren, könnten dabei eine Rolle spielen, direkte Membraneffekte werden ebenfalls diskutiert [6].

Genomische Effekte beeinflussen die Expression kardiovaskulär relevanter Gene, so der endothelialen und induzierbaren NO-Synthase und der Prostazyklinsynthase. Sie inhibieren direkt die Migration und Proliferation vaskulärer glatter Muskelzellen. Östrogene hemmen die Apoptose von Endothelzellen und verstärken das Endothelzellwachstum in vivo und in vitro, außerdem erhöhen sie die Konzentration des vaskulären endothelialen Wachstumsfaktors (VEGF). Damit wird die Reendothelialisierung lädierter Gefäßareale begünstigt und somit die protektiven Wirkungen des intakten Endothels wieder hergestellt. Insgesamt entspricht dies antiatherogenen Effekten. Zum Teil sind diese Effekte unabhängig von Interaktionen mit dem Lipidstoffwechsel.

Polymorphismen im Östrogenrezeptor β bei japanischen Frauen wurden mit hohem Blutdruck assoziiert [23]. Experimente im Rattenmodell mit gezielter Disruption des Östrogenrezeptors alpha zeigen, dass protektive Östrogeneffekte erhalten bleiben. Auch in Tieren mit Disruption des Östrogenrezeptors β wirkt Östrogen noch vasoprotektiv, sodass wohl beide Östrogenrezeptoren an der Blutdruck- und Gefäßregulation beteiligt sind und sich zumindest partiell gegenseitig ersetzen können. Alternativ müsste ein dritter, noch unbekannter Östrogenrezeptortyp postuliert werden.

In Rattenmodellen wurde eine Interaktion von Östrogen mit der Expression des Angiotensinrezeptors Typ 1 nachgewiesen [36, 37]. Östrogenmangel, der im Rattenmodell durch die Ovarektomie weiblicher Tiere induziert wird (Vergleich ovarektomierter Tiere ohne und mit Hormonersatz, Vergleich mit Kontroll-operierten Tieren) führt zu einer Heraufregulation der Expression des Angiotensinrezeptors Typ 1, vermehrter Vasokonstriktion und vermehrter Freisetzung freier Radikale im Gefäß. Sowohl Östrogenersatz als auch Blockade des Angiotensinrezeptors Typ 1 hemmen diese Effekte.

19.3 Effekte von Östrogenen auf die myokardiale Genexpression und Funktion

Auch im Myokard konnten Effekte von Östrogenen nachgewiesen werden. Östrogenrezeptoren fanden sich in isolierten Fibroblasten und Kardiomyozyten [11]. Die Gabe von Östrogenvorstufen induzierte die Expression der Östrogenrezeptoren α und β und der endothelialen und induzierbaren NO-Synthasen geschlechtsspezifisch [12], sodass die Präsenz Östrogen-aktivierender Enzyme im Myokard anzunehmen ist. Wir konnten in eigenen Experimenten zeigen, dass die Stimulation von Fibroblasten und Kardiomyozyten mit Östrogen zu Veränderungen des Proteinmusters und der Genexpression führte (Abb. 19.1) [25]. In neonatalen Rattenkardiomyozyten induzierte 17β-Östradiol in physiologischen Konzentrationen (10 nM, 24 h) eine Reihe von Proteinen. Initial waren in Kardiomyozyten 1580 ± 241 und in Fibroblasten 1545 ± 153 individuelle Proteine exprimiert. Östrogen induzierte die quantitative Expressionsänderung von ca. 2% dieser Proteine. Zum Zeitpunkt dieser Untersuchungen stellte die biochemische Identifizierung dieser Proteine den limitierenden Faktor dar. In den gleichen Kulturen konnte gezeigt werden, dass sogenannte „frühe Gene" (iEG) und gewebespezifische Gene durch Östrogen induziert wurden [24]. So wurde der Rezeptor des epithelialen Wachstumsfaktors (EGR1) in Kardiomyozyten durch Östrogen über Östrogenrezeptoren und über die extrazellulär regulierte Kinase ERK 1/2 induziert [8]. Weiter konnte die durch Staurosporin induzierte Apoptose durch 17β-Östrogen in physiologischen Konzentrationen aufgehoben werden [26]. Der im Gefäßsystem beschriebene Effekt einer Induktion der endothelialen und induzierbaren NO-Synthasen durch 17β-Östradiol fand sich auch im Rattenmyokard, sowohl in vitro in isolierten Myozyten als auch in vivo in ovarektomierten Ratten mit und ohne Hormonersatz [22]. Weiter sind Effekte der Östrogene auf die Aktivierung des Insulin ähnlichen Wachstumsfakotors (IGF 1) und auf den L-Typ-Kanal bekannt, wobei vor allem Isoproterenol-stimulierte Kanalakivitäten blockiert werden [16]. Die Kombination von Apoptosehemmung und spezifischer Stimulation einiger Hypertrophie-assoziierter Kinasen durch Östrogene könnte zu kardioprotektiven Effekten führen.

Eine Reihe von bisher nur tierexperimentell beschriebenen Unterschieden in der Auswirkung von mechanischer Belastung auf die Genexpression im Myokard konnte bisher nicht eindeutig mit Östrogeneffekten in Zusammenhang gebracht werden. Dazu gehören eine verminderte Expression von β-Myosin, eine vermehrte Expression der Ca-ATPase des sarkoplasmatischen Retikulums sowie Geschlechtsunterschiede in der Hochregulation von myokardialem ACE in Ratten mit Aortenstenose [38]. Da neonatale Rattenmyozyten männlicher Tiere vor allem nach Stimulation mit Norepinephrin eine stärkere Proteinsynthese und Hochregulation von Hypertrophiemarkern als Zellen weiblicher Tiere entwickeln, könnten die Östrogeneffekte von Hypertrophieauslösern abhängen.

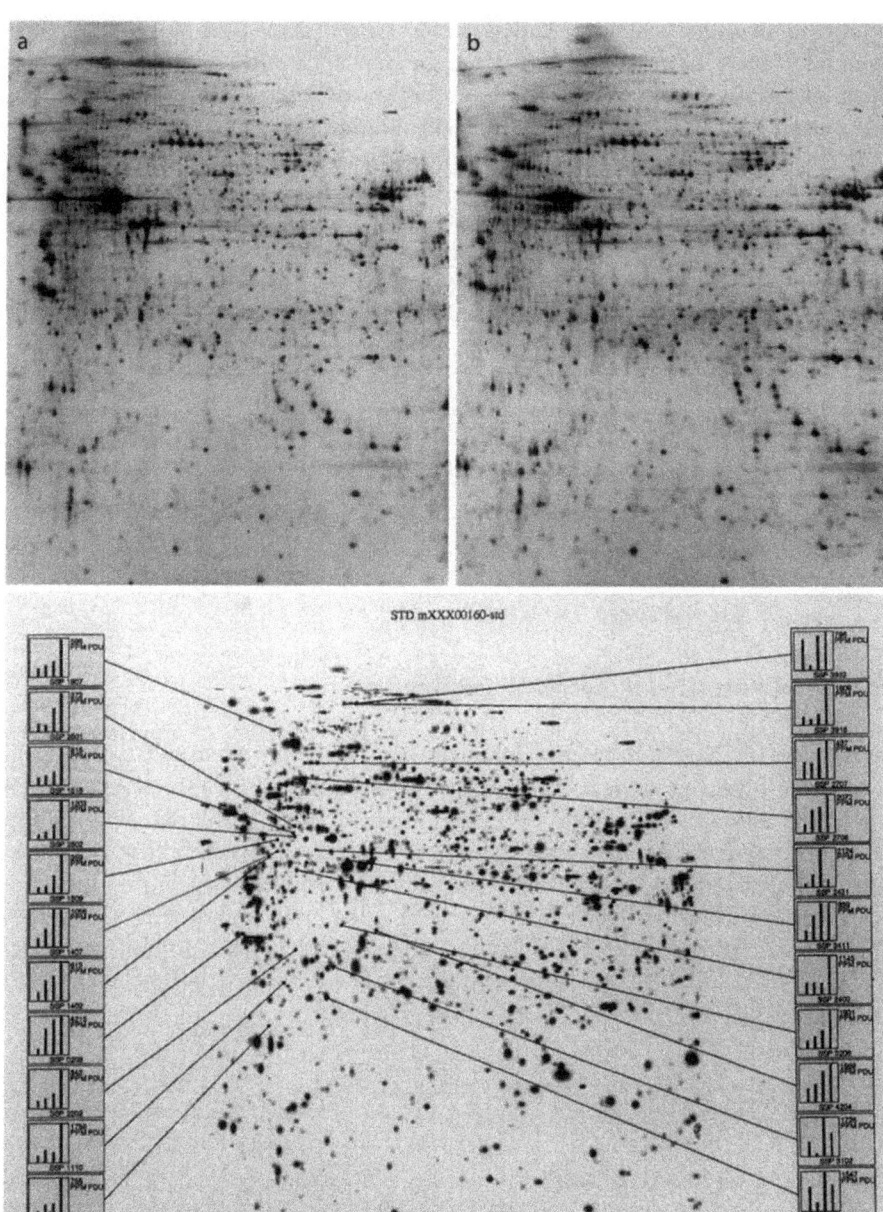

Abb. 19.1a, b. Stimulation neonataler kardialer Fibroblasten mit 17β-Östradiol (10 nM, 24 h): Gelbilder (digitalisierte Darstellung zweier 2-D-Gele, **a** unstimulierte und **b** stimulierte Zellen); **c** Stimulation neonataler kardialer Myozyten mit 17β-Östradiol (10 nM, 24 h): Gel-Scan (artefizielle Überlagerung zweier digitalisierter 2-D-Gele unstimulierter und stimulierter Zellen; Balkendiagramme rechts und links zeigen die Expression in unstimulierten Zellen (Säulen 1 und 2) und in stimulierten Zellen (Säulen 3 und 4) (für methodische Details [27])

Veränderungen der myokardialen Genexpression sollten solche der Funktion nach sich ziehen. Unterschiede in der Reaktion auf Druckbelastung zwischen Männern und Frauen bei Aortenstenose oder Hypertonie, auch im Alter, sind beschrieben. Es scheint, als könnten Frauen, unter bestimmten Umständen und wohl in Abhängigkeit vom Hormonstatus, in manchen Situationen mehr Hypertrophie entwickeln und würden später einen Übergang zur Herzinsuffizienz erleiden. Effekte der Östrogene auf die Myokardfunktion konnten in derzeit noch sehr präliminären Studien an Tieren mit Disruption des Östrogenrezeptors β nachgewiesen werden: Männliche Tiere mit Disruption des Östrogenrezeptors β hatten kleinere und eher hyperkontraktile Herzen und ähnelten in einigen Funktionsparametern den weiblichen Vergleichstieren. Diese Unterschiede können derzeit noch nicht sicher interpretiert werden, weisen aber doch auf eine bedeutende Rolle der Östrogene in der kardialen Physiologie hin.

19.4 Auswirkung X-chromsomaler Genvarianten auf die kardiale Funktion

Dystrophin-assoziierte Kardiomyopathien

Varianten im X-chromosomal lokalisierten Dystrophingen führen zu Kardiomyopathien, an denen bei rezessivem Erbgang nur Männer erkranken [10]. Die Mutation im Dystrophingen beeinträchtigt wohl die Verbindung von Aktinzytoskelett und extrazellulärer Matrix. Interessanterweise findet man bei Frauen und Männern vergleichbare Veränderungen des myokardialen Energiestoffwechsels [7]. Dies lässt auf einige molekulare Mechanismen des Krankheitsbildes schließen – die Veränderungen im Energiestoffwechsel sind wohl nicht kausal und können von Frauen kompensiert werden, ohne das Vollbild der Erkrankung auszulösen.

Angiotensinrezeptor Typ 2 (AT2) – kardiale AT2-vermittelte Wirkungen

Der Angiotensinrezeptor Typ 2, AT2, ist im Säugerherzen, auch im menschlichen Myokard, relativ hoch exprimiert [29] (Abb. 19.2). AT2 ist vor allem in bindegewebsreichen Regionen des Myokards lokalisiert [39]. Seine Funktion im adulten Säugerherzen ist jedoch noch unklar. Experimente an hypertrophierten Rattenherzen zeigten eine wachstumshemmende Wirkung [3]. An isolierten Myozyten konnte ebenfalls ein wachstumshemmender Effekt gezeigt werden [4]. Neue Daten beschreiben das Phänomen, dass Ratten mit gezielter Disruption des AT2-Gens nach Aortenstenosierung im Gegensatz zu ihren normalen Altersgenossen keine linksventri-

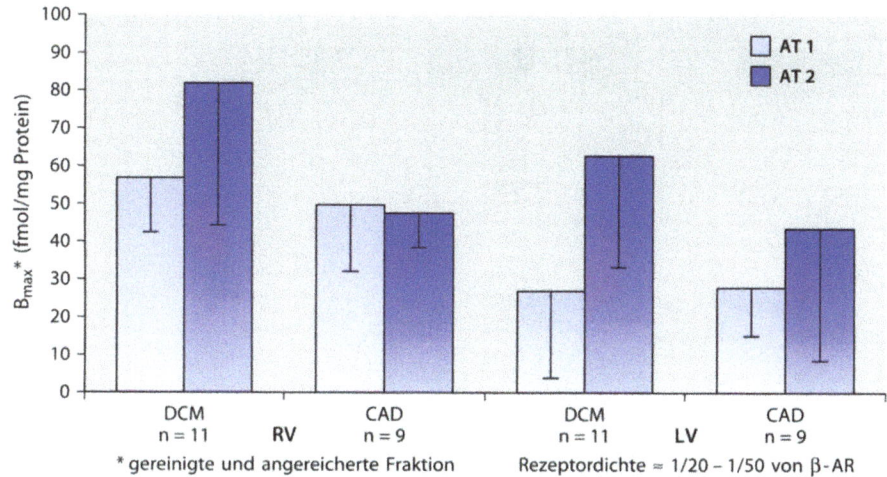

Abb. 19.2. Expression der Angiotensinrezeptoren AT1 und AT2 im menschlichen Myokard: Ergebnisse von Bindungsstudien mit ^{131}I-markiertem Angiotensin II als Ligand. Rezeptordichte in fmol/mg Protein (*RV* rechter Ventrikel, *LV* linker Ventrikel, *DCM* dilatative Kardiomyopathie, *CAD* koronare Herzkrankheit (coronary artery disease)) (Details in [29])

kuläre Hypertrophie entwickeln [31]; was dafür spricht, dass das Fehlen von AT2 in diesem Modell eine Hypertrophieantwort oder Bindegewebsproliferation verhindert.

Ein häufiger Polymorphismus im Intron 1 des AT2-Gens, 1675 G/A, der mit fast 50%iger Häufigkeit in der Bevölkerung auftritt, scheint das kardiale Wachstum zu beeinflussen. Das Vorliegen des A-Allels war mit vermehrter linksventrikulärer Masse bei jungen männlichen Probanden/Patienten mit unbehandelter Hypertonie assoziiert (Abb. 19.3) [30]. Weitere Untersuchungen in unabhängigen Kollektiven bestätigten diesen Befund und führten zum Nachweis geschlechtsspezifischer Unterschiede in den Auswirkungen des A- und G-Allels bei Männern und Frauen. Untersucht wurden Patienten der Glasgow-Heart-Scan(GLAECO)- und Glasgow-Heart-Scan-Old(GLAOLD)-Studien. Beide Studien haben ein vergleichbares Design, nur das Altersspektrum ist verschieden: 25–74 Jahre in der GLAECO-Studie und 55–74 Jahre in der GLAOLD-Studie. In der GLAOLD-Studie war bei männlichen Trägern des AT2+1675-A-Allels linksventrikuläre Hypertrophie häufiger als bei den G-Allel-Trägern ($p<0,05$). Frauen mit dem AT2+1675-A-Allel wiesen häufiger Episoden von Koronarischämie und Myokardinfarkte auf als Nichtträger ($p<0,007$) [15]. Bei Männern scheint das Vorliegen des A-Allels also linksventrikuläre Hypertrophie zu ermöglichen oder zu unterstützen; bei Frauen scheint dies bei der Untersuchung des großen GLAOLD-Kollektivs nicht der Fall; jüngste Analysen der MONICA-AUGSBURG-Studie könnten eher das Umgekehrte andeuten (Erdmann et al., nicht veröff.). Um eine Grundlage für dieses Phänomen zu finden, wurden molekularbiologische In-vitro-Untersuchungen durchgeführt.

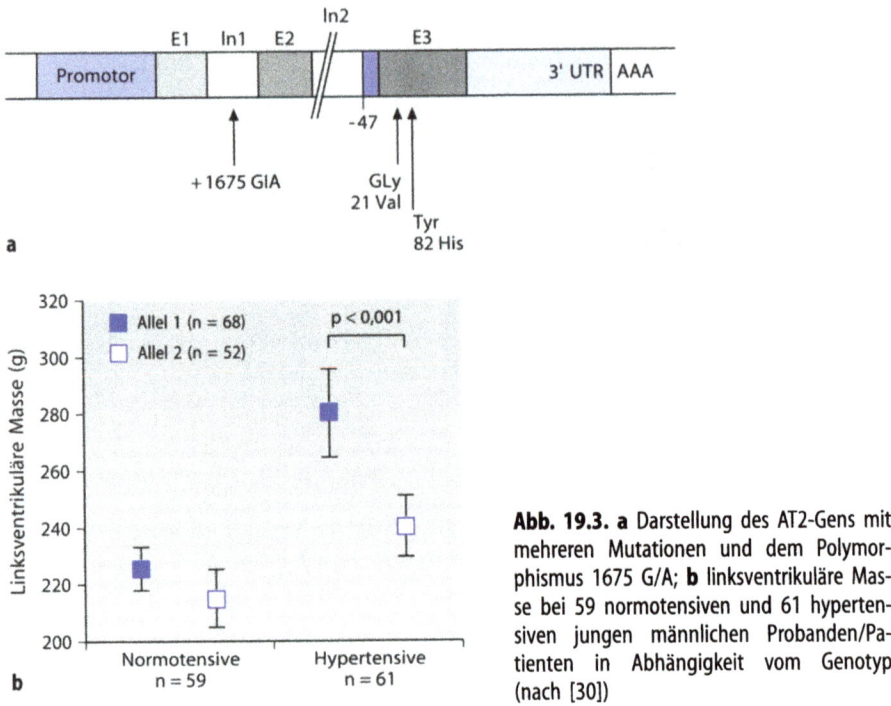

Abb. 19.3. a Darstellung des AT2-Gens mit mehreren Mutationen und dem Polymorphismus 1675 G/A; **b** linksventrikuläre Masse bei 59 normotensiven und 61 hypertensiven jungen männlichen Probanden/Patienten in Abhängigkeit vom Genotyp (nach [30])

Molekulare Wirkung des AT2-Polymorphismus (+1675 G/A)

Die G-zu-A-Transition im Intron 1 des humanen Angiotensin-II-Subtyp-2-Rezeptorgens liegt innerhalb der Konsensussequenz einer Spleiß-*branch-site*, die für das effiziente Spleißen der AT2-mRNA notwendig ist]9]. Die AT2-mRNA ist aus 3 Exonen zusammengesetzt, Exon 3 enthält einen kurzen untranslatierten Bereich und die gesamte kodierende Region von AT2; d.h. Exon 1, 2 und Beginn von Exon 3 bilden die 5'UTR. Aufgrund der Veränderung der *Branch-site*-Sequenz durch den Austausch eines Nukleotids sollte das Spleißen von Exon 2 an Exon 1 der AT2-mRNA gestört werden; theoretisch sollte die *Branch-site* im nächsten Intron akzeptiert und Exon 3 an Exon 1 gespleißt werden (Abb. 19.4a). Dies würde zu einer Veränderung der 5'-untranslatierten Region der mRNA führen, mit möglichen Konsequenzen für Transkription und Translation [33–35]. Möglich wäre auch, dass gewebespezifisch eine alternative *Branch-site* im Intron 1 aktiviert wird, und dass, obwohl die vorrangig verwendete *Branch-site* aufgrund des Polymorphismus verändert ist, Exon 1 und Exon 2 gespleißt werden können (Abb. 19.4b).

Bisherige Befunde [21] postulieren anhand einzelner Patientenstudien das alternative Spleißen der AT2-mRNA. So sollen Träger des G-Allels eine kürzere AT2-mRNA aufweisen, die nur aus Exon 1 und Exon 3 zusammengesetzt ist, und weniger AT2-mRNA und weniger funktionellen AT2 besit-

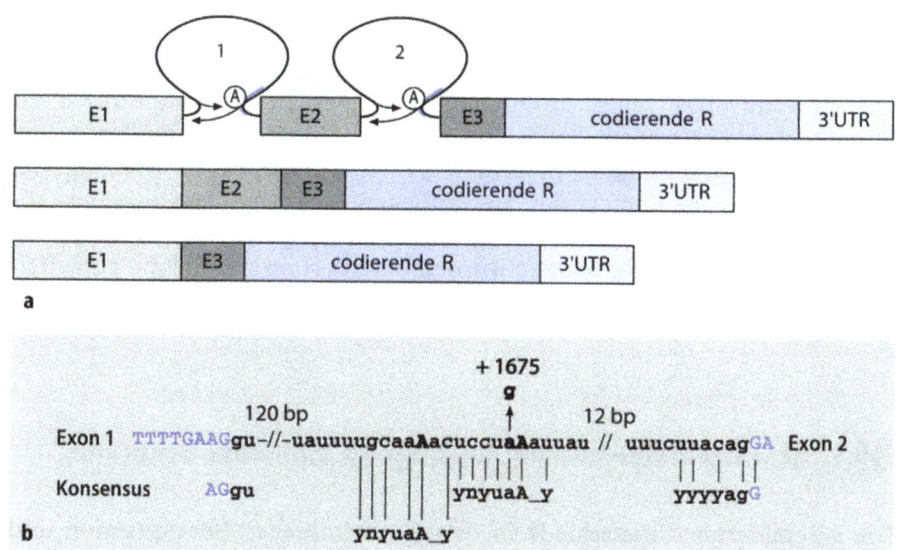

Abb. 19.4. a Schematische Darstellung der Lariat-Bildung unter Beteiligung der *branch-site*-Sequenz und die Entstehung alternativer AT2-mRNAs. Bei Benutzung der *branch-site* in Intron 1 entsteht mRNA aus Ex1/2/3, bei Benutzung der *branch-site* in Intron 2 entsteht Ex 1/2. **b** Alternativ zum regulären Spleißen könnte eine kryptische *Splice-site* genutzt werden. *Farbig links*: AT2, Exon 1, *farbig rechts*: AT2 Exon 2. Die Intronsequenz ist in Kleinbuchstaben gedruckt und an den markierten Stellen unterbrochen. Die Konsensussequenzen für Spleißen der mRNA sind markiert

zen. Nishima et al. postulieren eine größere Instabilität der Exon-1/3-mRNA im Vergleich zur Exon-1/2/3-mRNA.

Unsere eigenen Befunde sprechen im menschlichen Herzen eher gegen die Spleißhypothese. Wir fanden in Proben aus menschlichem Myokard sowohl die lange AT2-mRNA, die aus Exon 1, 2 und 3 zusammengesetzt wird, als auch die kürzere AT2-mRNA, bestehend aus Exon 1 und 3. Das Verhältnis beider mRNAs zueinander betrug konstant 92% (Ex1/2/3) zu 8% (Ex1/3), dies war vergleichbar mit den Befunden von Wharton [39]. Da mehr als die Hälfte der von uns untersuchten Proben von männlichen Probanden stammten und diese aufgrund der X-chromosomalen Lokalisation des AT2-Gens jeweils hemizygot für das A-Allel oder das G-Allel sein müssen, d.h. entweder nur das A- oder das G-Allel besitzen, gehen wir zur Zeit davon aus, dass zumindest im menschlichen Herzen das Spleißmuster der AT2-mRNA nicht mit dem Genotyp des +1675-G/A-Polymorphismus korreliert. Allerdings konnten wir bereits einen Einfluss der AT2-5'-untranslatierten Region auf die Translationsrate nachweisen. Wir haben einige AT2-Konstrukte mit der kürzeren AT2-5'-untranslatierten Region, bestehend aus Exon 1 und Beginn von Exon 3 zwischen CMV-Promotor und Luciferase-Reportergen, mit der längeren Exon-1/2/3-Variante verglichen. Konstrukte mit Exon 1/2 führten in unseren In-vitro- Reportergen-Assays zu einer höheren Reportergenaktivität als solche mit der längeren mRNA, die aus Exon 1/2/3 besteht (Abb. 19.5) [30].

Als alternativer Wirkmechanismus der 1675-G/A-Variante wäre vorstellbar, dass Intron 1 selbst Promotoraktivität besitzt, gewebespezifisch als Promotor genutzt werden kann, und dass die Mutation die Bindungsstelle eines Transkriptionsfaktors verändert. Die gewebespezifische Nutzung von Promotoren ist im Kontext des menschlichen Reninangiotensinsystems sowohl für Renin als auch für die neutrale Endopeptidase beschrieben. In Untersuchungen unserer Gruppe wurden bereits Hinweise für die potentielle Promotoraktivität von Intron 1 gefunden [34].

19.5 Geschlechtsspezifische Ausprägung klinischer Syndrome

Die geschilderten Unterschiede in östrogenvermittelter Genexpression und Genregulation und in den molekularen Effekten X-chromosomaler Genprodukte sind sicher wesentlich an den geschlechtsspezifischen Unterschieden in der Ausprägung klinischer Syndrome beteiligt. Die Östrogeneffekte auf die NO-Synthese und das Reninangiotensinsystem, auf die verminderte Produktion freier Radikale, und günstige Östrogeneffekte auf den Lipidstoffwechsel können die geringere Häufigkeit der koronaren Herzerkrankung bei prämenopausalen Frauen zumindest partiell erklären.

Auch im Auftreten von Arrhythmien treten geschlechtspezifische Unterschiede auf. In der Ausprägung des Syndroms der verlängerten QT-Zeit (LQTS) finden sich signifikante Unterschiede zwischen Männern und Frauen [17]. Hier wird als Ursache eine Modifikation zellulärer Ionenkanäle durch Östrogene diskutiert.

Unterschiedliche Verläufe bei Herzinsuffizienz, Myokardhypertrophie und Kardiomyopathien könnten mit Wachstumseffekten der Östrogene, aber auch mit den geschilderten Varianten in X-chromosomalen Genen assoziiert sein. Auffällig ist, dass bei jungen Patienten mit hypertropher Kardiomyopathie das männliche Geschlecht deutlich überwiegt, dass aber im höheren Alter Myokardhypertrophie sich vor allem bei Frauen findet. Die Zunahme der linksventrikulären Muskelmasse ist im Alter bei Frauen stärker ausgeprägt als bei Männern [13, 14]. Ältere Frauen mit Aortenstenosen weisen auch mehr Hypertrophie und seltener Herzinsuffizienz auf als Männer mit vergleichbarer Stenose [5]. Zu frauenspezifischen Aspekten der Herzinsuffizienz liegen Daten aus der Framingham-Studie und anderen populationsbasierten Kohorten vor. Sie unterstellen, dass die Prognose der Frauen mit Herzinsuffizienz besser ist als die von Männern. Dies scheint von der Ätiologie abhängig zu sein und vor allem bei nichtischämischen Herzerkrankungen zuzutreffen [1]. In den großen multizentrischen Therapiestudien der Herzinsuffizienz sind Frauen mit ca. 20% der Studienteilnehmerinnen deutlich unterrepäsentiert. Eine Erklärung dafür könnte sein,

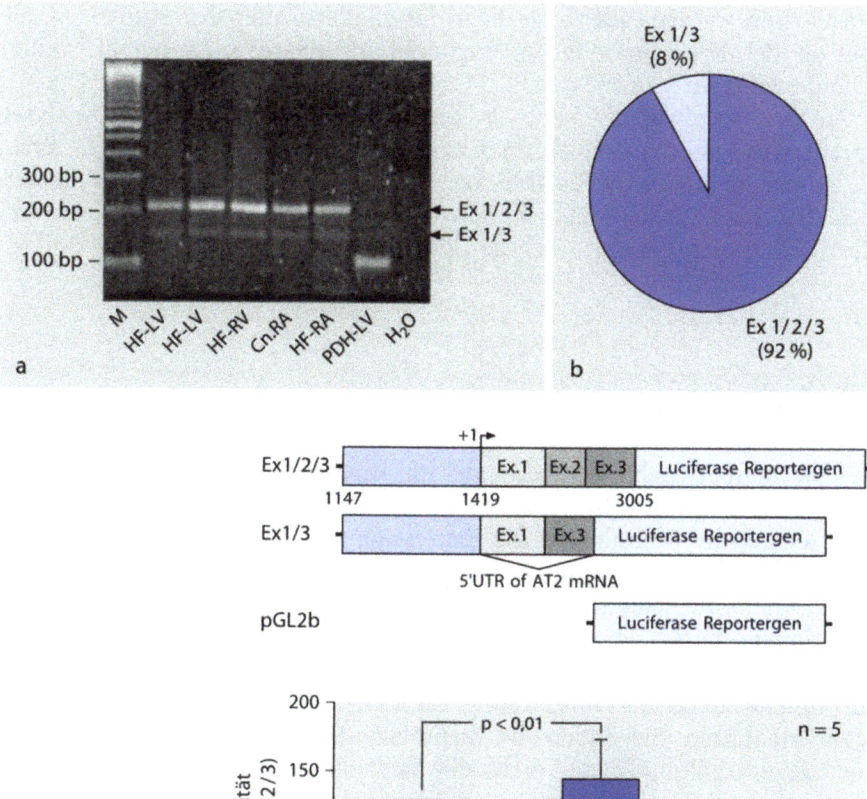

Abb. 19.5. Relative Häufigkeit der unterschiedlich gespleißten AT2-Transkripte im menschlichen Herzen (**a, b**) und Effekt unterschiedlich gespleißter AT2-Transkripte auf die Proteinsynthese (**c**). **a** PCR-Produkte aus menschlichem Herzen. Das lange Fragment mit Exon 1/2/3 und das kurze Fragment mit Exon 1/3 sind in allen untersuchten Proben gleich intensiv. (*M* Längenmarker, *HF* Herzinsuffizienz, *Cn* Kontrolle, *LV* linker Ventrikel, *RA* rechter Vorhof, *PDH* Kontrolle für DNA-Kontamination (bei vorliegender Kontamination wäre auch bei ca. 300 bp eine Bande sichtbar, Details in [29]). **b** Relative Häufigkeit der AT2-Transkripte mit Exon 1/2/3 (92%) und mit Exon 1/3 (8%) im menschlichen Herzen. **c** Aufbau der Plasmide mit Exon 1/3 bzw. Exon 1/2/3 des AT2-Gens vor der Luciferase-Sequenz; relative Genexpression der Plasmide mit Exon 1/3 bzw. Exon 1/2/3 48 h nach Transfektion in PC-12-W-Zellen [35]

dass Frauen im reproduktiven Alter von diesen Studien in der Regel ausgeschlossen werden, allerdings liegt das mittlere Alter der Studienteilnehmer in der Regel jenseits der Reproduktionsphase, sodass noch andere Gründe wirksam sein müssen.

Zu den wenigen Studien, in denen geschlechtsspezifische Analysen durchgeführt wurden, zählen die Cibis-II- [32] und FIRST-Studie [2]. Frauen hatten mit und ohne Betablocker einen günstigeren Verlauf als die vergleichbar behandelten Männer. Sowohl bei milder als auch bei schwerer Herzinsuffizienz bestätigte sich der günstigere Verlauf bei Frauen.

Schlussfolgerung

Geschlechtsspezifische Unterschiede im kardiovaskulären System werden auf zellulärer Ebene einmal durch östrogenabhängige Mechanismen induziert. Östrogene beeinflussen die Expression und Funktion zahlreicher Gene und Proteine im kardiovaskulären System. Daneben können geschlechtsspezifische Unterschiede bei kardiovaskulären Erkrankungen auch durch Mutationen in X- oder Y-chromsomalen Genen vermittelt werden. Geschlechtsspezifische Unterschiede auf zellulärer Ebene können nachfolgend zur unterschiedlichen Ausprägung klinischer Syndrome bei Frauen und Männern führen. Sie bilden die Grundlage der klinischen Besonderheiten der Herzerkrankungen der Frau, die man bei koronarer Herzerkrankung, bei Herzinsuffizienz, pulmonaler Hypertonie, Arrhythmien, Myokardhypertrophie und Kardiomyopathien findet. Untersuchungen zellulärer und molekularer Pathomechanismen mit modernen Methoden könnten es in absehbarer Zeit gestatten, geschlechtsspezifische Unterschiede in klinischen Syndromen besser zu verstehen.

Danksagung. Für die Planung und Durchführung vieler Experimente, die den eigenen Daten zugrunde liegen, danken wir den wissenschaftlichen Mitarbeiterinnen, Frau Dr. J Erdmann, und Frau Dr. C Warnecke. Für die exzellente Laborarbeit danken wir Frau Britta Hannack und Herrn Bernhard Krüdewagen.

Literatur

1. Adams KF, Jr., Dunlap SH, Sueta CA, Clarke SW, Patterson JH, Blauwet MB, Jensen LR, Tomasko L, Koch G (1996) Relation between gender, etiology and survival in patients with symptomatic heart failure. J Am Coll Cardiol 28:1781–1788
2. Adams KF, Jr., Sueta CA, Gheorghiade M, O'Connor CM, Schwartz TA, Koch GG, Uretsky B, Swedberg K, McKenna W, Soler-Soler J, Califf RM (1999) Gender dif-

ferences in survival in advanced heart failure. Insights from the FIRST study. Circulation 99:1816–1821
3. Bartunek J, Weinberg EO, Tajima M, Rohrbach S, Lorell BH (1999) Angiotensin II type 2 receptor blockade amplifies the early signals of cardiac growth response to angiotensin II in hypertrophied hearts. Circulation 99:22–25
4. Booz GW, Carl LL, Baker KM (1999) Amplification of angiotensin II signaling in cardiac myocytes by adenovirus-mediated overexpression of the AT1 receptor. Ann N Y Acad Sci 874:20–26
5. Carroll JD, Carroll EP, Feldman T, Ward DM, Lang RM, McGaughey D, Karp RB (1992) Sex-associated differences in left ventricular function in aortic stenosis of the elderly. Circulation 86:1099–1107
6. Chambliss KL, Yuhanna IS, Mineo C, Liu P, German Z, Sherman TS, Mendelsohn ME, Anderson RG, Shaul PW (2000) Estrogen receptor alpha and endothelial nitric oxide synthase are organized into a functional signaling module in caveolae. Circ Res 87:E44–52
7. Crilley JG, Boehm EA, Rajagopalan B, Blamire AM, Styles P, Muntoni F, Hilton-Jones D, Clarke K (2000) Magnetic resonance spectroscopy evidence of abnormal cardiac energetics in Xp21 muscular dystrophy. J Am Coll Cardiol 36:1953–1958
8. De Jager T, Pelzer T, Mueller-Botz S, Imam A, Muck J, Neyses L (2001) Mechanisms of estrogen receptor action in the myocardium: rapid gene activation via the ERK1/2 pathway and serum response elements. J Biol Chem 2:2
9. Erdmann J, Guse M, Kallisch H, Fleck E, Regitz-Zagrosek V (2000) Novel intronic polymorphism (+1675G/A) in the human angiotensin II subtype 2 receptor gene [In Process Citation]. Hum Mutat (online) 15:487
10. Franz WM, Muller M, Muller OJ, Herrmann R, Rothmann T, Cremer M, Cohn RD, Voit T, Katus HA (2000) Association of nonsense mutation of dystrophin gene with disruption of sarcoglycan complex in X-linked dilated cardiomyopathy. Lancet 355:1781–1785
11. Grohe C, Kahlert S, Lobbert K, Stimpel M, Karas RH, Vetter H, Neyses L (1997) Cardiac myocytes and fibroblasts contain functional estrogen receptors. FEBS Lett 416:107–112
12. Grohe C, Kahlert S, Lobbert K, Vetter H (1998) Expression of oestrogen receptor alpha and beta in rat heart: role of local oestrogen synthesis. J Endocrinol 156:R1–7
13. Hayward CS, Kalnins WV, Kelly RP (2000) Acute effects of 17beta-estradiol on ventricular and vascular hemodynamics in postmenopausal women. Am J Physiol Heart Circ Physiol 279:H2277–2284
14. Hayward CS, Kelly RP, Collins P (2000) The roles of gender, the menopause and hormone replacement on cardiovascular function. Cardiovasc Res 46:28–49
15. Herrmann SM, Nicaud V, Schmidt-Petersen K, McDonagh T, Paul M, Regitz-Zagrosek V (2001) Assessment of the angiotensin II type 2 receptor gene polymorphism in cardiac disease. Z Kardiol 90 (Suppl 2):II/60
16. Kahlert S, Nuedling S, van Eickels M, Vetter H, Meyer R, Grohe C (2000) Estrogen receptor alpha rapidly activates the IGF-1 receptor pathway. J Biol Chem 275:18447–18453
17. Locati EH, Zareba W, Moss AJ, Schwartz PJ, Vincent GM, Lehmann MH, Towbin JA, Priori SG, Napolitano C, Robinson JL, Andrews M, Timothy K, Hall WJ (1998) Age- and sex-related differences in clinical manifestations in patients with congenital long-QT syndrome: findings from the International LQTS Registry. Circulation 97:2237–2244
18. Mendelsohn ME (2000) Mechanisms of estrogen action in the cardiovascular system. J Steroid Biochem Mol Biol 74:337–343
19. Mendelsohn ME, Karas RH (1999). The protective effects of estrogen on the cardiovascular system. N Engl J Med 340:1801–1811

20. Morishima A, Grumbach MM, Simpson ER, Fisher C, Qin K (1995) Aromatase deficiency in male and female siblings caused by a novel mutation and the physiological role of estrogens. J Clin Endocrinol Metab 80:3689-3698
21. Nishimura H, Yerkes E, Hohenfellner K, Miyazaki Y, Ma J, Hunley TE, Yoshida H, Ichiki T, Threadgill D, Phillips JA, 3rd, Hogan BM, Fogo A, Brock JW, 3rd, Inagami T, Ichikawa I (1999) Role of the angiotensin type 2 receptor gene in congenital anomalies of the kidney and urinary tract, CAKUT, of mice and men. Mol Cell 3:1-10
22. Nuedling S, Kahlert S, Loebbert K, Doevendans PA, Meyer R, Vetter H, Grohe C (1999) 17 Beta-estradiol stimulates expression of endothelial and inducible NO synthase in rat myocardium in vitro and in vivo. Cardiovasc Res 43:666-674
23. Ogawa S, Emi M, Shiraki M, Hosoi T, Ouchi Y, Inoue S (2000) Association of estrogen receptor beta (ESR2) gene polymorphism with blood pressure. J Hum Genet 45:327-330
24. Pelzer T, Shamim A, Wolfges S, Schumann M, Neyses L (1997) Modulation of cardiac hypertrophy by estrogens. Adv Exp Med Biol 432:83-89
25. Pelzer S, Pleissner KP, Krüdewagen B, Neyses L, Regitz-Zagrosek V, Fleck E (1998) Estorgen modulate the protein pattern of cardiac myocytes and fibroblasts: a computer based two-dimensional gel analysis. Eur Heart J, 38
26. Pelzer T, Schumann M, Neumann M, deJager T, Stimpel M, Serfling E, Neyses L (2000) 17beta-estradiol prevents programmed cell death in cardiac myocytes. Biochem Biophys Res Commun 268:192-200
27. Pleissner KP, Soding P, Sander S, Oswald H, Neuß M, Regitz-Zagrosek V, Fleck E (1997) Dilated cardiomyopathy-associated proteins and their presentation in a WWW-accessible two-dimensional gel protein database. Electrophoresis. 18:802-808
28. Power RF, Mani SK, Codina J, Conneely OM, O'Malley BW (1991) Dopaminergic and ligand-independent activation of steroid hormone receptors. Science 254:1636-1639
29. Regitz-Zagrosek V, Friedel N, Heymann A, Bauer P, Neuß M, Rolfs A, Steffen C, Hildebrandt A, Hetzer R, Fleck E (1995) Regulation, chamber localization, and subtype distribution of angiotensin II receptors in human hearts. Circulation. 91:1461-1471
30. Schmieder RE, Erdmann J, Delles C, Jacobi J, Fleck E, Hilgers K, Regitz-Zagrosek V (2001) Effect of the angiotensin II type 2-receptor gene (+1675 G/A) on left ventricular structure in humans. J Am Coll Cardiol 37:175-182
31. Senbonmatsu T, Ichihara S, Price E Jr, Gaffney FA, Inagami T (2000) Evidence for angiotensin II type 2 receptor-mediated cardiac myocyte enlargement during in vivo pressure overload. J Clin Invest 106:R25-29
32. Simon T, Mary-Krause M, Funck-Brentano C, Jaillon P (2001) Sex differences in the prognosis of congestive heart failure: results from the Cardiac Insufficiency Bisoprolol Study (CIBIS II). Circulation 103:375-380
33. Warnecke C, Holzmeister J, Regitz-Zagrosek V, Fleck E (1997) Regulation of human angiotensin II receptor subtype 2 gene promoter in PC12 cells. J Mol Med B 66
34. Warnecke C, Willich T, Holzmeister J, Bottari SP, Fleck E, Regitz-Zagrosek V (1999) Efficient transcription of the human angiotensin II type 2 receptor gene requires intronic sequence elements. Biochem J 340:17-24
35. Warnecke C, Surder D, Curth R, Fleck E, Regitz-Zagrosek V (1999) Analysis and functional characterization of alternatively spliced angiotensin II type 1 and 2 receptor transcripts in the human heart. J Mol Med 77:718-727
36. Wassmann S, Baumer AT, Strehlow K, van Eickels M, Grohe C, Ahlbory K, Rosen R, Bohm M, Nickenig G (2001) Endothelial dysfunction and oxidative stress during estrogen deficiency in spontaneously hypertensive rats. Circulation 103:435-441

37. Wassmann S, Laufs U, Baumer AT, Muller K, Konkol C, Sauer H, Bohm M, Nickenig G (2001) Inhibition of geranylgeranylation reduces angiotensin II-mediated free radical production in vascular smooth muscle cells: involvement of angiotensin AT1 receptor expression and Rac1 GTPase. Mol Pharmacol 59:646–654
38. Weinberg EO, Thienelt CD, Katz SE, Bartunek J, Tajima M, Rohrbach S, Douglas PS, Lorell BH (1999) Gender differences in molecular remodeling in pressure overload hypertrophy. J Am Coll Cardiol 34:264–273
39. Wharton J, Morgan K, Rutherford RA, Catravas JD, Chester A, Whitehead BF, De Leval MR, Yacoub MH, Polak JM (1998) Differential distribution of angiotensin AT2 receptors in the normal and failing human heart. J Pharmacol Exp Ther 284:323–336

Sachverzeichnis

A

ACE-Hemmer 201
Acetylcholin 126
Adipositas 39
Aktionspotentialdauer 212
Aktivität, körperliche 44, 73, 75
Akutinfarkt-PTCA 176
Akut-PTCA 177, 211
Akutsterblichkeit 27
Aldosteron-Antagonisten 203
Alkoholkonsum 44, 72
Alter 68
Anamnese 40
Androgenität 125
Angioplastie, koronare 163
Angiotensinrezeptor Typ 2 220
Angst 95
Antiarrhythmika 212
Apolipoproteine 85
Apoptose 199, 217
Arrhythmien 208, 224
– ventrikuläre 211
Aspirin 24, 162, 163
AT1-Rezeptor-Antagonisten 202
atherogene Triade 47
Augsburger Herzinfarktregister 23
AV-Blockierungen 208
AV-nodale Reentrytachykardien 209

B

Ballondilatation 167
Behandlung, Geschlechtsunterschiede 102
Belastung 148
Belastungs-EKG 40, 41, 140
Belastungsuntersuchung 2
Berufstätigkeit 96
Beschwerden, klinische 1
Betablocker 162, 163, 200

Blutdruck 56, 63
Blutgerinnung 112–114, 113
Bluthochdruck 75
Blutmenge 11
Body-mass-index (BMI) 30, 73
Bradykardien 208
Brugada-Syndrom 209
Brustkrebsrisiko 5
Bypassoperation, aortokoronare 182, 184, 187
Bypass-Patient, aortokoronarer 187

C

Captopril 201
Chicago Heart Association Detection Projekt in Industry 56
Cholesterinspiegel 56
CSE-Hemmer 129

D

Defibrillator 213
Depression 74, 93, 94, 95
Diabetes 56, 213
Diabetes mellitus 4, 39, 76, 183, 188
Diagnostik 2
door to needle time 3
Dysrhythmien, ventrikuläre 209

E

Eingriffe, interventionelle, Komplikationsrate 169
Elektrophysiologie 208
Elektrophysiologie der weiblichen Geschlechtshormone 209 f
elektrophysiologische Besonderheiten bei Frauen 210
Enalapril 201

Endothel 110, 216
Endothelfunktion 105, 108
Endothelzellfunktion 108
Entzündungsfaktoren 86
Epidemiologie 192f
Erbrechen 2, 34
Ergometrie 2
Ernährung 58, 72
Ernährungsgewohnheiten 57
Erstdiagnose 1
Erstinfarkte 24
Ethinyl-Östrogen 124

F

Faktor VII 113
Faktoren, anthropometrische 8
Faktoren, psychosoziale 98, 100
Faktor-V-Leiden 115
Familiengeschichte 70
Feindseligkeit 74, 97
Feststoffwechselstörungen 78
Fibrinogen 40
Flexibilität 8
Framingham Offspring Study 48
Framingham-Studie 138, 224
Freundinnen 96
Frühletalität 167, 173

G

Gasaustausch 150
Gefäßwand 43
Gehirnfunktion 14
Gehirnstörungen 129
Genexpression 218, 220
Genregulation 224
Gerinnung 113
Gerinnungsstörungen
– hereditäre 118
– thrombophile 114f, 120
Gerinnungssystem 43
Gesamtmortaliät 56, 57
Geschlecht 68
Geschlechterverhältnis 23
Gestagene 43, 124, 125
Gesundheitsfaktoren 65
Gewebeplasmiogenaktivator
  rt-PA 173
Glasgow-Heart-Scan (GLAECO) 221
Glasgow-Heart-Scan-Old
  (GLAOLD) 221

Glukoneogenese 13
Glukosetoleranz 13
Glykogendepots 12
Gravidität 209

H

Hämoglobinwert 11
Hämostasefaktoren 86
Haupttodesursache 47
Herzdimensionen 12
Herzerkrankung, koronare (KHK)
– Erstmanifestation 37
– Heilverfahren 5
– Hormontherapie 42
– Prognose 42
Herzfrequenzverhalten 154
Herzglykoside 202
Herzinfarktinzidenz 33
Herzinfarktmorbidität 21, 29
Herzinfarktrisiko 67, 118
Herzinsuffizienz 155, 157, 195, 196, 199, 200, 203, 204, 220, 224
– chronische 155
Herzrhythmusstörungen 208
Herzschrittmacher 208
Herztod, plötzlicher 27, 208, 209, 211
Herzvolumen 11
High-density-Lipoprotein (HDL) 43, 47
– -Cholesterin 60, 82, 83, 84, 125
– -Spiegel 38, 39
HDL-2 125
Höchstleistungsfähigkeit, aerobe 10
Homocystein 86
Homöostase, vaskuläre 110
Hormone 13, 124
Hormonersatztherapie 31f., 50, 51, 69
Hormonhaushalt 38
Hormonsubstitution 118
Hypercholesterinämie 63, 217
Hypertension 188
Hypertonie 39
– arterielle 193, 194
Hypertonus 213
Hypertrophie, linksventrikuläre 195
Hyperurikämie 39

ICD 212, 213
Infarktgröße 198

Infarktkomplikationen 3
Insulinmetabolismus 125
Insulinresistenz 83, 217
Intervention, psychosoziale 100
Ionenkanäle 224

K

Kalziumantagonisten 76
Kammerflimmern, idiopathisches 213
Kardiomyopathie 224
Kardiomyopathie, dystrophin-assoziierte 220
Kardiomyozyten 218
Karotis-Sinus-Syndrom 208
Katecholaminspiegel 13
Katheterablationen 212
Klinikaufnahme 162
Knochenmasseverlust 99
Komplikationen 167
Kontrazeptiva, orale 116, 117f, 121
Koronarangiographie 3,166
Koronarchirurgie 182
Koronardurchmesser 184
koronare Herzerkrankung (KHK)
 (s. Herzerkrankung, koronare)
Koronargröße 189
Koronarrevaskularisierung 166
Kraftentwicklung 9
Krankenhaussterblichkeit 29, 167, 171, 176
Krankheitsverabeitung 101

L

Lakatbildung 12
Laktation 209
Langzeitsterblichkeit 27
Langzeitverlauf 171
Lebensalter 194
Lebenserwartung 20f, 20
Lebensqualität 101
Lebensstil 44, 63, 124
Leistungsfähigkeit der Frauen
– Ausdauer 10
– Koordination 8
Leistungsfähigkeit, kardiopulmonale 151, 152, 156
Letalität 162, 163, 168
– geschlechtsabhängige 162
Letalitätsrisiko 172
Lipidprofil 43

Lipidstoffwechsel 124
Lipidtropfen 11
Lipoprotein(a) 85
Lipoproteine 47
Lipoproteinprofil 47
Lipoprotein-Subklassen 85
Lungenembolie 118
Lutealphase 48
Low-density-Lipoprotein (LDL) 39, 43, 47
– -Cholesterin 78, 80
– -Profil 52
– -Rezeptoren 38, 125

M

Mammakarzinom 90
Marker, genetischer 88
Maximalkraft 9
Menopause 37, 38, 42, 56, 69, 90, 123, 165, 217
Menstruationszyklus 209
metabolisches Syndrom 83
Methoden, nuklearmedizinische 142
Mikrangiopathien 4
Mitochondrienvolumen 11
Mitralklappenprolaps 138
Morbidität 65, 90
Mortaliät 3, 37, 65, 90, 201, 203
180-Tage-Mortalität 184
Mortalitätsrisiko 184, 187
Muskelfaserzahl 9
Muskelmasse 13
Muskelzelle 11
Myokardhypertrophie 224
Myokardinfarkt
– Akutbehandlung 162
– akuter 161, 163, 173
Myokardinfarktereignisse, akute 19
Myokardszintigraphie 41

N

Nervensystem, sympathisches 196
NHLBI-PTCA-Registry 168
NHLBI-Registry 170
Nikotinabusus 39, 188, 213
Nikotinkonsum 63
NO (s. Stickoxid)
Nurses Health Studie 4, 14, 57, 58, 203

Sachverzeichnis

O

Oberbauchschmerzen 138
17 BETA-Östradiol 124
Östrogene 13, 43, 90, 105, 107, 108, 109, 110, 124, 125, 126, 127, 129, 140, 194, 198 f, 203, 212, 216, 217, 218, 220, 226
– equine 124
– Gefäßwirkungen 126
– natürliche 124
– synthetische 124
Östrogenersatherapie 203
Östrogenrezeptoren 109, 110, 218, 220
Östrogensubstitution 110, 188
Ovarektomie 123, 124

P

Postmenopause 49, 107, 109, 194
Präexzitationssyndrome 208
Prähospitalsterblichkeit 34
Prämenopause 48, 107
Prävention 67
Primärprävention 61 f, 65
Progesteron 13, 203
Prostazyklinsynthase 217
Prostazyklinsynthese 126
Protein C 114
Protein-C-Mangel 115
PTCA 166, 167, 172, 173, 174, 176

Q

QT-Dauer, frequenzkorrigierte 210
QT-Syndrom 209
– angeborenes 211 f
– erworbenes 211 f
– langes 212
QT-Zeit, verlängerte 224

R

Rauchen 4, 72
Raucherinnen 118, 183
Rauchgewohnheit 56
Rehabilitationsmaßnahmen 101
Reinfarktrate 26
Renin-Angiotensin-System 196, 224
Reperfusionstherapie 163
Rhythmusstörungen, komplexe ventrikuläre 171
Risikofaktor „Frau" 188

Risikofaktoren 1, 2, 19, 34, 37, 38, 44, 47, 56, 60, 63, 65, 67 ff, 70, 77, 83, 87, 90, 93, 94, 108, 177, 186
– psychosoziale 93
Ruhe-EKG 40

S

Sauerstoffaufnahme 151, 156, 157, 158
Sauerstoffaufnahme/min, maximale 10
Schmerzen, thorakale 187
Schwangerschaft 12, 49, 112, 116
Schwangerschaftshormone 117
Schweißproduktion 13
Sekundärprävention 62 f, 65, 80
Selbstwertgefühl 100
Sexualhormone 123, 124, 125
– ungünstige Wirkungen 131 f
single-photon emission computed tomographie (SPECT) 143
Sinusknotenerkrankungen 208
Sinusknotenzellen 210
Sinuszykluslänge 210
Skelettmuskulatur 8
Sotalol 212
SPECT (single-photon emission computed tomographie) 143
Spiroergometrie 148, 152–158, 158
Sportarten 7
Stammfettsucht 217
Status, sozioökonomischer (SES) 74, 96
Stentimplantation 166
Sterblichkeit 95
Stickoxid (NO) 106, 109, 197, 199, 216
Stress 93
– oxidativer 13, 198, 199
Stressbelastung 99
Stressechogramm 2
Stressechokardiographie 41, 141
Stressreaktion 95
Studien
– AFCAPS/TEXCAPS-Studie 61
– AIRE-Studie 201
– BARI-Studie 171
– CASS-Studie 138, 169, 187
– CIBIS-II-Studie 200
– CONSENSUS-1-Studie 201
– ELITE-II Studie 202
– FIRST-Studie 204
– Framingham Offspring Study 48
– Framingham-Studie 138, 224
– Gießen-Studie 177
– GUSTO-IIb-Studie 161

– Heart and Estrogen/Progestin Replacement Study (HERS)   33, 43, 128 ff, 203
– MERIT-Studie   200
– Nurses Health Studie   4, 14, 57, 58, 203
– PAMI-1-Studie   173
– PROVED-Studie   202
– RADIANCE-Studie   202
– SAVE-Studie   201
– SOLVD-Studie   194, 200, 201
– Val-HeFT-Studie   202
Syndrom X   138

T

Tachykardien, junktionale   209
Technetium-99m-Sestamibi-Szintigraphie   143
Tenase-Komplex   113
Thalliummyokardszintigraphie   142
Thiazid-Diuretika   76
Thoraxschmerz   103, 137, 138
Thrombin   113
Thromboembolieinzidenz   118
Thrombolyse   211
Thrombolysetherapie   178
Thrombophilie   112 f, 114 f
Thromboserisiko   117, 119
Thromboxan   126
Tissue-factor   113
Töchter   96
Todesursache   67
Torsade-de-pointes   211
Trainierbarkeit   12
Triglyzeride   84
Typ-1-Diabetiker   77
Typ-2-Diabetiker   77
Typ-A-Verhalten   97

U

Übelkeit   34, 38
Übergewicht   73
Überlebensrate   34
5-Jahre-Überlebensrate   171
Unterhautfettgewebe   8
Unterstützung, soziale   95

V

Vasodilation   106, 216
Vasokonstriktion   107
Vasomotion   106, 107
Venenthrombose   43
Ventilation   154
Vorhofarrhythmien   208
Vorhofflimmern   208, 212

W

Wachstumsfaktor   216, 217
WHO MONICA
– Projekt   19, 33
– Herzinfarktregister   19
WPW-Syndrom   208

Y

Yentl-Syndrom   165

Z

Zuweisungsmuster   140
Zyklus   48
Zytokine   197

GPSR Compliance
The European Union's (EU) General Product Safety Regulation (GPSR) is a set of rules that requires consumer products to be safe and our obligations to ensure this.

If you have any concerns about our products, you can contact us on

ProductSafety@springernature.com

In case Publisher is established outside the EU, the EU authorized representative is:

Springer Nature Customer Service Center GmbH
Europaplatz 3
69115 Heidelberg, Germany

www.ingramcontent.com/pod-product-compliance
Ingram Content Group UK Ltd.
Pitfield, Milton Keynes, MK11 3LW, UK
UKHW020657050526
12271UKWH00003B/6